Série Atenção Primária à Saúde do Hospital Sírio-Libanês
Manual de Condutas em Atenção Primária à Saúde

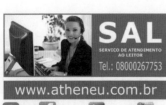

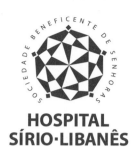

HOSPITAL SÍRIO-LIBANÊS

Série Atenção Primária à Saúde do Hospital Sírio-Libanês

Manual de Condutas em Atenção Primária à Saúde

Editores do Volume
Deoclecio Avigo | Aline de Souza Oliveira
José Benedito Ramos Valladão Júnior

Organizador da Série
José Benedito Ramos Valladão Júnior

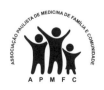

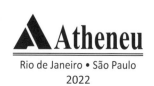

Rio de Janeiro • São Paulo
2022

EDITORA ATHENEU

São Paulo	—	*Rua Maria Paula, 123 – 18° andar* *Tel.: (11) 2858-8750* *E-mail: atheneu@atheneu.com.br*
Rio de Janeiro	—	*Rua Bambina, 74* *Tel.: (21) 3094 1295* *E-mail: atheneu@atheneu.com.br*

CAPA: Equipe Atheneu
PRODUÇÃO EDITORIAL: MWS Design

CIP-BRASIL. CATALOGAÇÃO NA PUBLICAÇÃO
SINDICATO NACIONAL DOS EDITORES DE LIVROS, RJ

M251

Manual de condutas em atenção primária à saúde / editores do volume Deoclecio Avigo, Aline de Souza Oliveira, José Benedito Ramos Valladão Júnior ; [colaboradores Amanda Arlete Ribeiro Firmino ... [et a.]]. - 1. ed. - Rio de Janeiro : Atheneu, 2022.
   : il. ; 23 cm.   (Atenção primária à saúde do Hospital Sírio-Libanês)

   Inclui bibliografia e índice
   ISBN 978-65-5586-501-1

     1. Saúde pública - Brasil. 2. Cuidados primários de saúde. 3. Saúde - Aspectos sociais. I. Avigo, Deoclecio. II. Oliveira, Aline de Souza. III. Valladão Júnior, José Benedito Ramos. IV. Firmino, Amanda Arlete Ribeiro. V. Título. VI. Série.

22-76587		CDD: 362.10981 CDU: 614(81)

   Gabriela Faray Ferreira Lopes - Bibliotecária - CRB-7/6643
   14/03/2022 18/03/2022

AVIGO D.; OLIVEIRA A.S.; VALLADÃO JÚNIOR J.B.R.
Manual de Condutas em Atenção Primária à Saúde – Série Atenção Primária à Saúde do Hospital Sírio-Libanês

© Direitos reservados à EDITORA ATHENEU – Rio de Janeiro, São Paulo, 2022.

Editores do Volume

Deoclecio Avigo

Doutor em Ciências Médicas pela Faculdade de Medicina da Universidade de São Paulo – FMUSP. Especialista em Medicina de Família e Comunidade com Formação de Graduação e Residência Médica pela FMUSP. Docente de Pós-Graduação em Medicina de Família e Comunidade do Hospital Sírio-Libanês – HSL. Médico do Corpo Clínico do HSL.

Aline de Souza Oliveira

Médica de Família e Comunidade. Residência Médica pela Faculdade de Medicina da Universidade de São Paulo – FMUSP. Mestre em Medicina de Família pela University of Western Ontario – Canadá. Docente de Pós-Graduação em Medicina de Família e Comunidade do Hospital Sírio-Libanês – HSL. Médica do Corpo Clínico do HSL.

José Benedito Ramos Valladão Júnior

Doutor em Ciências Médicas pela Faculdade de Medicina da Universidade de São Paulo – FMUSP. Especialista em Medicina de Família e Comunidade com Formação de Graduação e Residência Médica pela FMUSP. Coordenador de Pós-Graduação em Atenção Primária à Saúde e Medicina de Família e Comunidade do Hospital Sírio-Libanês – HSL. Médico do Corpo Clínico do HSL. Coordenador Médico da Teladoc Health Brazilian Office. Executivo de Honra da Academia Europeia da Alta Gestão.

Colaboradores

Amanda Arlete Ribeiro Firmino

Médica de Família e Comunidade. Residência Médica pela Faculdade de Medicina da Universidade de São Paulo – FMUSP. Docente da Faculdade de Medicina da Universidade Anhembi Morumbi – UAM (Campus São José dos Campos). Vice-Presidente da Associação Paulista de Medicina de Família e Comunidade – APMFC.

Ana Luisa Giovannetti Opice Credidio

Residência Médica em Medicina de Família e Comunidade pelo Instituto Israelita de Ensino e Pesquisa Albert Einstein – IIEP.

Beatriz Lobo Macedo

Formada pela Faculdade de Ciências Médicas de Santos – FCMS. Residência em Medicina de Família e Comunidade pelo Hospital Israelita Albert Einstein – HIAE. Médica de Família no Hospital Sírio-Libanês – HSL.

Betina Brandão Basílio

Especialista em Medicina de Família e Comunidade pela Secretaria Municipal de Saúde do Rio de Janeiro – SMS-RJ. Médica de Família da Saúde Populacional no Hospital Sírio-Libanês – HSL.

Bruna Calezane Storch

Médica do Corpo Clínico do Hospital Sírio-Libanês – HSL. Especialista em Medicina de Família e Comunidade pela Faculdade de Medicina da Universidade de São Paulo – FMUSP. Graduação em Medicina pela Escola Superior de Ciências da Santa Casa de Misericórdia de Vitória – EMESCAM.

Caio Cesar Portela dos Santos

Médico de Família e Comunidade formado pela Escola de Medicina e Cirurgia da Universidade Federal do Estado do Rio de Janeiro – UNIRIO. Residência Médica na Amil/UHG. Pós-Graduando em Sexualidade Humana, Transtornos Sexuais, Educação e Orientação Sexual no Centro de Estudos e Pesquisas em Psicologia e Saúde – CEPPS. Atuante na Saúde Populacional do Hospital Sírio-Libanês – HSL.

Camilla Rabuske Kaczan

Graduação em Medicina pela Faculdade de Medicina da Universidade Federal do Rio Grande – (FURG). Residência em Medicina de Família e Comunidade pela Secretaria Municipal de Saúde do Rio de Janeiro – SMS-RJ. Curso de Especialização de Preceptoria em Medicina de Família e Comunidade pela Universidade Aberta do Sistema Único de Saúde/Universidade Federal de Ciências da Saúde de Porto Alegre – UNA-SUS/UFCSPA. Médica de Família na Saúde Corporativa da Sociedade Beneficente de Senhoras do Hospital Sírio-Libanês – SBSHSL.

Carla Cristina Marques

Residência em Medicina de Família e Comunidade pela Faculdade de Medicina da Universidade de São Paulo – FMUSP. Tutora do Programa de Residência de Medicina de Família e Comunidade na FMUSP.

Clarisse Malatesta Motomura

Medicina de Família e Comunidade pela Secretaria Municipal de Saúde do Rio de Janeiro – SMS-RJ. Preceptoria em Residência de Medicina de Família e Comunidade na Faculdade de Medicina da Universidade de São Paulo – FMUSP (2015). Atua na Saúde Suplementar desde 2017.

Danilo Hojo Navarro

Formado em Medicina pela Faculdade de Ciências Médicas da Santa Casa de São Paulo – FCMSCSP. Especialização e Residência em Medicina de Família pela Irmandade da Santa Casa de Misericórdia de São Paulo – ISCMSP. Especialização em Preceptoria em Medicina de Família e Comunidade pelo Ministério da Saúde – MS. Médico de Família no Hospital Sírio-Libanês – HSL. Médico de Família na Teladoc Health.

Diângeli Soares Camargo

Médica de Família e Comunidade no Hospital Israelita Albert Einstein – HIAE. Professora do Curso de Medicina da Universidade Anhembi Morumbi – UAM. Mestre em Saúde da Família pela Universidade Estadual Paulista – Unesp/Botucatu.

Eduardo Picelli Vicentim

Faculdade de Medicina da Universidade de São Paulo – FMUSP. Residência Médica em Medicina de Família e Comunidade no Hospital das Clínicas da Faculdade de Medicina da Universidade de São Paulo – HCFMUSP. Trabalhou como Médico de Família e Comunidade na Saúde Corporativa do Hospital Sírio-Libanês – HSL. Médico de Família e Comunidade e Gerente Médico na Empresa Teladoc Health.

Fábio Dezo

Coordenador Médico de Práticas Assistenciais do Projeto de Saúde Populacional do Hospital Sírio-Libanês – HSL. Médico de Família e Comunidade com Residência Médica no Programa de Residência em Medicina de Família e Comunidade pela Secretaria Municipal de Saúde do Rio de Janeiro – SMS-RJ, na Clínica da Família Maria do Socorro, na Rocinha.

Filomena Mariko Amaro Takiguti

Especialista em Medicina de Família e Comunidade pela Faculdade de Medicina da Universidade de São Paulo – FMUSP. Graduação pela FMUSP.

Gustavo Kang Hong Liu

Especialista em Medicina de Família e Comunidade com Formação de Graduação e Residência Médica pela Faculdade de Medicina da Universidade de São Paulo – FMUSP. Preceptor de Ensino e Pesquisa da FMUSP.

Henrique Teruo Arai

Especialista em Medicina de Família e Comunidade com Formação de Graduação e Residência Médica pela Faculdade de Medicina da Universidade de São Paulo – FMUSP. Tutor do Programa de Residência Médica em Medicina de Família e Comunidade na FMUSP.

Henrique Viana Baião Lemos

Médico de Família e Comunidade. Especialista em Preceptoria Médica.

Ítalo Facella de Oliveira

Médico de Família e Comunidade pela Secretaria Municipal de Saúde do Rio de Janeiro – SMS-RJ. Pós-Graduado em Preceptoria Médica pela Universidade Federal de Ciências da Saúde de Porto Alegre – UFCSPA. Médico de Família no Hospital Sírio-Libanês – HSL. Médico de Família no Hospital Israelita Albert Einstein – HIAE.

Izaura Eusébio Coelho

Médica de Família e Comunidade, atuando na Equipe Multidisciplinar de Atenção Domiciliar – EMAD (Melhor em Casa). Professora da Graduação da Faculdade Santa Marcelina – FASM.

Juliana Cristina Watanabe

Especialista em Medicina de Família e Comunidade pela Faculdade de Medicina da Universidade de São Paulo – FMUSP. Pós-Graduada em Urgências e Emergências pelo Instituto Israelita de Ensino e Pesquisa Albert Einstein – IIEP. Especialista em Acupuntura pelo Centro de Estudos de Medicina Tradicional e Cultura Chinesa – CEMETRAC.

Lilian Hupfeld Moreno

Residência Médica em Medicina de Família e Comunidade pela Irmandade da Santa Casa de Misericórdia de São Paulo – ISCMSP. Especialização em Preceptoria em Medicina de Família e Comunidade pela Universidade Aberta do Sistema Único de Saúde/Universidade Federal de Ciências da Saúde de Porto Alegre – UNA-SUS/UFCSPA. Médica Voluntária no Programa Transtornos Afetivos (PROGRUDA) do Instituto de Psiquiatria do Hospital das Clínicas da Faculdade de Medicina da Universidade de São Paulo – IPq-HCFMUSP. Médica de Família e Líder da Saúde Mental na Gestora de Saúde Alice.

Lívia Rodrigues

Médica de Família e Comunidade Formada pela Universidade de São Paulo – USP. Professora do Departamento de Saúde Coletiva da Pontifícia Universidade Católica – PUC-SP (Campus Sorocaba).

Lucas Bastos Marcondes Machado

Graduação em Medicina pela Universidade de São Paulo – USP. Residência Médica em Medicina de Família e Comunidade pela Faculdade de Medicina da Universidade de São Paulo – FMUSP. Tutor da Residência Médica em Medicina de Família e Comunidade da USP.

Luciana Vitorino Araújo

Médica de Família e Comunidade pela Universidade Federal de São Paulo – Unifesp. Título de Especialista pela Sociedade Brasileira de Medicina de Família e Comunidade – SBMFC.

Marcus Vinícius Camargo Garcia de Pontes

Especialista em Medicina de Família e Comunidade com Formação de Graduação e Residência Médica pela Faculdade de Medicina da Universidade de São Paulo – FMUSP. Tutor do Programa de Residência Médica em Medicina de Família e Comunidade na FMUSP.

Mariana Novo Cesarino

Médica pela Universidade Federal de Santa Catarina – UFSC. Médica de Família pelas Residências Integradas em Medicina de Família e Comunidade de Curitiba. Médica de Família nas Clínicas Einstein. Anteriormente Médica de Família na Saúde Corporativa do Hospital Sírio-Libanês – HSL.

Meiryelle Landim Franco

Médica de Família e Comunidade. Pós-Graduada em Medicina Paliativa.

Natália de Souza Zinezi

Graduação em Medicina pela Pontifícia Universidade Católica de São Paulo – PUC-SP. Residência Médica em Medicina de Família e Comunidade pela Faculdade de Medicina da Universidade de São Paulo – FMUSP. Pós-Graduanda em Cuidados Paliativos Adulto pelo Hospital Sírio-Libanês – HSL. Médica Teleconsultora da Diretoria de Compromisso Social do HSL.

Natália Fernandes Coelho Francatto Boaventura

Especialista em Medicina de Família e Comunidade. Graduação pela Universidade Anhembi Morumbi – UAM. Pós-Graduação em Medicina de Família e Comunidade pelo Hospital Sírio-Libanês – HSL. Título de Especialista em Medicina de Família e Comunidade pela Sociedade Brasileira de Medicina de Família e Comunidade – SBMFC. Médica da Saúde Corporativa do HSL.

Natasha Paltrinieri Garcia

Especialista em Medicina de Família e Comunidade com Formação de Graduação e Residência Médica pela Faculdade de Medicina da Universidade de São Paulo – FMUSP.

Olivia Ferreira Lucena

Graduação em Medicina pela Universidade Federal do Espírito Santo – UFES. Médica de Família e Comunidade pela UFES. Especialista em Preceptoria em Medicina de Família e Comunidade pela Universidade Aberta do Sistema Único de Saúde da Universidade Federal de Ciências da Saúde de Porto Alegre – UNA-SUS/UFCSPA.

Pedro Mendonça de Oliveira

Graduação em Medicina pela Universidade Federal de Santa Catarina – UFSC. Residência em Medicina de Família e Comunidade pela Secretaria Municipal de Saúde de Florianópolis. Mestrado Profissional em Gestão da Clínica pela Universidade Federal de São Carlos – UFSCar. Preceptor em Atenção Primária à Saúde da Faculdade de Ciências Médicas da Santa Casa de São Paulo – FCMSCSP.

Raquel Ansejo Berti

Residência Médica em Medicina de Família e Comunidade pela Universidade Federal de São Paulo – Unifesp. Especialização em Saúde da Família pela Universidade Aberta do Sistema Único de Saúde – UNA-SUS/Unifesp. Pós-Graduação em Preceptoria em Medicina de Família e Comunidade.

Raquel Lizi Miguel

Graduação em Medicina pela Faculdade de Ciências Médicas da Santa Casa de São Paulo – FCMSCSP. Residência Médica em Medicina de Família e Comunidade pela Universidade de São Paulo – USP. Curso de Especialização em Preceptoria em Medicina de Família e Comunidade pela Universidade Aberta do Sistema Único de Saúde da Universidade Federal de Ciências da Saúde de Porto Alegre – UNA-SUS/UFCSPA. Médica de Família no Hospital Sírio-Libanês – HSL.

Regina de Fátima Jesus Távora Junqueira Vilela

Especialista em Medicina de Família e Comunidade com Título pela Sociedade Brasileira de Medicina de Família e Comunidade – SBMFC. Especialista em Pediatria com Título pela Sociedade Brasileira de Pediatria – SBP. Graduação pela Universidade Anhembi Morumbi – UAM.

Renato Walch

Médico de Família e Comunidade pelo Hospital das Clínicas da Faculdade de Medicina da Universidade de São Paulo – HCFMUSP. Especialização em Dor pelo HCFMUSP. Médico Emergencista e do Corpo Clínico do Hospital Sírio-Libanês – HSL. Médico Emergencista e do Corpo Clínico do Hospital Vila Nova Star. Instrutor do Curso de Suporte Avançado em Cardiologia (ACLS) pela American Heart Association (AHA). Autor dos Livros *Medicina de Família e Comunidade: Fundamentos e Prática* e *Urgências e Emergências na Atenção Primária*. Presidente da Associação Paulista de Medicina de Família e Comunidade – APMFC (Gestão 2016/2018). Organizador do I Congresso Sudeste de MFC 2018.

Rodolfo Luciano Galeazzi

Supervisor do Programa de Residência Médica (PRM) de Medicina de Família e Comunidade da Irmandade da Santa Casa de Misericórdia de São Paulo – ISCMSP. Médico da DaVita Serviços Médicos. Professor e Preceptor da Faculdade de Ciências Médicas da Santa Casa de São Paulo – FCMSCSP. Preceptor da Faculdade de Medicina da Universidade de São Paulo – FMUSP. Coordenador Interino e Líder da Atenção Primária à Saúde (APS) da DaVita Serviços Médicos.

Rosiane Aparecida Turim Gomes Pinho

Médica de Família e Comunidade. Graduação em Medicina pela Universidade Federal de São Carlos – UFSCar. Residência Médica em Medicina de Família e Comunidade pelo Hospital das Clínicas da Faculdade de Medicina de Ribeirão Preto da Universidade de São Paulo – HCFMRP-USP. Pós-Graduação em Medicina Tradicional Chinesa e Acupuntura pelo Center Ao/Unifesp. Pós-Graduanda em Dor pelo Hospital Israelita Albert Einstein – HIAE.

Ruth Neves dos Santos

Médica Clínica de Família e Comunidade com Graduação e Especialidade Médica pela Faculdade de Medicina da Universidade de São Paulo – FMUSP (2000-2011). MBA em Administração Hospitalar e Sistemas de Saúde pela Escola de Administração de São Paulo da Fundação Getulio Vargas – FGV EAESP (2015-2017). Doutoranda do Programa de Pós-Graduação em Saúde Global e Sustentabilidade da Faculdade de Saúde Pública da Universidade de São Paulo – FSP-USP (tendo sido qualificado o seu projeto de pesquisa em 10/12/2019 – entrega da tese prevista para 2023). Trabalhou no Programa Saúde Corporativa da Sociedade Beneficente das Senhoras do Hospital Sírio-Libanês – SBSHSL (como Médica de Família e Comunidade de julho/2018 a março/2020). Médica de Família e Comunidade no Ministério da Saúde de Cabo Verde e Tutora do Estágio do 6º Ano de Medicina Geral e Familiar da Universidade de Cabo Verde – Uni-CV.

Thiago Boscher da Costa

Graduação em Medicina pela Universidade Federal do Estado do Rio de Janeiro – UNIRIO. Especialização em Medicina de Família e Comunidade pela Universidade do Estado do Rio de Janeiro – UERJ. Pré-Master de Gestão em Serviços de Saúde pela Fundação Getulio Vargas – FGV.

Vandréa Nunes Cordeiro Garcia Rodrigues

Graduada em Medicina pela Universidade do Estado do Rio de Janeiro – UERJ. Médica de Família e Comunidade pela Sociedade Brasileira de Medicina de Família e Comunidade – SBMFC, Especialista em Saúde da Família pela Universidade Federal de São Paulo – Unifesp. Especialista em Acupuntura pelo Colégio Médico Brasileiro de Acupuntura – CMBA. Mestranda em Saúde da Família pela Universidade Estadual Paulista – Unesp/Botucatu.

Vanessa Costa Santana

Médica de Família e Comunidade. Acupunturiatra e Paliativista. Membro dos Grupos de Trabalho de Saúde e Espiritualidade do Grupo de Trabalho de Práticas Integrativas Complementares e do Grupo de Trabalho de Cuidados Paliativos da Sociedade Brasileira de Medicina de Família e Comunidade – SBMFC. Médica do Corpo Clínico do Hospital Sírio-Libanês – HSL.

Vinicius Anjos de Almeida

Graduado em Medicina pela Faculdade de Medicina da Universidade de São Paulo – FMUSP. Especialista em Medicina de Família e Comunidade pelo Programa de Residência em Medicina de Família e Comunidade da USP.

Apresentação da Série

A *Série Atenção Primária à Saúde do Hospital Sírio-Libanês*, em parceria com a conceituada editora médica Atheneu, foi criada como uma das celebrações a todo um projeto pioneiro e de referência em Atenção Primária à Saúde (APS), construído e trilhado pelo Hospital Sírio-Libanês (HSL).

Fundamentados em nossa missão institucional de conviver e compartilhar, esse conjunto de realizações exitosas do HSL não apenas serviu como inspiração para inúmeras outras instituições de saúde do país também desenvolverem projetos em APS, mas transbordou para importantes e históricas transformações do sistema de saúde em nosso país.

Esta Série, portanto, é uma iniciativa voltada a compartilharmos e disseminarmos, de modo estruturado e amplo, todo o conhecimento em APS acumulado e potencializarmos a atuação de excelência nesse campo de práticas em saúde.

A importância basilar da APS para os sistemas de saúde deve ser hoje mais do que indiscutível. Devemos obstinadamente atuar para a construção de uma APS forte em todo território brasileiro, entregando cuidado real e efetivo às pessoas e propiciando que vivam mais e melhor.

Como profissionais atuantes em APS, oportunizamos acesso e levamos cuidados à saúde até os locais mais remotos do país. Nos erguemos dia após dia, de modo diligente, firme e decidido a atender às necessidades de nossos pacientes e levar, além de todas as recomendações, também acolhida e conforto a todos eles.

Eu não poderia estar mais orgulhoso do papel que todos nós temos desempenhado nos últimos anos para ajudar aqueles que mais precisam de nós e fornecer alívio para um sistema de saúde tenso e desigual. Tenho profunda convicção que a APS é parte vital da solução e de que o nosso crescimento e impacto só aumentará.

Assim, desejo que mergulhem nas páginas dos volumes desta Série com toda a intensidade, vontade e apetite para se abastecerem com ainda mais saberes e ferramentas que favoreçam o desempenhar cotidiano de seu comprometimento e protagonismo na transformação tão imprescindível que precisamos operar em nosso sistema de saúde em prol da APS.

Na APS, vivenciamos e cultivamos intensas interações humanas, nos vinculamos e nos aproximamos das pessoas, seus modos de vida e sofrimentos. Isso faz do cuidado em APS extremamente apaixonante, mas complexo e, às vezes, desgastante.

A despeito de toda crise que experimentem, mantenham toda dedicação e força. As pessoas sempre serão nossas principais fortalezas e fonte de retribuições inestimáveis, que nos fortalecem, confortam e aquecem.

Por isso, trabalhem sempre unidos e em comunhão. Contem um com o outro nos momentos difíceis. E nunca se esqueçam que os pacientes são nossos maiores mestres e o centro de toda nossa devoção e esforço.

Continuem maravilhosos e imprescindíveis aos seus pacientes, eles são nossa maior razão de ser!

José Benedito Ramos Valladão Júnior
Organizador da Série

Prefácio

Até pouco tempo, infelizmente, a Atenção Primária à Saúde (APS) não tinha um lugar de destaque nas cadeiras e disciplinas das faculdades de medicina do país.

Infelizmente, pois, em países desenvolvidos, com um sistema de saúde organizado e estruturado, a APS é o pilar estruturante e faz parte da formação de qualquer profissional de saúde, inclusive dos médicos daquele país.

Talvez por reflexo dessa desvalorização durante a formação acadêmica, por muitas décadas a organização da Saúde no Brasil nunca havia privilegiado a APS, até a criação do Sistema Único de Saúde (SUS) e, com isso, a Estratégia de Saúde da Família (ESF), antigo Programa de Saúde da Família, forma como a APS foi organizada no Sistema de Saúde brasileiro.

Ainda depois de décadas de existência do SUS e da ESF, a Atenção Primária à Saúde não conquistou o devido lugar de destaque, nem nas faculdades e nem como parte organizadora dos sistemas.

Esse cenário vem mudando nos últimos anos, motivado principalmente por alguns importantes fatores, como veremos a seguir.

Alguns municípios, a despeito do partido político em governo, conseguiram implementar notáveis projetos de Saúde voltados ao fomento e desenvolvimento da Atenção Primária à Saúde. Hoje, já existem exemplos de cidades, em todos os estados brasileiros, que por meio dessa iniciativa têm alcançado excelentes resultados desse investimento. Essa prática deveria ser cada vez mais estimulada e disseminada para mais e mais municípios de nosso país.

Ao âmbito da formação profissional, a Nova Diretriz Curricular de Medicina (2013) estabeleceu que 30% da carga horária dos cursos de graduação em medicina deve ser voltada para Atenção Primária à Saúde, o que fez muitas faculdades mudarem a maneira de organizar e ensinar APS.

Outro fato adicional que vem impulsionando o crescimento da APS no país é que empresas privadas de saúde de vários ramos (operadoras de saúde, convênios, seguradoras, hospitais, clínicas etc.) passaram a enxergar na APS uma estratégia de sustentabilidade para os seus modelos assistenciais e uma solução para questões financeiras que há muitos anos eram problemáticas.

Com tudo isso, a Medicina de Família e Comunidade (MFC) também vem ganhando mais espaço, mas ainda está longe de ser considerada uma especialidade de destaque, tanto dentro das salas das faculdades, como nos ambulatórios e consultórios.

A produção científica e literária vem ajudando a Medicina de Família nessa trajetória. A *Série Atenção Primária à Saúde do Hospital Sírio-Libanês* é um admirável exemplo, que nos presenteia com volumes formidáveis para fortalecermos esses alicerces e consolidarmos cada vez mais a especialidade.

O volume em questão, *Manual de Condutas em Atenção Primária à Saúde*, atinge o cerne do cotidiano de práticas do MFC, qualificando a prática dos profissionais que estão na assistência e contribuindo para melhoria dos nossos serviços de APS, tanto no Sistema Único, como na saúde suplementar.

Hoje, décadas depois do nascimento do SUS, ter este manual como apoio nas decisões clínicas é uma excelente maneira de contribuir para o desenvolvimento da Atenção Primária à Saúde no país.

Renato Walch
Médico de Família e Comunidade
Hospital Sírio-Libanês – HSL
Presidente da APMFC 2016-2018

Apresentação do Volume

Existe enorme complexidade na prática de um médico generalista. As queixas trazidas nas consultas são influenciadas, em intensidades diversas, por aspectos biológicos, psíquicos, familiares e sociais. O médico de família deve aprender a trabalhar com tamanha informação, determinar o que é primordial e propor o tratamento mais adequado para aquela pessoa, naquele momento. Para promover esse cuidado personalizado, o médico de família usa de inúmeras tecnologias leves e não apenas os exames complementares. Dentre essas tecnologias, podemos citar a Medicina Centrada na Pessoa e a Medicina Baseada em Evidências.

Destaca-se também na prática do especialista em Medicina de Família e Comunidade (MFC), o conceito de prevenção. A prevenção por ele abordada é também complexa e abrangente, pois consiste não apenas em orientações sobre promoção de saúde e prevenção de doenças (prevenção primária) e de detecção precoce em assintomáticos (prevenção secundária). Consiste, também, na chamada prevenção terciária, que é o tratamento adequado das diversas patologias diagnosticadas e tem como objetivo a cura, e, caso não seja possível, o seu controle. O intuito também é prevenir agravos maiores e morte. Adicionalmente, é de especial responsabilidade do médico de família a prática e a defesa da prevenção quaternária, ou seja, por ser o primeiro filtro dos sistemas de saúde, deve empreender um conjunto de ações que visam evitar danos associados às intervenções médicas e de outros profissionais da saúde, como excesso de exames, medicação ou procedimentos desnecessários (iatrogenias).

O *Manual de Condutas em Atenção Primária à Saúde* é o segundo volume da *Série Atenção Primária à Saúde do Hospital Sírio-Libanês*, uma parceria do Hospital Sírio-Libanês com a Editora Atheneu. O projeto, pioneiro no Brasil, tem o intuito de suprir uma lacuna nas produções da área médica relacionadas com o campo da Atenção Primária. Tem o objetivo de ser um manual prático, ou seja, servir de apoio à rotina de atendimentos do MFC e também de respeitar as especificidades dos serviços de APS brasileiros, tanto públicos quanto privados.

Foi escrito com a colaboração de distintos especialistas em Medicina de Família e Comunidade. A participação desses experientes profissionais e o emprego de referências nacionais e internacionais, com base nas melhores evidências científicas disponíveis, trazem o diferencial para essa Série. Neste volume, encontramos uma abordagem prática, além de orientações rápidas e direcionadas aos médicos desse campo de atuação, que prestam cuidados personalizados e continuados a indivíduos e suas famílias, independentemente de idade, sexo ou problema de saúde.

Um diferencial importante deste volume é o destaque para a prevenção quaternária (P4). É fato bem conhecido que a prática médica contemporânea é muitas vezes exercida de modo excessivo e desnecessário e que, não raro, piora a saúde ao invés de melhorar. Tais inadequações são cada vez mais abordadas e alertadas na literatura científica por meio de dois conceitos muito valiosos aos médicos de família: a prevenção quaternária e o sobre diagnóstico. Tão importante quanto saber o que deve ser feito, é ter claro o que não fazer. Mudar a lógica de "o que devemos fazer" para "deveríamos fazer alguma coisa?". Por isso, apresentamos, em cada capítulo, algumas orientações, que neste Manual são descritas como P4 em alusão ao conceito de prevenção quaternária.

Esperamos, assim, fornecer apoio à prática profissional de estudantes de graduação, de residência médica e demais profissionais interessados em avançar nesse complexo e empolgante campo da ciência médica, a Atenção Primária à Saúde e a Medicina de Família e Comunidade.

Boa leitura!

Deoclecio Avigo
Aline de Souza Oliveira
José Benedito Ramos Valladão Júnior

Dedicatória

Dedicamos este volume a todos os médicos de família e comunidade envolvidos na criação, desenvolvimento e sustentação de iniciativas de Atenção Primária à Saúde em nosso país. Nas sábias e definitivas palavras de Barbara Starfield: "A Medicina de Família deve dar forma a reforma [do sistema de saúde], e não, o contrário." Esse grande desafio que temos só será possível a partir da união, do comprometimento e da dedicação da Medicina de Família e Comunidade, como um todo.

Sumário

1. Acne, 1
Meiryelle Landim Franco
Aline de Souza Oliveira

2. Alterações Funcionais Benignas da Mama, 5
Beatriz Lobo Macedo
Camilla Rabuske Kaczan

3. Amenorreia, 9
Aline de Souza Oliveira
José Benedito Ramos Valladão Júnior

4. Anemia, 13
José Benedito Ramos Valladão Júnior
Juliana Cristina Watanabe

5. Ansiedade, 19
Deoclecio Avigo
José Benedito Ramos Valladão Júnior

6. Anticoagulação, 23
Deoclecio Avigo
José Benedito Ramos Valladão Júnior

7. Anticoncepção, 27
Carla Cristina Marques
Aline de Souza Oliveira

8. Apneia Obstrutiva do Sono, 33
Vinicius Anjos de Almeida
Deoclecio Avigo

9. Asma, 37
José Benedito Ramos Valladão Júnior
Natasha Paltrinieri Garcia

10. Cefaleia, 43
José Benedito Ramos Valladão Júnior
Deoclecio Avigo

11. Colelitíase, 49
Deoclecio Avigo
José Benedito Ramos Valladão Júnior

12. Constipação, 53
Raquel Lizi Miguel
José Benedito Ramos Valladão Júnior

13. Síndromes Demenciais, 57
Henrique Teruo Arai
José Benedito Ramos Valladão Júnior

14. Depressão, 65
Deoclecio Avigo
José Benedito Ramos Valladão Júnior

15. Dermatite Atópica, 71
Ana Luisa Giovannetti Opice Credidio
José Benedito Ramos Valladão Júnior

16. Diabetes, 75
José Benedito Ramos Valladão Júnior
Regina de Fátima Jesus Távora Junqueira Vilela

17. Disfunção Sexual Feminina, 81
Ruth Neves dos Santos
Deoclecio Avigo

18. Disfunção Sexual Masculina, 85
Camilla Rabuske Kaczan
Deoclecio Avigo

19. Doenças Inflamatórias Intestinais, 91
Fábio Dezo
Deoclecio Avigo

20. Doença Pulmonar Obstrutiva Crônica, 97
Aline de Souza Oliveira
José Benedito Ramos Valladão Júnior

21. Gota, 101
Filomena Mariko Amaro Takiguti
José Benedito Ramos Valladão Júnior

22. Hiperplasia Prostática Benigna, 105
Marcus Vinícius Camargo Garcia de Pontes
Henrique Viana Baião Lemos

23. Hipercolesterolemia, 109
Eduardo Picelli Vicentim
José Benedito Ramos Valladão Júnior

24. Hipertrigliceridemia, 113
Eduardo Picelli Vicentim
José Benedito Ramos Valladão Júnior

25. Hipertensão, 117
José Benedito Ramos Valladão Júnior
Renato Walch

26. Hipotireoidismo, 121
José Benedito Ramos Valladão Júnior
Amanda Arlete Ribeiro Firmino

27. Incontinência Urinária, 125
Thiago Boscher da Costa
José Benedito Ramos Valladão Júnior

28. Infecção do Trato Urinário, 129
Rodolfo Luciano Galeazzi
José Benedito Ramos Valladão Júnior

29. Infertilidade, 133
Olivia Ferreira Lucena
José Benedito Ramos Valladão Júnior

30. Insuficiência Cardíaca, 137
José Benedito Ramos Valladão Júnior
Bruna Calezane Storch

31. Litíase Urinária, 143
Natália de Souza Zinezi
Aline de Souza Oliveira

32. Menopausa e Climatério, 149
José Benedito Ramos Valladão Júnior
Clarisse Malatesta Motomura

33. Micoses Cutâneas, 153
Mariana Novo Cesarino
José Benedito Ramos Valladão Júnior

34. Náusea e Vômito, 157
Olivia Ferreira Lucena
José Benedito Ramos Valladão Júnior

35. Nódulos Tireoidianos, 161
Lívia Rodrigues
José Benedito Ramos Valladão Júnior

36. Obesidade, 167
José Benedito Ramos Valladão Júnior
Danilo Hojo Navarro

37. Olho Vermelho, 171
Rosiane Aparecida Turim Gomes Pinho
José Benedito Ramos Valladão Júnior

38. Osteoartrose, 175
José Benedito Ramos Valladão Júnior
Aline de Souza Oliveira

39. Osteoporose, 179
Lucas Bastos Marcondes Machado
Ítalo Facella de Oliveira

40. Otites, 185
Lucas Bastos Marcondes Machado
José Benedito Ramos Valladão Júnior

41. Paralisia Facial Periférica, 189
Gustavo Kang Hong Liu
José Benedito Ramos Valladão Júnior

42. Pré-Natal, 195
José Benedito Ramos Valladão Júnior
Luciana Vitorino Araújo

43. Polifarmácia e Desprescrição, 201
Deoclecio Avigo
José Benedito Ramos Valladão Júnior

44. Problemas Anais e Perianais, 209
Lilian Hupfeld Moreno
José Benedito Ramos Valladão Júnior

45. Rastreamento, 215
Lucas Bastos Marcondes Machado
José Benedito Ramos Valladão Júnior

46. Transição de Gênero, 221
Caio Cesar Portela dos Santos
José Benedito Ramos Valladão Júnior

47. Resfriado e Influenza, 231
Diângeli Soares Camargo
Vandréa Nunes Cordeiro Garcia Rodrigues

48. Rinite, 237
Raquel Ansejo Berti
José Benedito Ramos Valladão Júnior

49. Rinossinusite, 241
Raquel Ansejo Berti
José Benedito Ramos Valladão Júnior

50. Risco Cardiovascular, 245
Deoclecio Avigo
José Benedito Ramos Valladão Júnior

51. Sangramento Uterino Anormal, 247
Aline de Souza Oliveira
José Benedito Ramos Valladão Júnior

52. Síndrome do Intestino Irritável, 253
Aline de Souza Oliveira
José Benedito Ramos Valladão Júnior

53. Sintomas Comuns na Gestação, 257
José Benedito Ramos Valladão Júnior
Aline de Souza Oliveira

54. Situações Específicas na Gestação, 263
José Benedito Ramos Valladão Júnior
Betina Brandão Basílio

55. Tabagismo, 271
José Benedito Ramos Valladão Júnior
Izaura Eusébio Coelho

56. Tontura, 277
Aline de Souza Oliveira
José Benedito Ramos Valladão Júnior

57. Tosse Crônica, 281
Pedro Mendonça de Oliveira
Vanessa Costa Santana

58. Varizes, 285
Deoclecio Avigo
José Benedito Ramos Valladão Júnior

59. Vertigem, 289
Aline de Souza Oliveira
José Benedito Ramos Valladão Júnior

60. Zumbido, 293
Natália Fernandes Coelho Francato Boaventura
Deoclecio Avigo

Índice Remissivo, 297

1 Acne

Meiryelle Landim Franco
Aline de Souza Oliveira

A acne é causada pela hipersecreção sebácea associada à obstrução da unidade pilossebácea devido à hiperceratose intrafolicular, o que leva ao acúmulo de material sebáceo nos folículos, criando os chamados comedões (popularmente conhecidos como cravos). A bactéria *Propionibacterium acnes*, frequentemente encontrada nesses folículos, colabora com o processo inflamatório subsequente à obstrução. Essa inflamação se manifesta clinicamente como pápulas e pústulas em graus variáveis. Quando o processo é mais profundo, surgem os nódulos inflamatórios.

Clinicamente, a acne se caracteriza em peles oleosas e por lesões localizadas na face, pescoço e/ou tronco (região peitoral e região dorsal), e pode ser dividida em graus, o tratamento é definido com base nessa classificação.

Atentar sempre para o uso de filtro de proteção solar, a fim de evitar câncer de pele e envelhecimento precoce. Seu uso não piora a acne, desde que o veículo utilizado em sua preparação seja adequado ao tipo de pele do paciente e que a limpeza da pele com produtos adequados ocorra diariamente.

Fatores de risco associados à precipitação de acne:

- Idade (12 a 14 anos).
- Predisposição genética.
- Obesidade.
- Pele oleosa e/ou com produção de sebo aumentada por estímulo hormonal androgênico (hiperandrogenismo – síndrome dos ovários policísticos, tumor de glândula suprarrenal).
- Uso de medicações que precipitam a acne – anabolizantes, carbamazepina, vitaminas do complexo B, fenitoína, corticosteroides, dentre outros, cujo risco-benefício deve ser levado em conta na continuidade ou não de seu uso.

CAPÍTULO 1

Entrevista clínica: avaliar o uso de medicações, presença de comorbidades, histórico menstrual e obstétrico, sintomas de hiperandrogenismo.

Exame clínico: homens devem se barbear, mulheres devem estar sem maquiagem. Necessário iluminação adequada. A palpação é instrumento valioso na avaliação.

Manejo: visa diminuir o número de lesões, evitar cicatrizes e diminuir o impacto psicológico causado pela doença.

Fonte: Autoria própria.

Fluxos assistenciais

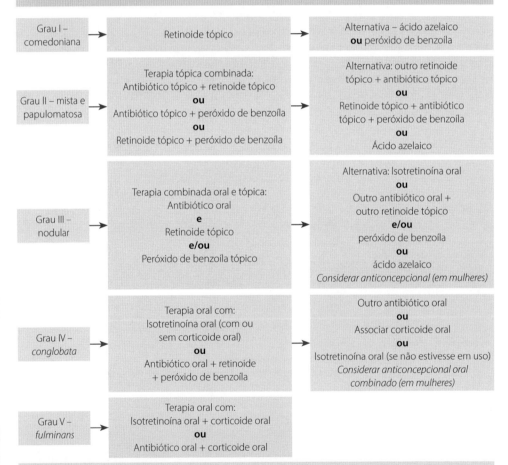

Grau	Terapia	Alternativa
Grau I – comedoniana	Retinoide tópico	Alternativa – ácido azelaico **ou** peróxido de benzoíla
Grau II – mista e papulomatosa	Terapia tópica combinada: Antibiótico tópico + retinoide tópico **ou** Antibiótico tópico + peróxido de benzoíla **ou** Retinoide tópico + peróxido de benzoíla	Alternativa: outro retinoide tópico + antibiótico tópico **ou** Retinoide tópico + antibiótico tópico + peróxido de benzoíla **ou** Ácido azelaico
Grau III – nodular	Terapia combinada oral e tópica: Antibiótico oral **e** Retinoide tópico **e/ou** Peróxido de benzoíla tópico	Alternativa: Isotretinoína oral **ou** Outro antibiótico oral + outro retinoide tópico **e/ou** peróxido de benzoíla **ou** ácido azelaico *Considerar anticoncepcional (em mulheres)*
Grau IV – *conglobata*	Terapia oral com: Isotretinoína oral (com ou sem corticoide oral) **ou** Antibiótico oral + retinoide + peróxido de benzoíla	Outro antibiótico oral **ou** Associar corticoide oral **ou** Isotretinoína oral (se não estivesse em uso) *Considerar anticoncepcional oral combinado (em mulheres)*
Grau V – *fulminans*	Terapia oral com: Isotretinoína oral + corticoide oral **ou** Antibiótico oral + corticoide oral	

Observação: o tempo de tratamento pelo menos de oito semanas. Atentar para o tipo de veículo nas preparações tópicas e o tipo de pele – pele oleosa (gel e soluções); pele seca (loções e cremes).

Fonte: Autoria própria.

Acne 3

Tabela1.1
Medicamentos tópicos com indicação para acne vulgar

Retinoides tópicos		
Acido retinóico	0,01 a 0,1%	Aplicar à noite uma fina camada na área acometida e lavar pela manhã
Adapaleno (0,1 a 0,3%)	1 mg/g – gel e creme 3 mg/g – gel	
Tretinoína	0,25 mg/g – gel e creme 0,5 mg/g – creme 1 mg/g – creme	
Antimicrobianos e outras medicações tópicas relevantes		
Ácido azelaico	15% gel e 20% creme	2 vezes ao dia
Eritromicina	20 mg/g gel e solução	2 vezes ao dia
Peróxido de benzoíla	25 mg/g (2,5%) gel 50 mg/g (5%) gel	Aplicar à noite uma fina camada em toda a área acometida e lavar pela manhã
Produtos tópicos combinados		
Adapaleno 1 mg/g + Clindamicina 10 mg/g		1 vez ao dia aplicado à noite
Peróxido de benzoíla 25 mg/g + Adapaleno 1 mg/g		
Tretinoína 0,25 mg/g + Clindamicina 12 mg/g		
Peróxido de benzoíla 50 mg/g + Clindamicina 10 mg/g		2 vezes ao dia

Fonte: Autoria própria.

Tabela 1.2
Medicamentos antibióticos via oral

Medicamento	_Apresentação_	_Cuidados e orientações específicas_
Tetraciclina	250 mg (caps) e 500 mg (caps)	Dose inicial de 500 mg, 2 ×/dia. A dose pode ser reduzida para 250 mg, 2 ×/dia.
Doxiciclina	100 mg cp	1 a 2 ×/dia. A dose varia conforme peso e grau de acometimento da acne.
Minociclina	100 mg cp	1 a 2 ×/dia.
Limeciclina	150 mg (cp) e 300 mg (cp)	150 mg 1 a 2 ×/dia. O tempo estimado de tratamento deve ser de 12 semanas.
Eritromicina	500 mg cp	2 ×/dia, de 6 a 8 semanas.
Sulfametoxazol + trimetoprima	800 mg + 160 mg cp	2 ×/dia, por 6 semanas. Deve ser considerado como terceira linha pelo perfil de resistência.
Isotretinoína	10 mg (cp) ou 20 mg (cp)	0,5-0,8 mg/kg/d por 6 meses. Exames a serem realizados antes do tratamento e mensalmente: β-HCG (mulheres), colesterol, triglicerídeos, TGO, TGP, creatinina, hemograma.

Fonte: Autoria própria.

Encaminhamento ao dermatologista

Sugere-se encaminhar ao especialista os pacientes com:
- Cicatrizes extensas e profundas.
- Hiperpigmentação pós-inflamatória.

CAPÍTULO 1

- Suspeita de acne induzida por fármacos.
- Indicação ao uso de isotretinoína oral (se não houver segurança para prescrição).
- Diagnóstico de acne *conglobata* (grau IV) e *fulminans* (grau V).
- Dúvida diagnóstica.

SELO P4

- Não utilize, rotineiramente, teste microbiológico na avaliação e manejo da acne.
- Não utilize isotretinoína oral em pacientes com acne grau II antes de ser verificada refratariedade às terapias convencionais.
- Não utilize isotretinoína oral em pacientes com acne grau I.

Fontes: Choosing Wisely https://www.choosingwisely.org/, Too Much Medicine https://www.bmj.com/too-much-medicine

Bibliografia

- Belda Júnior W, Di Chiacchio N, Criado PR. Tratado de Dermatologia. 2ª. edição. São Paulo: Ed. Atheneu; 2014.
- Brasil, GM/MS, Portaria Nº. 1159, de 18 de novembro de 2015. Protocolo de uso da isotretinoína no tratamento da acne grave. Secretaria de Atenção à Saúde - MS, Brasília - DF, novembro de 2015. de novembro de 2015 Aprova o Protocolo de uso da isotretinoína no tratamento da acne grave. 2015.
- Medeiros Junior ME, Nisimoto MYSM, Cintra EO et al. Ambulatório de Dermatologia em APS, 1ª. ed. São Paulo, Ed. Martinari, 2018.
- Sampaio S, Riivitti E. A. Dermatologia. 2. ed. São Paulo: Artes Médicas, 2000, p. 291-300.
- Silva AMF, Costa FP, Moreira M. Acne vulgar: diagnóstico e manejo pelo médico de família e comunidade. Revista Brasileira de Medicina de Família e Comunidade, [S.l.], v. 9, n. 30, p. 54-63, jan. 2014. ISSN 2179-7994. Disponível em: <https://www.rbmfc.org.br/rbmfc/article/view/754>. Acesso em: 03 fev. 2019. doi:https://doi.org/10.5712/rbmfc9(30)754.
- Sociedade Brasileira de Dermatologia; Doenças na Pele; sítio eletrônico disponível em http://www.sbd.org.br/dermatologia/pele/doencas-e-problemas/; acesso em 26 out 2019
- Strauss JS et al. Guidelines of care for acne vulgaris management. J. Am. Acad. Dermatol, [S.l.], n. 56, p. 651-653, 2007.
- UFRGS – Telessaude/RS – Telecondutas – Acne, 2017, Disponível em: https://www.ufrgs.br/telessauders/documentos/telecondutas/tc_acne.pdf Acesso em 26 out 2019.

2 | Alterações Funcionais Benignas da Mama

Beatriz Lobo Macedo
Camilla Rabuske Kaczan

As alterações mamárias são queixas comuns na atenção primária à saúde (APS). Denomina-se alteração funcional benigna da mama (AFBM), antes conhecida como displasia mamária, a presença de dor e/ou nodularidade mamária, benignos.

O sintoma da dor mamária é o mais referido pelas mulheres (mais de 60%), que a associam com uma irreal propensão ao aparecimento de tumor. Não é considerada doença e não aumenta o risco das mulheres em desenvolver câncer no futuro.

Como sintomas associados, podem estar presentes: aumento de volume, nodulação e descarga papilar.

A dor mais comum é cíclica e depende da ação dos hormônios ovarianos sobre a mama, tornando-a túrgida e dolorida, sobretudo no período pré-menstrual. A mulher que tem muitas gestações e amamentações, em geral, não refere dor mamária.

Os traumas, infecções, neurites, inflamações nos arcos costais e estresse são outras causas de dor, que pode ser agravada pela ingestão exagerada de cafeína (refrigerantes derivados de cola, chocolate, café).

Diagnóstico

O processo diagnóstico deve ser compreendido dentro da subjetividade de cada mulher, acerca da dor e da preocupação com o nódulo. Anamnese detalhada e exame clínico das mamas terão importante papel, no sentido de se evitar o sobrediagnóstico, e excessos de exames e intervenções nesses pacientes. A primeira opção de prosseguimento investigativo a ser realizada deve ser a ultrassonografia de mamas. A mamografia pode ser útil em mulheres acima de 35 anos de idade. Na suspeita de doença mamária, a confirmação diagnóstica pode ser realizada por meio de punção aspirativa por agulha fina (PAAF), agulha grossa (PAG ou *core-biopsy*), mamotomia e biópsias cirúrgicas.

As alterações mais encontradas são cistos e nódulos benignos. Os cistos podem se dividir em simples ou complexos, acometem com maior frequência mulheres de 35 a 50 anos e apresentam uma incidência de 7% a 10%, que podem ser únicos, múltiplos, uni ou bilaterais. Como importante atividade de prevenção quaternária, recomenda-se que os cistos simples, não palpáveis, não devam ser puncionados ou acompanhados. Os

CAPÍTULO 2

cistos simples palpáveis podem ser puncionados, sendo esse procedimento considerado diagnóstico e terapêutico. Já, os cistos complexos, sempre devem ser submetidos à punção e acompanhados.

Manejo

A principal conduta terapêutica é afastar uma causa oncológica como responsável pela mastalgia. Com a exclusão de processo neoplásico, 60% a 80% das pacientes têm remissão espontânea da dor. A presença de nodularidade deve ser tratada de acordo com o resultado anatomopatológico. A indicação de retirada da área somente deve ser recomendada na vigência de diagnóstico duvidoso, suspeito de malignidade ou nos casos de refratariedade ao tratamento clínico. Os principais nódulos benignos mamários (Tabela 2.1) se apresentam como fibroadenoma, tumor filoide, papiloma e outros (como lipoma).

Tabela 2.1 Principais nódulos benignos mamários e suas particularidades				
Nódulos mamários benignos	Características	Epidemiologia	Sintomatologia	Tratamento
Fibroadenoma	É a segunda neoplasia mais frequente da mama, com frequência de malignidade muito baixa, entre 0,1% a 0,3% dos casos	Mulheres abaixo dos 35 anos	Assintomático em 25% das vezes e tende a ser nódulo único ou múltiplo, de crescimento lento, móvel, bem delimitado, lobulado	Cirurgia de retirada é indicada em mulheres > 35 anos ou com nódulo > 2 cm
Papiloma intraductal	Nódulo único, na maioria das vezes, com baixo potencial para malignidade	Mulheres entre 30 e 50 anos. Após os 50 anos deve-se descartar carcinoma papilífero e ductal	Descarga papilar hemorrágica espontânea uniductal e unilateral	Exérese do ducto
Tumor filoide	É raro e em 80% dos casos benigno, tem crescimento rápido e pode ocupar toda a mama	Mais frequente após os 40 anos de idade	Nódulo móvel, lobulado, indolor, mais comumente único e unilateral	Remoção cirúrgica

Fonte: Autoria própria.

Critérios de encaminhamento

O encaminhamento do paciente ao mastologista deve ser feito diante de:
- Resultado BIRADS 4 ou 5 na mamografia.
- Indicação de aprimoramento investigativo por punção ou biópsia.
- Todas as mulheres com achados clínicos suspeitos de malignidade.
- Achados benignos com indicação de cirúrgica: nódulos sólidos acima de 2 cm, descargas papilares profusas, abscesso subareolar recidivante.

Alterações Funcionais Benignas da Mama

Fluxos assistenciais

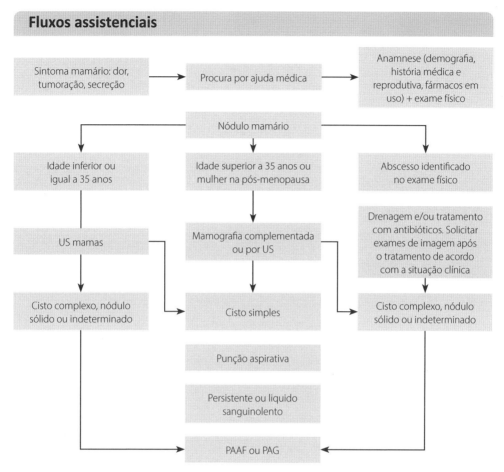

Fonte: Autoria própria.

SELO P4

- Não realize rastreamento em mulheres abaixo de 50 anos.
- Não devem ser drenados rotineiramente cistos mamários simples não dolorosos.
- Não devem ser removidos os fibroadenomas comprovados por biópsia com tamanho menor que 2 centímetros.
- Não deve se realizar investigação inicial de nódulo mamário suspeito com cirurgia de remoção, a menos que a biópsia por agulha não possa ser realizada.

Fontes: Choosing Wisely https://www.choosingwisely.org/, Too Much Medicine https://www.bmj.com/too-much-medicine

Bibliografia

- Gregorio CMJ, Augusto KH, Peixoto DMV. Ultrassonografia mamária: avaliação dos critérios ecográficos na diferenciação das lesões mamárias. Radiol Bras [Internet]. 2007 Feb [cited 2019 Nov 02]; 40(1):1-7. Disponível em: http://www.scielo.br/scielo.php?script=sci_arttext&pid=S0100-39842007000100003&lng=en. http://dx.doi.org/10.1590/S0100-39842007000100003.

CAPÍTULO 2

- Ministério da Saúde. Instituto Nacional do Câncer (INCA) [homepage da Internet]. Incidência de câncer no Brasil 2018. Disponível em: https://www.inca.gov.br/publicacoes/livros/estimativa-2018-incidencia-de-cancer-no-Brasil

- Nascimento JHR, Silva VD, Maciel AC. Acurácia dos achados mamográficos do câncer de mama: correlação da classificação BI-RADS e achados histológicos. Radiol Bras [Internet]. 2010 Apr [cited 2019 Nov 02] ; 43(2):91-96. Available from: http://www.scielo.br/scielo.php?script=sci_arttext&pid=S0100=39842010000200008-&lng-en. http://dx.doi.org/10.1590/S0100-39842010000200008.

- Pinto NAC, Fernandes RM, Oliveira VM. Nódulos benignos da mama: uma revisão dos diagnósticos diferenciais e conduta. Rev. Bras. Ginecol. Obstet. [Internet]. 2007 Apr [cited 2019 Nov 02]; 29(4):211-219. Disponível em: http://www.scielo.br/scielo.php?script=sci_arttext&pid=S0100-72032007000400008&lng=en. http://dx.doi.org/10.1590/S0100-72032007000400008.

3 Amenorreia

Aline de Souza Oliveira
José Benedito Ramos Valladão Júnior

A amenorreia é definida pela ausência de fluxo menstrual e dividida em:
Amenorreia primária: mulheres que não iniciam menstruação até os 14 anos de idade e não possuem sinais de maturação puberal, ou que não iniciam menstruação até os 16 anos de idade, mesmo tendo desenvolvimento de caracteres sexuais secundários.

Causas: alterações cromossômicas e anatômicas (síndrome de Turner, agenesia Mülleriana, disgenesias gonadais, hímen imperfurado, septo vaginal transverso).

Investigação: teste de gravidez (β-HCG), TSH, FSH, LH, prolactina, ultrassonografia pélvica. Cariótipo de maneira selecionada/complementar.

Manejo: conforme a causa, podendo ser encaminhada ao ginecologista e adicionalmente para genética médica.

Fonte: Autoria própria.

Amenorreia secundária: ausência de menstruação, por pelo menos 3 meses, em mulheres com fluxo menstrual regular, ou ausência de menstruação por 6 meses, em mulheres com fluxo menstrual irregular.

O uso de anticoncepcional hormonal é uma causa frequente de amenorreia secundária, podendo ocorrer amenorreia fisiológica até 6 meses após o último comprimido ou até 1 ano após a última aplicação injetável. Além disso, o exercício físico de alta intensidade também pode gerar amenorreia.

Entrevista clínica: avaliar padrão alimentar, atividade física, uso de medicações, presença de comorbidades, histórico menstrual e obstétrico, sintomas de hiperandrogenismo e galactorreia.

Exame clínico: avaliar peso/altura, sinais de hiperandrogenismo (hirsutismo, acne), de hiperinsulinemia (acantose *nigricans*), realizar exame ginecológico para avaliação de galactorreia, atrofia urogenital (deficiência estrogênica) e malformações.

Manejo: conforme a causa (seguir fluxograma de investigação).

Fonte: Autoria própria.

CAPÍTULO 3

Importante!
Gestação deve ser excluída em toda investigação de amenorreia primária ou secundária.

Fluxos assistenciais

Amenorreia secundária → Teste de gravidez → Positivo
Teste de gravidez → Negativo → Dosar TSH e prolactina

TSH alterado — Prosseguir investigação e manejo de doença tireoidiana

Prolactina alterada — Repetir exame*
- ≤ 100 mcg/dL → Na ausência das causas destacadas*, encaminhar ao endocrinologista
- > 100 mcg/dL → Solicitar RM de crânio para investigar prolactinoma → Normal: Encaminhar ao endocrinologista / Alterada: Encaminhar ao neurocirurgião

* Elevações de prolactina podem estar associadas ao estresse, alimentação, medicamentos e, por isso, recomenda-se a repetição da dosagem antes do prosseguimento investigativo.

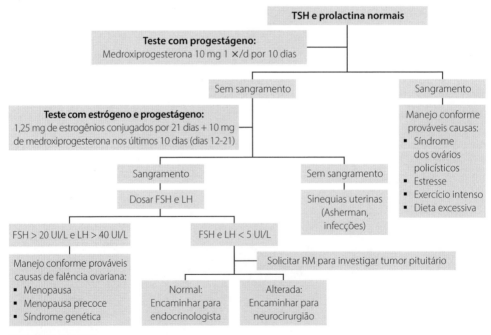

TSH e prolactina normais

Teste com progestágeno: Medroxiprogesterona 10 mg 1 ×/d por 10 dias

- **Sangramento** → Manejo conforme prováveis causas:
  - Síndrome dos ovários policísticos
  - Estresse
  - Exercício intenso
  - Dieta excessiva

- **Sem sangramento** → **Teste com estrógeno e progestágeno:** 1,25 mg de estrogênios conjugados por 21 dias + 10 mg de medroxiprogesterona nos últimos 10 dias (dias 12-21)
  - **Sangramento** → Dosar FSH e LH
    - FSH > 20 UI/L e LH > 40 UI/L → Manejo conforme prováveis causas de falência ovariana:
      - Menopausa
      - Menopausa precoce
      - Síndrome genética
    - FSH e LH < 5 UI/L → Solicitar RM para investigar tumor pituitário
      - Normal: Encaminhar para endocrinologista
      - Alterada: Encaminhar para neurocirurgião
  - **Sem sangramento** → Sinequias uterinas (Asherman, infecções)

Fonte: Autoria própria.

SELO P4

- Não realize cariótipo como parte da avaliação inicial em quadros de amenorreia.
- Não prescreva contraceptivo oral como tratamento inicial para pacientes com amenorreia ou disfunção menstrual devido a tríade da atleta (dieta restritiva + baixa densidade mineral óssea + disfunção menstrual).

Fontes: Choosing Wisely https://www.choosingwisely.org/, Too Much Medicine https://www.bmj.com/too-much-medicine

Bibliografia

- Deligeoroglou E, Athanasopoulos N, Tsimaris P, et al. Evaluation and management of adolescent amenorrhea. Ann N Y Acad Sci 2010; 1205:23.
- Laufer MR, Floor AE, Parsons KE, et al. Hormone testing in women with adult-onset amenorrhea. Gynecol Obstet Invest 1995; 40:200.
- Practice Committee of the American Society for Reproductive Medicine. Current evaluation of amenorrhea. Fertil Steril 2006; 86:S148.
- Rebar RW, Connolly HV. Clinical features of young women with hypergonadotropic amenorrhea. Fertil Steril 1990; 53:804.
- Reindollar RH, Novak M, Tho SP, McDonough PG. Adult-onset amenorrhea: a study of 262 patients. Am J Obstet Gynecol 1986; 155:531.
- Sum M, Warren MP. Hypothalamic amenorrhea in young women with underlying polycystic ovary syndrome. Fertil Steril 2009; 92:2106.
- Wang JG, Lobo RA. The complex relationship between hypothalamic amenorrhea and polycystic ovary syndrome. J Clin Endocrinol Metab 2008; 93:1394.

4 | Anemia

José Benedito Ramos Valladão Júnior
Juliana Cristina Watanabe

A anemia é uma condição muito comum, de acordo com dados da Organização Mundial da Saúde (OMS), pode atingir até 30% da população mundial. Além disso, é a segunda maior causa de anos vividos com incapacidade, conforme dados do Global Burden of Disease (GBD), de 2013.

A definição de anemia, de acordo com a OMS, é determinada por níveis de hemoglobina que variam conforme gênero e faixa etária:

- Lactente e criança (6 meses a 6 anos) < 11,0 g/dL.
- Crianças e adolescentes (6 a 14 anos) < 12,0 g/dL.
- Mulher < 12,0 g/dL (gestante < 11,0 g/dL).
- Homem < 13,0 g/dL.

Os sintomas variam de acordo com a gravidade da queda de hemoglobina e são mais marcantes em indivíduos que têm quadro agudo do que nos de desenvolvimento lento de anemia. Nos casos de anemia grave, se manifestam sintomas de insuficiência cardíaca de alto débito.

Sintomatologia

- Fraqueza.
- Cansaço.
- Astenia.
- Palidez.
- Dispneia aos esforços.
- Palpitações.
- Taquicardia.
- Cãibras.
- Parestesias.
- Tontura.
- Desmaio.

Diagnóstico e diferenciais

A avaliação da causa da anemia é central para o correto manejo clínico, devendo sempre se considerar a deficiência de ferro, pois responde a grande maioria dos casos.

Há três processos fisiopatológicos principais que atuam na gênese da anemia:

- **Deficiência de produção de hemácias:** reticulócitos ↓. Podem ocorrer devido a anemias carenciais (deficiência de vitamina B12, folato, ferro), falta de eritropoietina, distúrbio de medula óssea (leucemia, mieloma, metástases), exposição à agentes infecciosos e químicos como o benzeno, medicações, toxinas.

- **Excesso de destruição:** reticulócitos ↑. Ocorre em hemoglobinopatias (como falciforme, talassemia), agentes de agressão aos eritrócitos (malária, venenos, toxinas, autoimunidade).
- **Perdas hemorrágicas:** gastrintestinais (uso de AAS/AINEs 10%-15%, úlcera gástrica 5%, esofagite 5%, angiodisplasia 5%, carcinoma gastrintestinal 5%-10%, carcinoma de esôfago 1%), não gastrintestinais (menstruação 20%-30%, doação sangue 5%, hematúria 1%, epistaxe 1%).
  - Perdas agudas: apresenta reticulócitos ↑.
  - Perdas crônicas: gera espoliação de ferro e com isso déficit na produção de hemácias, apresentando reticulócitos ↓.

> **Importante!**
> A contagem de reticulócitos constitui-se, assim, em um importante exame adicional para a investigação da causa de anemia.

Além disso, o aspecto morfológico das hemácias apontado no hemograma também pode ser útil na investigação e sugerir causas específicas:

- **Anemia hipocrômica microcítica:** VCM e HCM ↓.

Principal causa: anemia ferropriva. Outras causas: anemia de doenças crônicas, talassemia e outras hemoglobinopatias.

A investigação inicial deve ser feita pela dosagem de ferritina para confirmação de anemia ferropriva. Em caso de níveis normais de ferritina, uma sugestão é a pesquisa de hemoglobinopatias por meio da realização de eletroforese de Hb.

- **Anemia macrocítica:** VCM ↑ (> 100 fL).

Causas: deficiência de vitamina B12, deficiência de folato, etilismo, anemia de doenças crônicas (doença hepática, tireoidiana), mielodisplasia, hemorragia e hemólise.

A investigação inicial deve ser feita pela contagem de reticulócitos para descartar hemorragia e hemólise como causa e prosseguir com dosagem de vitamina B12, função hepática e tireoidiana conforme avaliação clínica.

- **Anemia normocítica normocrômica:** VCM e HCM normais.

Causas: anemia de doenças crônicas, hemoglobinopatias, falência medular, uremia, hemorragia aguda e hemólise.

A investigação inicial deve ser feita pela contagem de reticulócitos para descartar hemorragia e hemólise como causa e prosseguir conforme avaliação clínica, com exames adicionais, como eletroforese de hemoglobina, função renal, hepática, tireoidiana.

> **Importante!**
> Perante um caso de anemia em indivíduos > 50 anos, sem causa aparente, deve-se considerar a investigação de sangramentos do TGI, por meio de exame abdominal, a procura de massas palpáveis, exame retal, pesquisa de sangue oculto das fezes, e, possivelmente, endoscopia e colonoscopia.
> A investigação da medula óssea, com exames invasivos de mielograma e biópsia medular, **não** deve ser usada como exame de rotina de investigação de anemia, somente devendo ser utilizada para casos excepcionais, em que exista suspeita clínica de doença medular.

Tratamento

A terapêutica ideal da anemia consiste no tratamento de sua causa. No caso das anemias carenciais, realizar a reposição dos nutrientes; no caso da anemia por doenças crônicas, realizar o controle da comorbidade; no caso de hemoglobinopatias ou outras doenças específicas, realizar o tratamento específico.

Uma possibilidade, caso exista dificuldade na investigação da causa específica ou na aderência do paciente à realização de exames adicionais, é o tratamento empírico para anemia ferropriva, pois corresponde a causa mais comum de anemia.

Importante!
As anemias carenciais, em sua maior parte, estão relacionadas à ingesta dietética inadequada, especialmente, em populações que apresentam alta vulnerabilidade social, nos extremos etários (crianças e idosos), etilistas, indivíduos com condições que geram inapetência (transtornos psiquiátricos, alguns tipos de câncer), vegetarianos (deficiência de vitamina B12). No entanto, algumas outras situações também podem gerar a deficiência, como resultado de má absorção (doença celíaca, doenças inflamatórias intestinais, cirurgia gástrica/intestinal, enteropatia diabética) e ação de fármacos (anticonvulsivantes, trimetoprima, inibidores da bomba de prótons). Sendo assim, em certas ocasiões, além da reposição do nutriente deficiente é importante o manejo do problema que gerou esse déficit de nutriente.

Manejo da anemia ferropriva

Orientação nutricional: orientar aumento da ingesta de alimentos ricos em ferro (carnes, peixe, ovo, feijão, ervilha, lentilha, soja), sempre que possível com uma fonte de vitamina C (melhora a absorção de ferro). Além disso, é importante evitar alimentos que diminuem a absorção do ferro (leite e derivados, doces).

Suplementação de ferro: inicialmente por via oral com dose recomendada de 200 mg de ferro elementar ao dia em adultos e 2 mg/kg/dia em crianças, sendo dividido em 2 ou 3 tomadas ao dia, durante 4 a 8 semanas. O tratamento parenteral reserva-se aos casos de intolerância ao tratamento oral, sangramento crônico ou condição de má absorção com resposta inadequada ao tratamento oral.

Manejo da anemia por deficiência de vitamina B12

Orientação nutricional: orientar aumento da ingesta de alimentos ricos em vitamina B12, que são especialmente de origem animal (peixes, carnes, ovos, leite e derivados).

Suplementação de vitamina B12: preferencialmente, por via intramuscular, com dose recomendada de 1.000 mcg ao dia, por 1 semana, seguida por 1.000 mcg por semana, durante 4 semanas. Alternativamente, a suplementação pode ser feita por via oral, na dose de 1 mg ao dia, após a primeira semana de aplicação intramuscular.

Nos casos que geram deficiência persistente de vitamina B12 (vegetarianos estritos, pacientes submetidos à gastrectomia e/ou ressecção de íleo terminal), recomenda-se o uso contínuo de 1.000 mcg mensalmente.

Manejo da anemia por deficiência de folato

Orientação nutricional: orientar aumento da ingesta de alimentos ricos em folato (fígado, leveduras, espinafre, outros vegetais verde-escuro, nozes).

Suplementação de folato: por via oral, com dose recomendada de 5 mg ao dia, durante 1 a 4 meses, conforme resolução da anemia. A via oral é a preferencial e suficiente, mesmo nos pacientes que tenham alguma condição de má absorção.

> **Importante!**
> A deficiência de folato pode ocorrer concomitante à deficiência de B12, sendo importante sempre repor os dois na suspeita de anemia carencial não ferropênica. A reposição de folato pode reverter a anemia, porém, se existir deficiência de B12 associada, as manifestações neurológicas não irão regredir e poderão piorar. Assim, caso não exista exame que descarte a presença de deficiência de B12 associada, deve-se realizar também a sua reposição juntamente a de folato.

Fluxos assistenciais

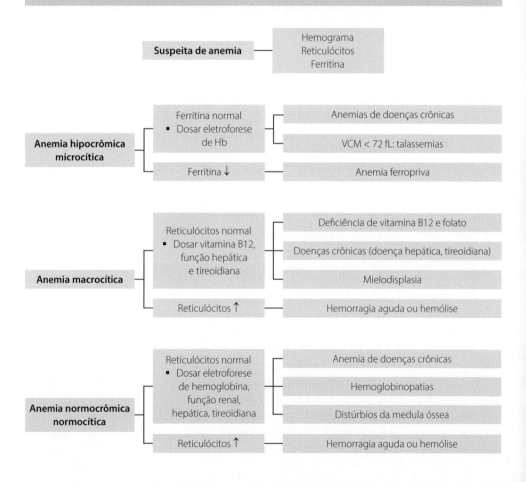

Anemia 17

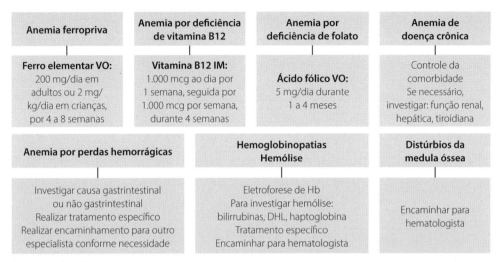

Fonte: Autoria própria.

SELO P4

- Não solicite exames de sangue a menos que haja indicação clínica ou seja necessário para o diagnóstico e manejo, a fim de evitar anemia iatrogênica.
- Não transfundir mais do que o mínimo de hemácias necessárias para alívio dos sintomas de anemia ou para retornar um paciente a faixa segura (Hb entre 7 e 8 g/dL em pacientes estáveis).
- Não solicite folato! Realize a suplementação de folato em vez da dosagem sanguínea em pacientes com anemia macrocítica.

Fontes: Choosing Wisely https://www.choosingwisely.org/, Too Much Medicine https://www.bmj.com/too-much-medicine

Bibliografia

- Anemia. American Academy of Family Physicians, 2016.
- Armstrong, C. AAP Reports on Diagnosis and Prevention of Iron Deficiency Anemia. Am Fam Physician. 2011 Mar 1;83(5):624.
- Collaborators GBoDS. Global, regional, and national incidence, prevalence, and years lived with disability for 301 acute and chronic diseases and injuries in 188 countries, 1990-2013: a systematic analysis for the Global Burden of Disease Study 2013. Lancet 2015.
- Simon, Everitt, van Dorp. Manual de Clínica Geral de Oxford. 3ª edição, 2013.
- Valladão Júnior JBR, Gusso G, Olmos RD. Manual do Médico-Residente | Medicina de Família e Comunidade. Atheneu, 2017.
- World Health Organization. Iron Deficiency Anaemia: Assessment, Prevention, and Control: A Guide for Programme Managers. Geneva, Switzerland: World Health Organization; 2001.

5 | Ansiedade

Deoclecio Avigo
José Benedito Ramos Valladão Júnior

O transtorno de ansiedade pode apresentar-se por meio de sinais e sintomas somáticos (taquicardia, dores, tremor, calafrio, tontura, sensação de falta de ar, formigamentos) e psíquicos (tensão, nervosismo, irritação, insegurança). Ocorre com mais frequência em mulheres, porém, afetam os homens significativamente também. Estima-se que cerca de 20% das pessoas que procuram atendimento em serviços primários de saúde tenham sintomas ansiosos relevantes.

A vivência cotidiana com situações de estresse e ansiedade são fatores justificáveis para qualquer indivíduo responder com sintomas ansiosos. Desse modo, é importante que o médico de família reconheça quando os sintomas ansiosos estão relacionados com prejuízo funcional e comprometimento da qualidade de vida, para propor planos de abordagem à ansiedade. Além disso, também é fundamental que ele identifique as situações em que exista ocorrência de alguma doença orgânica.

Avaliação clínica

Na avaliação inicial de uma queixa de ansiedade na atenção primária, o questionário validado de dois itens *Generalized Anxiety Disorder* (GAD-2) é importante recurso de triagem, ou mesmo como ferramenta de rastreamento, apresentando fácil aplicação e boa acurácia (sensibilidade de 86% e especificidade de 83%). Permite distinguir os pacientes que apresentam ansiedade como reação normal ao estresse, daqueles com possível transtorno de ansiedade e que precisarão prosseguir com investigação e diagnóstico.

Questionário de dois itens *Generalized Anxiety Disorder* (GAD-2)	
Ao longo das últimas duas semanas, com que frequência você foi incomodado por algum dos seguintes problemas?	
1. Sentindo-se nervoso, ansioso ou no limite	2. Não ser capaz de parar ou controlar a preocupação
( ) Nenhuma vez _____ 0	( ) Nenhuma vez _____ 0
( ) Vários dias _____ 1	( ) Vários dias _____ 1
( ) Mais da metade dos dias _____ 2	( ) Mais da metade dos dias _____ 2
( ) Quase todos os dias _____ 3	( ) Quase todos os dias _____ 3
Resultado: < 3 = normal ou reação esperada ao estresse ≥ 3 = possível transtorno de ansiedade	

Fonte: Kroenke K, Spitzer RL, Williams JB, Monahan PO, Löwe B (2007).

CAPÍTULO 5

A avaliação clínica deve atentar para informações da anamnese e exame psíquico, que sugiram as características diagnósticas para o transtorno de ansiedade generalizada (TAG), conforme apresentadas pelo Manual Diagnóstico e Estatístico de Transtornos Mentais (DSM-V):

A. Ansiedade e preocupação excessivas, ocorrendo na maioria dos dias, por pelo menos 6 meses, com diversos eventos ou atividades.
B. O indivíduo considera difícil controlar a preocupação.
C. A ansiedade e a preocupação estão associadas com três (ou mais) dos seguintes seis sintomas. Nota: apenas um item é exigido para crianças. 1. Inquietação ou sensação de estar com os nervos à flor da pele. 2. Fatigabilidade. 3. Dificuldade em concentrar-se ou sensações de "branco" na mente. 4. Irritabilidade. 5. Tensão muscular. 6. Perturbação do sono (dificuldade em conciliar ou manter o sono, ou sono insatisfatório e inquieto).
D. A ansiedade, a preocupação ou os sintomas físicos causam sofrimento clinicamente significativo ou prejuízo no funcionamento social, profissional ou em outras áreas.
E. A perturbação não se deve aos efeitos fisiológicos de uma substância (p. ex., droga de abuso, medicamento) ou a outra condição médica (p. ex., hipertireoidismo).
F. A perturbação não é mais bem explicada por outro transtorno mental.

Fonte: DSM-5 – Manual Diagnóstico e Estatístico de Transtornos Mentais (5ª edição).

O exame físico deve ser realizado de maneira direcionada para a suspeita de possíveis causas orgânicas. Adicionalmente, devem ser realizadas provas laboratoriais para se descartar doenças orgânicas, como glicose, creatinina, ureia, TSH. O eletrocardiograma é útil, especialmente na ocorrência de sintomas de taquicardia ou dor torácica. Na ocorrência de sintomas ou sinais neurológicos, recomenda-se a realização de exame de imagem.

Deve-se ter precaução, no entanto, para o uso indevido de exames complementares, que são alimentados pela ansiedade expressa pelo paciente e favorecem o comportamento disfuncional do mesmo.

Tratamento

Os pacientes devem ser conscientizados sobre a ocorrência de sintomas somáticos como resultado da ansiedade e estimulados a realização de psicoterapia. Outras medidas não farmacológicas, também, devem ser orientadas: atividade física regular, medidas de higiene do sono, relaxamento, meditação, evitar uso de estimulantes como cafeína e nicotina.

O tratamento farmacológico de primeira linha ocorre por meio do uso antidepressivos.

O uso de benzodiazepínicos não deve ser estimulado, pois atuam apenas como aliviadores dos sintomas ansiosos e não na resolução da ansiedade. Além disso, possuem efeitos colaterais importantes e alto risco de causar dependência, acarretando prejuízo no tratamento com o antidepressivo. Assim, seu uso deve ser restrito a situações de crise aguda de ansiedade para alívio sintomático, dando preferência à prescrição de benzodiazepínicos de curto período de ação (como o lorazepam) e realizando o devido esclarecimento do paciente.

Principais antidepressivos voltados ao tratamento do transtorno de ansiedade

Inibidores seletivos da receptação de serotonina
Sertralina 50-200 mg Paroxetina 20-40 mg Citalopram 10-40 mg Escitalopram 10-20 mg
Inibidores da receptação de serotonina e noradrenalina
Venlafaxina 75-150 mg
Tricíclicos: considerados alternativamente por apresentarem mais efeitos colaterais
Imipramina 150-200 mg Clomipramina 100-150 mg Amitriptilina 75-200 mg

Fonte: Autoria própria.

Recomenda-se iniciar baixa dose de antidepressivo em monoterapia e ajustar dose após reavaliação entre 2 e 4 semanas. Efetua-se aumento gradual até obter a menor dose que garanta o controle completo da ansiedade e realiza-se manutenção por 1 ano.

O plano terapêutico deve ser compartilhado com o paciente e ele deve ser avaliado quanto a escolha entre a abordagem psicoterápica ou farmacológica, considerando suas características pessoais e riscos de cada tratamento. Deve ser sugerida a realização de ambas as terapias em situações de sintomas intensos e/ou grande repercussão funcional.

Fluxos assistenciais

Transtorno de ansiedade

Descartar causas orgânicas: Eletrocardiograma, glicose, função renal, hepática, tireoidiana

Abordagem não farmacológica
- Evitar uso de estimulantes (cafeína, nicotina)
- Técnicas de relaxamento e meditação
- Prática regular de exercícios físicos
- Higiene do sono
- Psicoterapia

Farmacoterapia: antidepressivos

Primeira linha:
- ISRS (p. ex., sertralina 50-200 mg, paroxetina 20-40 mg)

ou
- IRSN (p. ex., venlafaxina 75-150 mg)

Alternativa:
- Tricíclicos

Reavaliação para ajuste de dose entre 2 e 4 semanas

Uso sintomático de benzodiazepínico
- Lorazepam 1-2 mg
- Prescrever com cautela

Fonte: Autoria própria.

SELO P4

- Não se deve prescrever benzodiazepínicos (associados ou não) para todos os casos de ansiedade.
- Não se deve prescrever benzodiazepínicos isoladamente para quadros crônicos de ansiedade.
- Não se deve prescrever farmacoterapia isoladamente, sem associação com outros tratamentos efetivos como psicoterapia, atividade física, técnicas de relaxamento, acupuntura.

Fontes: Choosing Wisely https://www.choosingwisely.org/, Too Much Medicine https://www.bmj.com/too-much-medicine

Bibliografia

- American Psychiatric Association (APA). DSM-V: Manual Diagnóstico e Estatístico de Transtornos Mentais (5ª edição). American Psychiatric Publishing, 2013.
- Bernik M, Corregiari F, Stella F, Asbahr FR. Transtornos de Ansiedade ao Lingo da Vida. In: Forlenza VO, Miguel EC. Compêndio de Clínica Psiquiátrica. Manole, 2012.
- Kroenke K, Spitzer RL, Williams JB, Monahan PO, Löwe B. Anxiety disorders in primary care: prevalence, impairment, comorbidity, and detection. Ann Intern Med. 2007;146:317-25.
- Silva FD. Transtornos de Ansiedade. In: Gusso G, Lopes JMC. Tratado de Medicina de Família e comunidade. Porto Alegre: Artmed, 2012.
- Simon, Everitt, van Dorp. Manual de Clínica Geral de Oxford. 3ª edição, 2013.
- Valladão Júnior JBR, Gusso G, Olmos RD. Manual do Médico-Residente | Medicina de Família e Comunidade. Atheneu, 2017.

6 | Anticoagulação

Deoclecio Avigo
José Benedito Ramos Valladão Júnior

O manejo de anticoagulantes é uma responsabilidade da atenção primária à saúde (APS), apresentando grandes vantagens no cuidado desses pacientes, por ser a porta de entrada do sistema de saúde e ter como princípios, o acesso e o acompanhamento do paciente ao longo do tempo. O conhecimento do paciente de maneira aprofundada, de seu contexto social, familiar e domiciliar garantem, não apenas, mais informações sobre o paciente, mas, também, maior segurança e aderência ao tratamento. Por esses fatores, evidências científicas demonstram que não ter um médico de família e equipe de APS, resultam em piores resultados.

Nos últimos anos, essa demanda vem aumentando, devido ao maior número de idosos, com indicação de anticoagulantes, valorização do ambulatório e da APS, desospitalização precoce e surgimento dos anticoagulantes orais diretos (AOD).

Entretanto, a terapia com anticoagulantes significa relevante risco de graves complicações e morte, pois, em dose insuficiente, há grande chance de eventos tromboembólicos (TEP e AVC), e em dose elevada, de eventos hemorrágicos.

O médico de família deve estar ciente da responsabilidade ao assumir o acompanhamento desses pacientes. O trabalho em equipe (inclusive com especialistas na área), pronto acesso aos exames (TP/INR) e seus resultados, além do contato facilitado do paciente com a equipe de APS, são condicionantes essenciais para o manejo de pacientes anticoagulados.

Avaliar a indicação de uso de anticoagulantes

Cerca de 50% dos pacientes, com indicação de anticoagulação, não o são por diversas razões, que incluem fatores, tanto por parte do paciente, como pelo médico.

Tabela 6.1 Indicações de anticoagulação e INR alvo		
INR alvo	*Indicações de anticoagulação*	
2-3	Fibrilação atrial	Válvula aórtica metálica	Sdr. anticorpo antifosfolípide
	TVP/TEP	Bioprótese mitral (3 meses)	
2,5-3,5	Tromboembolismo venoso recorrente		
	Válvula mitral metálica		

Fonte: Autoria própria.

Avaliar riscos de complicações como má adesão e sangramentos

Use o escore HAS-BLED para mensurar o risco de sangramento com uso de varfarina. Escores ≥ 3 são considerados de alto risco para sangramento, o que não contraindica o uso, mas exige acompanhamento mais intensivo. Caso a pontuação seja ≥ 3, a anticoagulação (com varfarina ou AOD) deve ser feita com bastante cautela e todo o esforço deve ser empreendido para controlar os fatores de risco, como hipertensão arterial e consumo de álcool.

Pacientes com indicação de anticoagulação, mas com histórico importante de má adesão aos medicamentos, rede social/família deficitária, analfabetismo, déficit cognitivo, risco de queda, apresentam grande chance de complicações graves. Os riscos devem ficar claros para o paciente e a família.

Escolha do anticoagulante oral

É importante avaliar, inicialmente, os riscos e benefícios de uso de varfarina ou AOD.

Além da avaliação clínica, o médico também pode lançar mão de ferramentas preditoras como o escore SAMeTT2R2:

- Escore SAMeTT2R2 ≤ 2: sugere benefício ao uso de varfarina.
- Escore SAMeTT2R2 > 2: pobre controle e risco elevado de eventos cerebrovascular ao uso de varfarina, sugere discutir com paciente pela opção por anticoagulantes diretos.

Tabela 6.2	
Anticoagulante oral direto – prós e contras em relação à varfarina	
Vantagens	*Desvantagens*
Dispensa medidas de TP/INR	Preço
Pequena interação com medicações	Ausência de antídoto
Dispensa dieta específica	2 doses por dia (dabigatrana, apixabana)
Menor risco de sangramentos	Não indicado: insuficiência renal e câncer ativo
Mesma dosagem diária	Curta meia-vida (risco em caso de esquecimento)

Se fibrilação atrial: todos os pacientes devem, de preferência, começar por um AOD, a menos que lhes seja contraindicado (p. ex., FA com valvopatia) ou haja indisponibilidade de AOD.
**Ambos, AOD e varfarina são contraindicados em gestantes, devendo-se usar heparina.*
Fonte: Autoria própria.

Tabela 6.3		
Principais anticoagulantes – dose típica e custo médio mensal		
Classe	*Anticoagulante*	*Dose típica e custo médio mensal*	
Inibidor da vitamina K	Marevan® (varfarin)	5 mg 1 ×/dia	R$ 25,00
AOD (anticoagulantes orais diretos)	Pradaxa® (dabigatrana)	150 mg 2 ×/dia	R$ 260,00
	Xarelto® (rivaroxabana)	20 mg 1 ×/dia	R$ 170,00
	Eliquis® (apixabana)	5 mg 2 ×/dia	R$ 260,00

Fonte: Autoria própria.

Anticoagulação

Início da anticoagulação com varfarina na APS

- Em geral, a anticoagulação deve ser iniciada no hospital, devido ao diagnóstico de evento tromboembólico agudo como TVP/TEP. Inicia-se com heparina (parenteral) e anticoagulante oral e, após alguns dias, segue-se com alta hospitalar e controle ambulatorial. No entanto, também há situações em que a anticoagulação pode ser iniciada ambulatorialmente na APS. A fibrilação atrial crônica é o exemplo mais comum.
- Dose de início: 5 mg/dia (2,5 mg/d nos pacientes de alto risco = escore HAS-BLED ≥ 3).
- A varfarina está disponível em comprimidos de 2,5 mg, 5 mg e 7,5 mg.
- Importante: medir INR após 3-5 dias. consultar o INR em até 24 horas após coleta do exame.
- Ferramentas úteis: calcular a dose total semanal (DTS) e realizar ajustes mais minuciosos.

Ajuste da dose de varfarina

Tabela 6.4 Ajuste da dose de varfarina (INR alvo 2-3)	
INR ≤ 1,5	Aumentar em 15% a DTS. Novo INR em 3 dias
1,5 – 2,0	Aumentar em 10% a DTS. Novo INR em 3 dias
2,0 – 3,0	Manter dose. Novo INR em 5 dias
3,0 – 4,0	Reduzir DTS em 10%. Novo INR em 3 dias
4,0 – 5,0	Suspender por 1 dia. Reduzir DTS em 10%. Novo INR em 24 h
5,0 – 9,0	Manter suspenso até que INR volte ao alvo
> 9,0	Manter suspenso até que INR volte ao alvo. Administrar vitamina K 10 mg/EV
Sangramento ou INR > 20	Suspender anticoagulante, administrar vitamina K 10 mg/EV, encaminhar a serviço de pronto-socorro hospitalar

Fonte: Autoria própria.

- Monitorização: inicialmente, 2 vezes por semana até estabilização do INR dentro da faixa alvo e, a seguir, semanalmente ou quinzenalmente. Após INR mantido e dose estabilizada, monitorizar, mensalmente, o valor do INR.

Tempo de intervalo terapêutico (*Time in Therapeutic Range* – TTR)

Ao longo do tratamento com varfarina deve ser analisado o tempo de intervalo terapêutico, que identifica a porcentagem de tempo de tratamento em que o paciente manteve-se dentro do intervalo alvo de INR. Considera-se inadequado valores de TTR < 65%, pois, o paciente encontra-se em mais de 35% do tempo de tratamento fora do intervalo de anticoagulação desejado e, consequentemente, maior risco de evento cerebrovascular. O TTR < 65% é um forte indicativo de mudança da estratégia terapêutico, o que conduz a grande totalidade dos casos à substituição de varfarina por um AOD.

Troca de anticoagulante oral

- **AOD para varfarina**: associe o AOD a varfarina até obter INR alvo e depois interrompa o AOD.
- **Varfarina para AOD**: interrompa varfarina e no outro dia inicie AOD.

Seguimento longitudinal

A hemorragia é a complicação mais comum e que deve ser sempre mantida em vigilância durante o seguimento. Sangramentos que ocorrem com INR < 3, geralmente, são associados a trauma ou lesão subjacente no trato gastrintestinal ou trato urinário.

Durante o acompanhamento, as seguintes orientações aos pacientes são essenciais

- Orientações dietéticas: alimentos ricos em vitamina K não devem ser abolidos da dieta, mas o consumo deve ser regular, evitando grandes variações.
- Sempre que for introduzida nova medicação deve-se medir o TP/INR.
- Orientar sobre a prevenção de traumas.
- Evitar novas medicações e comunicar equipe de APS.
- Discutir os riscos e benefícios da anticoagulação com seus médicos anualmente.

SELO P4

- Não mantenha anticoagulação por mais de 3 meses, em pacientes com evento isolado de tromboembolismo venoso ocorrido em consequência a um fator pró-coagulante transitório (cirurgia, trauma, imobilização, uso de cateter intravascular).
- Não investigue trombofilia em pacientes com tromboembolismo venoso ocorrido em consequência a um fator pró-coagulante transitório (cirurgia, trauma, imobilização, uso de cateter intravascular).
- Não inicie anticoagulante oral no ambulatório em casos de tromboembolia aguda (como TVP e TEP), encaminhe para avaliação hospitalar.

Fontes: Choosing Wisely https://www.choosingwisely.org/, Too Much Medicine https://www.bmj.com/too-much-medicine

Bibliografia

- Ageno W, Gallus AS, Wittkowsky A, et al. Oral Anticoagulant Therapy: Antithrombotic Therapy and Prevention of Thrombosis, 9th ed. American College of Chest Physicians Evidence Based Clinical Practice Guidelines. CHEST. 2012;141:e44s-88s.
- Apostolakis S, Sullivan RM, Olshansky B et al. Factors affecting quality of anticoagulation control among patients with atrial fibrillation on warfarin: the SAMe-TT2R2 score. Chest 2013; 144:1555–63.
- Holbrook A, Schulman S, Witt D, et al. Evidence Based Management of Anticoagulant Therapy: Antithrombotic Therapy and Prevention of Thrombosis, 9th ed. American College of Chest Physicians Evidence Based Clinical Practice Guidelines. CHEST. 2012;141:e152s-184s.
- Lip GYH, Frison L, Halperin JL, et al. Comparative validation of a novel risk score for predicting bleeding risk in anticoagulated patients with atrial fibrillation. J Am Coll Cardiol 2011; 57:173-80.
- Lorga Filho A M, Azmus AD, Soeiro AM, Quadros AS, Avezum Junior A, Marques AC et al. Diretrizes Brasileiras de antiagregantes plaquetários e anticoagulantes em cardiologia. Arq. Bras. Cardiol 2013. 101.
- National Institute for Health and Care Excellence. Atrial fibrillation. Feb 2018.

7 | Anticoncepção

Carla Cristina Marques
Aline de Souza Oliveira

A contracepção é um direito fundamental no planejamento sexual e reprodutivo, deve ser discutida, esclarecendo os riscos e benefícios de cada método e escolhida por decisão compartilhada. O planejamento reprodutivo traz autonomia, reduz a chance de infecções sexualmente transmissíveis e de gestações não planejadas e indesejadas e promove o exercício de uma sexualidade livre e saudável.

No Brasil, estima-se que 55% das gestações não são planejadas e que 500 mil abortos clandestinos são realizados anualmente, reforçando a importância do acesso à informação sobre contracepção nas consultas. A maioria dos métodos atualmente, infelizmente, coloca essa responsabilidade quase unicamente nas pessoas com útero.

Avaliação clínica

Oferecer contracepção envolve contexto sociocultural, disponibilidade de métodos e histórico pessoal. A avaliação clínica deve considerar eficácia, satisfação e adesão a longo prazo, orientar a taxa de falha dos métodos e respeitar a preferência da pessoa.

Na anamnese, deve-se coletar informações sobre comorbidades associadas, medicamentos em uso, fatores de risco e contraindicações mais comuns. A idade isoladamente não é contraindicação de uso de método.

O exame físico é necessário em poucos casos, geralmente, para inserção de dispositivos (implante ou dispositivo intrauterino – DIU) ou esterilização. Exames complementares, raramente, são pré-requisitos, a colpocitologia oncótica pode ser indicada durante o aconselhamento contraceptivo por janela de oportunidade.

Importante!
- Não adie desejo de contracepção: história clínica e exame físico são suficientes para aconselhamento contraceptivo.
- Apenas camisinha protege de infecções sexualmente transmissíveis (IST).
- São contraindicações absolutas de contracepção hormonal: gestação, câncer hormônio dependente, tromboembolismo agudo e tumor hepático. Não contraindicar método contraceptivo: neoplasia intraepitelial cervical (NIC).
- Alguns medicamentos (anticonvulsivantes, medicamentos para tuberculose e HIV) interagem com contraceptivos e podem diminuir a eficácia.

CAPÍTULO 7

Tabela 7.1 Principais métodos contraceptivos			
Métodos temporários (reversíveis)			
Métodos de barreira			
Camisinha peniana	Camisinha vaginal	Diafragma	
Métodos com base na percepção de fertilidade			
Consideram no geral: temperatura, muco cervical, alterações no colo do útero, menstruação e lactação			
Métodos químicos			
DIU não hormonal (cobre, prata)			
Métodos hormonais			
Hormonais via oral	*Hormonais injetáveis*	*Hormonais tópicos*	*Hormonais intrauterino*
Pílula isolada (progestágeno)	Injetável isolado	Adesivo	DIU hormonal (levonorgestrel)
Pílula combinada	Injetável combinado	Anel vaginal	
Pílula de emergência		Implante subdérmico	
Métodos definitivos (irreversíveis)			
Vasectomia		Laqueadura tubária bilateral	

Fonte: Autoria própria.

A taxa de falha (ou índice de Pearl – número de gestações que ocorrem com o uso do método, a cada 100 mulheres, no primeiro ano de uso) dos principais métodos contraceptivos deve ser discutida, além disso, pode-se indicar associação de métodos para aumentar eficácia e outros benefícios, como por exemplo, o uso de camisinha para prevenção de IST. Informe as medidas que devem ser tomadas em caso de falha ou esquecimento do método, além da possibilidade de contracepção de emergência.

Tabela 7.2 Taxa de falha (índice de Pearl)		
Método	*Uso consistente e correto*	*Uso típico e rotineiro*
Nenhum	85	85
Vasectomia	0,1	0,15
DIU ou implante hormonal	0,2	0,2
Injetáveis	0,2	6
Pílulas, anel e adesivo hormonais	0,3	9
Laqueadura tubária	0,5	0,5
Amenorreia lactacional	0,5	1
DIU não hormonal	0,6	0,6
Percepção de fertilidade	1	24
Preservativo peniano	2	18
Preservativo vaginal	5	21
Diafragma	6	16
Tabelinha	9	25

Fonte: WHO – World Health Organization.

Anticoncepção 29

- **Esterilização: vasectomia e laqueadura tubária**
  - Pela legislação Brasileira são elegíveis para o procedimento, pessoas com 25 anos ou dois filhos vivos, não estando no período gestacional, ou ainda, no caso de risco de morte materna, em relatório assinado por dois médicos.
- **Preservativo peniano e vaginal**
  - **Vaginal**: de borracha nitrílica ou látex, tamanho único. Pode ser colocado horas antes da relação sexual e deve ser retirado após a ejaculação.
  - **Peniano**: geralmente de látex, de tamanhos variados. Deve ser colocado com o pênis ereto e retirado após a ejaculação.
- **Diafragma**
  - Barreira de silicone que cobre o colo do útero impedindo a passagem de espermatozoides. É medido por profissional capacitado e revisado anualmente. Deve ser colocado na vagina antes da relação sexual e retirado 8 horas após. O uso pode ser contínuo (tirando diariamente para lavagem no banho) ou pontual (apenas na relação sexual).
- **Percepção de fertilidade**
  - Identifica fertilidade por informações como temperatura, muco cervical e movimentação do colo do útero. Após treinamento devem ser realizados, por ao menos, três ciclos para se determinar com mais segurança o período fértil.
- **Amenorreia lactacional**
  - Combinação de amenorreia após o parto e amamentação, a livre demanda (pelo menos a cada 4 horas durante o dia e a cada 6 horas durante a noite). Interromper 6 meses após o parto.

Contraceptivos via oral

- **Progestágeno isolado:** usado continuamente sem pausa.
  - Contraindicações relativas: preferencialmente após 6 semana de amamentação, cirrose grave, doença maligna hepática.
  - Contraindicação absoluta: câncer de mama.
  - Riscos: amenorreia, sangramento irregular e escapes.
- **Estrógeno + progesterona:** no geral, usa-se 1 comprimido ao dia, por 3 semanas, com pausa de 7 dias. Mantém padrão cíclico de sangramento, mas pode ser utilizado sem pausa, se desejo de amenorreia.
  - Contraindicações relativas: preferencialmente, após 6 mês de amamentação, tabagistas > 35 anos com carga tabágica > 15 cigarros ao dia.
  - Contraindicações absolutas: diabéticas com lesão de órgão-alvo ou mais de 20 anos de doença diagnosticada, hipertensão (sistólica > 160 ou diastólica > 110 mmHg) ou múltiplos fatores que aumentem o risco cardiovascular, acidente vascular encefálico ou infarto agudo do miocárdio, doença isquêmica, história prévia ou atual de trombose, trombofilia conhecida, migrânea com aura ou sem aura e > 35 anos, hepatite aguda, cirrose grave, doença maligna hepática.
  - Riscos: náuseas, cefaleia, tromboembolia venosa.

Contraceptivo injetável

Injeções mensais (hormônios combinados) ou trimestrais (progestágeno). Semelhantes às pílulas em relação a efeitos colaterais, riscos e benefícios, porém, com menos efeitos gastrintestinais. A injeção trimestral, ainda tem, como contraindicações, uso em pessoas diabéticas com lesão de órgão-alvo ou mais de 20 anos de doença diagnosticada, hipertensão, vasculopatia ou múltiplos fatores que aumentem o risco cardiovascular.

- **Adesivo**
  - Adesivo com hormônios combinados. Deve ser aplicado na pele e trocado semanalmente, durante 3 semanas, com pausa de 1 semana sem adesivo. Efeitos colaterais, riscos e contraindicações semelhantes às pílulas combinadas com menos efeitos colaterais gastrintestinais. Parece ser menos efetivo, se peso corporal maior que 90 kg. Risco de irritação no local de aplicação na pele.
- **Anel vaginal**
  - Anel de silicone com hormônios combinados, que deve ser inserido na vagina e mantido por 3 semanas, com pausa de 1 semana sem anel. Pode causar irritação vaginal. Efeitos colaterais, riscos e contraindicações semelhantes às pílulas combinadas com menos efeitos colaterais gastrintestinais.
- **Implante subdérmico**
  - Bastonete de silicone, com liberação de progesterona, inserido ambulatorialmente no braço. Duração de 3 anos. Efeitos colaterais, riscos e contraindicações semelhantes às pílulas isoladas. Risco de migração do implante.
- **Dispositivo intrauterino (DIU) não hormonal**
  - Dispositivo de plástico recoberto de cobre e/ou prata inserido no útero por procedimento ambulatorial. Pode ser inserido em nulíparas em qualquer fase do ciclo, se excluída gestação. No puerpério imediato após o parto (< 48 h) ou após 4 semanas. Duração de 3 a 10 anos, dependendo do material e concentração.
    - Efeitos colaterais possíveis: aumento do fluxo e das cólicas menstruais.
    - Contraindicações: alergia ao cobre ou prata, doença de Wilson, doença inflamatória pélvica atual (se desenvolver após inserção pode manter o uso), sangramento uterino sem diagnóstico, distorção de cavidade uterina, câncer, doença trofoblástica e distúrbios de coagulação, HIV estágio 3 ou 4.
    - Riscos: expulsão (5% a 10% no primeiro ano), perfuração uterina, impossibilidade de inserção por estenose do orifício do colo ou sinequia uterina.
- **Dispositivo intrauterino (DIU) hormonal**
  - Sistema hormonal de progesterona inserido no útero por procedimento ambulatorial, com duração de 7 anos, recentemente aprovada pelo FDA. Pode ser inserido no mesmo período que o DIU não hormonal. Efeito colateral possível é amenorreia ou padrão irregular de sangramento.
    - Contraindicação: doença inflamatória pélvica atual (se desenvolver após inserção pode manter o uso), sangramento uterino sem diagnóstico, distorção de cavidade uterina, câncer atual hormônio dependente, HIV estágio 3 ou 4.
    - Riscos: expulsão, perfuração uterina, impossibilidade de inserção por estenose do orifício do colo ou sinequia uterina.

> **Importante!**
> DIU não necessita de acompanhamento com ultrassom de rotina. O posicionamento pode ser avaliado por observação do tamanho do fio do DIU ao exame físico.

Contracepção de emergência

Deve ser indicada em caso de falha de método, como rompimento de preservativo ou esquecimento de dose de método hormonal, não é abortiva. Consiste na inserção de DIU de cobre, até 5 dias após a relação, **ou** uso de contracepção hormonal ("pílula do dia seguinte" – nome que causa confusão, pois deve ser usada o quanto antes, não no dia seguinte) até 3 dias após a relação:
- 1,5 mg de levonorgestrel (preferencialmente em dose única) **ou**
- 0,1 mg de etinilestradiol + 0,5 mg de levonorgestrel, repetir a dose após 12 horas.

Fluxos assistenciais

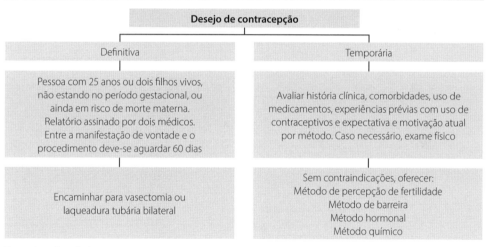

Fonte: Autoria própria.

SELO P4

- Não é requerido qualquer tipo de exame ginecológico ou outro exame físico para se prescrever medicamento anticoncepcional.

Fontes: Choosing Wisely https://www.choosingwisely.org/, Too Much Medicine https://www.bmj.com/too-much-medicine

Bibliografia

- Berglund Scherwitzl, E. et al. Perfect-use and typical-use Pearl Index of a contraceptive mobile app. Contraception, Volume 96, Issue 6, 420-5.
- Kroon CD, Houwelingen JCvan, Trimbos JB, Jansen FW. The value of transvaginal ultrasound to monitor the position of an intrauterine device after insertion. A technology assessment study. Human Reproduction. 2003 Nov 1;18(11):2323-7.

CAPÍTULO 7

- Selected practice recommendations for contraceptive use. WHO 2016.
- Simon C, Dorp FV, Everitt H. Manual de Clínica Geral de Oxford - 3ª Ed.
- Trussell J. Contraceptive failure in the United States. Contraception, Volume 83, Issue 5, 397-404.
- Wagner HL, Souza PPF. Contracepção. Em: Gusso G, Lopes JMC, Dias LC. Tratado de Medicina de Família e comunidade. Porto Alegre: Artmed, 2019.
- Walch R, Cardoso LC, Valladão Júnior JBR. Medicina de Família e Comunidade: fundamentos e prática. Rio de Janeiro: Atheneu, 2019.
- Whiteman MK, Tyler CP, Folger SG, Gaffield ME, Curtis KM. When can a woman have an intrauterine device inserted? A systematic review. Contraception. 2013 May;87(5):666-73. Epub 2012 Sep 17.

8 | Apneia Obstrutiva do Sono

Vinicius Anjos de Almeida
Deoclecio Avigo

A síndrome da apneia obstrutiva do sono (SAOS) pode ser definida como a presença de episódios de obstrução das vias aéreas superiores durante o sono. Essa obstrução pode ser completa ou não e, em geral, está associada a quedas na oximetria de pulso e a despertares noturnos.

Os principais fatores de risco são:

- Idade: risco aumenta ao longo da vida adulta e se estabiliza entre 60 e 70 anos.
- Sexo masculino: duas a três vezes mais comum do que em mulheres em idade fértil; o risco se equaliza quando se compara a mulheres após a menopausa.
- Obesidade: risco aumenta proporcionalmente ao IMC.
- Anormalidades craniofaciais e de partes moles: retrognatia, sobremordida, má oclusão dentária, macroglossia, hipertrofia de tonsilas palatinas, de adenoide e de úvula, anormalidades no palato, dentre outras.

Há alguns outros fatores de risco mais controversos:

- Tabagismo.
- História familiar de ronco ou SAOS.
- Congestão nasal e outros.

Alguns dos possíveis sintomas relacionados são sonolência diurna, sono não reparador, ronco, episódios de apneia durante o sono, despertares com dificuldade respiratória, insônia com despertares frequentes, diminuição de concentração, cefaleia ao acordar, dentre outros.

No exame físico, podemos ver estreitamento das vias aéreas superiores, circunferência cervical grande, obesidade e anomalias craniofaciais se presentes. Sobre o estreitamento, podemos nos orientar pelas escalas de Mallampati e de Friedman, que tem relação com gravidade de SAOS.

Como diagnósticos diferenciais, é importante considerar privação do sono (por trabalho ou outras atividades), outros transtornos do sono, problemas de saúde mental, problemas neurológicos e medicações (benzodiazepínicos, anti-histamínicos, opioides, anticonvulsivantes, antipsicóticos).

O exame para diagnóstico definitivo é a polissonografia e permite descartar alguns transtornos do sono, como outros problemas respiratórios durante o sono, síndrome das pernas inquietas, convulsões durante o sono, dentre outros.

> **Importante!**
> Até o momento, nenhum conjunto de critérios clínicos (história, exame físico ou outros exames) se mostrou acurado o suficiente para estabelecer o diagnóstico de SAOS.

O tratamento pode ser realizado de algumas maneiras:
- Perda de peso em pacientes com sobrepeso e obesidade. A cirurgia bariátrica, quando indicada, está associada com melhora de sintomas proporcional à perda de peso alcançada. Atividade física (melhora sintomas mesmo na ausência de perda de peso).
- Modificar posição ao dormir caso SAOS posicional.
- Cessar consumo de bebidas alcoólicas.
- Evitar medicações que podem piorar os sintomas de SAOS (benzodiazepínicos, anti-histamínicos, opioides, anticonvulsivantes, antipsicóticos).
- Uso de CPAP (*continuous positive airway pressure*).
- Dispositivos orais durante à noite, se impossibilidade de CPAP (anteriorizam a mandíbula ou reposicionam a língua para melhorar obstrução de vias aéreas durante seu uso).
- Cirurgia para correção de obstrução de vias aéreas, em caso de falha com CPAP ou dispositivo oral. Em alguns casos, há uma obstrução evidente de vias aéreas cuja correção, evidentemente, pode melhorar o padrão respiratório. Nesse caso, a cirurgia pode ser antecipada.

> **Atenção!**
> - Pessoas que exercem atividades que requerem atenção, como dirigir máquinas ou automóveis, devem ser alertadas quanto ao risco de acidentes e essas atividades devem ser evitadas na vigência de sonolência.
> - O rastreio de SAOS em pessoas assintomáticas não está indicado por ausência de estudos comprovando seu benefício.

Fluxos assistenciais

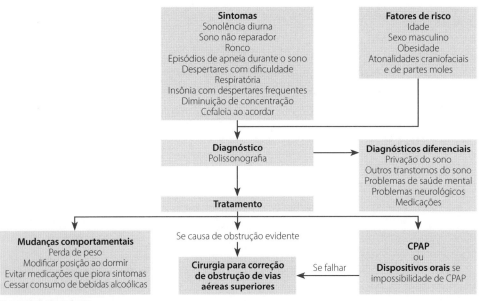

Fonte: Autoria própria.

Apneia Obstrutiva do Sono   35

SELO P4

- Não solicite rotineiramente estudos do sono (polissonografia) para rastreamento, ou mesmo, para investigar distúrbios do sono em pessoas com queixa de fadiga ou insônia.
- Evite a polissonografia em pacientes com insônia crônica, a menos que os sintomas sugiram um distúrbio do sono como causador de comorbidades.
- Não realize terapia de pressão positiva das vias aéreas em pacientes assintomáticos e com apneia do sono com peso estável.

Fontes: Choosing Wisely https://www.choosingwisely.org/, Too Much Medicine https://www.bmj.com/too-much-medicine

Bibliografia

- Bibbins-Domingo K, Grossman DC, Curry SJ, Davidson KW, Epling JW, Garcia FAR, et al. Screening for obstructive sleep apnea in adults us preventive services task force recommendation statement. Vol. 317, JAMA - Journal of the American Medical Association. American Medical Association; 2017. p. 407-14.
- Chervin RD. Approach to the patient with excessive daytime sleepiness - UpToDate [Internet]. UpToDate. 2019.
- Kline LR. Clinical presentation and diagnosis of obstructive sleep apnea in adults -UpToDate [Internet]. UpToDate. 2019.
- Kryger MH, Malhotra A. Management of obstructive sleep apnea in adults - UpToDate [Internet]. UpToDate. 2019.
- Telem D, Greenstein AJ, Wolfe B. Outcomes of bariatric surgery - UpToDate [Internet]. UpToDate. 2019.

9 | Asma

José Benedito Ramos Valladão Júnior
Natasha Paltrinieri Garcia

A asma é a mais comum das pneumopatias, afetando até cerca de 10% das pessoas no Brasil. Ela é uma condição obstrutiva das vias aéreas, associada à hiperresponsividade brônquica e inflamação crônica das vias aéreas, com sintomas que podem variar de intensidade e ocorrência ao longo do tempo. A exacerbação ou crise de asma é caracterizada pela piora progressiva e aguda de sintomas como falta de ar, tosse, sensação de chiado ou aperto no peito, ou seja, representa uma mudança no estado de saúde do paciente que requer mudança no tratamento.

Alguns fatores são sabidamente potenciais desencadeadores de crises de asma, devendo-se orientar os indivíduos a evitá-los, tanto quanto possível:

- Alérgenos ambientais (pó, poeira, pelos de animais, polens, ácaros e outros insetos), fumaça de tabaco e poluição, exposição ao frio, estresse, infecções virais, algumas medicações (betabloqueadores, iECA, AAS e outros AINEs) e baixa aderência à medicação de controle.

Diagnóstico

O diagnóstico, de maneira geral, é realizado clinicamente, a partir de sintomas e sinais característicos, quando não há suspeita de diagnósticos alternativos.

Apenas com a presença de mais de um, dos seguintes achados, já se obtém uma probabilidade de asma muito elevada:

- Sintomas principais: tosse, aperto no tórax, dispneia, sibilância.
- Piora por: IVAS, exercício, alérgenos, frio, uso de AAS ou betabloqueador, período do início da manhã ou à noite.
- Sintomas variáveis, desde crises recorrentes, até longos períodos intercríticos totalmente assintomáticos.
- Melhora ao uso de broncodilatadores.
- Histórico pessoal de atopia ou familiar de asma e/ou atopia.
- Eosinofilia inexplicada.

A realização de espirometria com teste de reversibilidade é recomendada quando o conjunto de dados clínicos não for suficiente para o diagnóstico, ocorrência de achados atípicos, se não houver resposta ao tratamento e para o acompanhamento clínico.

Tratamento

- **Cessação do tabagismo:** o paciente deve ser claramente orientado que o tabagismo é um dos principais desencadeadores das crises de asma, além de se oferecer suporte comportamental e medicamentoso.
- **Vacinação:** recomenda-se vacinação anual contra influenza e pneumococo.
- **Atividade física:** recomenda-se que os portadores de asma permaneçam ativos e realizem atividade física regularmente, tanto quanto o possível. Para os que tiverem crise desencadeada ao exercício recomenda-se o uso de β2-agonista inalatório de curta duração, 15 minutos antes.
- **Manter peso adequado:** os obesos têm sintomas dispneicos intensos devido a pior tolerância aos esforços.
- **Terapia medicamentosa:**
  - β2-agonista inalatório de curta duração: para uso conforme crises, se mantém como a primeira opção de terapia de resgaste em crianças.
  - Corticoide inalatório + formoterol: mais nova recomendação no tratamento da asma em adultos e adolescentes. Evidências atuais mostram que baixa dose dessa associação mostra melhores resultados no controle da asma, redução de exacerbações e hospitalizações em comparação ao uso isolado de β2-agonista de curta duração.
  - Corticoides inalatórios (CI): são as primeiras drogas de uso contínuo a serem adicionadas ao tratamento quando a asma não está controlada.
  - β2-agonista inalatório de longa duração: acrescentar se a asma persistir mal controlada mesmo com uso de corticoide inalatório.

Principais medicações no manejo da asma

- β2-agonista de curta duração:
  - Fenoterol: 100 a 200 mcg (inalador), 10 a 20 gotas (nebulizador)
  - Salbutamol: 200 a 400 mcg (inalador), 10 a 20 gotas (nebulizador) – preferencialmente, por gerar menos efeitos colaterais
- Corticoide inalatório + formoterol:
  - Beclometasona + formoterol: 6 mcg + 100 mcg, 1-2 inalações de 12/12 h
  - Budesonida + formoterol: 6 mcg + 100 mcg, 1-2 inalações de 12/12 h
- β2-agonista de longa duração:
  - Formoterol: 12 a 24 mcg (inalador)
  - Salmeterol: 25 a 50 mcg (inalador)
- β2-agonista de longa duração + corticoide inalatório:
  - Formoterol + budesonida: 4,5 + 160 / 9 + 320 mcg (inalador)
  - Salmeterol + fluticasona: 50 + 100 / 50 + 250 / 50 + 500 mcg (inalador)
- Antagonista de leucotrienos: se o corticoide inalatório não puder ser usado.
  - Montelucaste: 10 mg ao dia (via oral)
- Corticoides:
  - Beclometasona: 50 a 800 mcg (inalador)
  - Budesonida: 100, 200, 400 mcg (inalador)
  - Fluticasona: 50 a 500 mcg (inalador)
  - Prednisona: 20 a 60 mg (via oral)
  - Hidrocortisona: 200 a 500 mg (via endovenosa)
  - Metilprednisolona: 40 a 125 mg (via endovenosa)

Fonte: Autoria própria.

Fluxos assistenciais

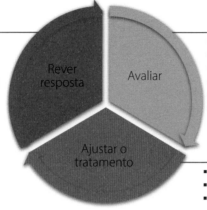

- Sintomas
- Exacerbações
- Efeitos colaterais
- Satisfação do paciente
- Função pulmonar

- Diagnóstico
- Controle de sintomas
- Controle de fatores de risco
- Técnica de uso do inalador
- Aderência medicamentosa
- Preferência e valores do paciente

- Terapia farmacológica
- Terapia não farmacológica
- Tratamento de fatores de risco modificáveis
- Educação em saúde e treinamento de habilidades

Fonte: Adaptada de GINA, 2021.

Terapia voltada a crianças até os 5 anos de idade

A classificação adotada para o tratamento clínico da asma nessa faixa etária é a classificação de controle segundo o GINA (Global INitiative for Asthma).

Nas últimas 4 semanas	Bem controlada	Parcialmente controlada	Não controlada
Sintomas diurnos ≥ 2 ×/semana	Nenhuma dessas situações	1 ou 2 dessas situações	3 ou 4 dessas situações
Despertar noturno			
Uso de β2-agonista de curta duração ≥ 2 ×/semana			
Limitação de atividade			

◄── Siga nessa direção se asma controlada | Siga nessa direção se asma **MAL** controlada ──►

Bem controlada	Parcialmente controlada	Não controlada
β2-agonista inalatório de curta duração para uso conforme crises	Acrescentar corticoide inalatório em dose baixa e aumentar gradualmente	Aumentar dose corticoide inalatório e encaminhar ao pneumologista se persistir mal controlada

Fonte: Adaptada de GINA, 2021.

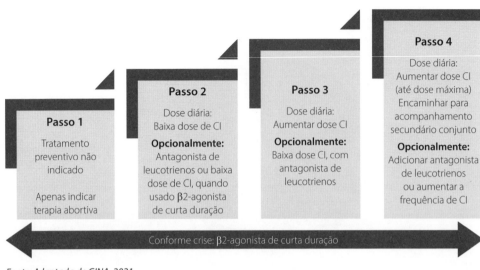

Fonte: Adaptada de GINA, 2021.

Terapia voltada a crianças de 6 a 11 anos de idade

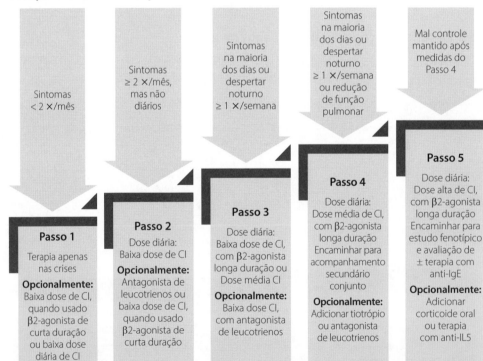

Fonte: Adaptada de GINA, 2021.

Terapia voltada a adultos e adolescentes

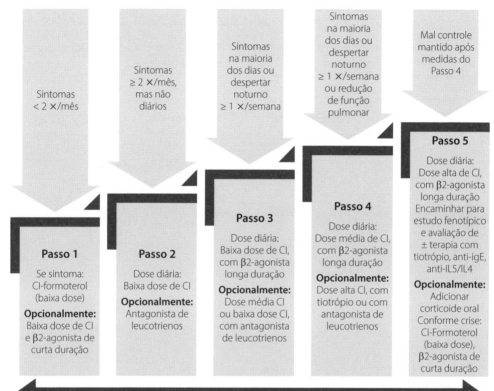

Fonte: Adaptada de GINA, 2021.

Acompanhamento:
Para favorecer o controle da asma é importante realização de acompanhamento regular de 2-3 meses para avaliação de resposta medicamentosa dos casos mal controlados e conforme controle espaçar para 6-12 meses. Durante o acompanhamento, é importante fornecer informações sobre a asma, ensinar uso de dispositivos e verificar uso correto e adesão, fornecer ao indivíduo, um plano de ação por escrito, para controle da asma, com orientações sobre retirada de fatores desencadeadores, sinais de alarme para procura de atendimento médico, forma e dose de uso de medicações.

Fonte: Adaptada de GINA, 2021.

SELO P4

- Não solicite radiografia de tórax em casos de asma não complicada ou bronquiolite.
- Não utilize antibióticos em crises de asma, a menos que existam sinais claros de infecção bacteriana superajuntada.

Fontes: Choosing Wisely https://www.choosingwisely.org/, Too Much Medicine https://www.bmj.com/too-much-medicine

Bibliografia

- GINA. Guide For Asthma Management and Prevention. Global Initiative for Asthma, 2021.
- Gusso G, Lopes JMC. Tratado de Medicina de Família e Comunidade: princípios, formação e prática. Porto Alegre: Artmed; 2018.
- National Asthma Education and Prevention Program. Expert panel report III: Guidelines for the diagnosis and management of asthma. National Heart, Lung, and Blood Institute, 2007.
- Pizzichini MMM, Carvalho-Pinto RMd, Cançado JED, et al. 2020. Brazilian Thoracic Association recommendations for the management of asthma. Jornal Brasileiro de Pneumologia 2020;46.
- Simon, Everitt, van Dorp. Manual de Clínica Geral de Oxford. 3º edição, 2013.
- Valladão Júnior JBR, Gusso G, Olmos RD. Manual do Médico-Residente | Medicina de Família e Comunidade. Atheneu, 2017.

10 | Cefaleia

José Benedito Ramos Valladão Júnior
Deoclecio Avigo

Cefaleia é uma das causas mais comuns de procura por atendimento na atenção primária à saúde e responde à segunda maior causa de anos vividos com incapacidade no mundo, conforme dados do Global Burden of Disease, de 2017.

A grande maioria dos casos (95%), decorre de causas que podem ser manejadas no serviço de APS:

- Cefaleia tensional ou enxaqueca.
- Doenças benignas subjacentes: sinusites, distúrbios da articulação temporomandibular (ATM) e infecções virais (gripe, dengue, COVID).

No contexto dos serviços de APS, menos que 5% das cefaleias necessitam de avaliação e acompanhamento em serviços de nível secundário ou terciário. Estima-se que somente 1% das cefaleias decorra de doenças graves.

Avaliação clínica

O diagnóstico é com base na história e no exame físico. Exames laboratoriais ou de imagem não são essenciais para o diagnóstico de enxaqueca e de cefaleia tensional. A anamnese deve ser detalhada quanto à descrição da dor (início, localização exata na cabeça, duração, intensidade, fatores de melhora e de piora, irradiação, periodicidade, medicamentos utilizados).

No exame físico é fundamental a realização de: avaliação do estado geral, aferição de pulso e pressão arterial (considerando que todo quadro álgico tende a elevar a pressão arterial), palpação de musculatura de cabeça e pescoço a procura de bandas de tensão e pontos gatilho que sugiram características tensionais, exame neurológico breve.

Na presença de sinais de alarme, para causas mais graves de cefaleia na APS, avaliar a necessidade de encaminhamento para pronto-socorro, com intuito de realização de exames complementares (laboratoriais, neuroimagem) com caráter de urgência.

Sinais de alarme na avaliação da queixa de cefaleia

- Primeira cefaleia em indivíduo com mais de 50 anos.
- Cefaleia de início súbito de forte intensidade.

CAPÍTULO 10

- Alteração importante do padrão de dor (aumento de frequência ou intensidade).
- Portadores de HIV ou câncer.
- Sintomas sistêmicos (febre, emagrecimento).
- Trauma cranioencefálico recente.
- Alteração neurológica.

Cefaleia tensional

- Bilateral na maioria dos casos.
- Duração das crises entre 30 minutos a 7 dias.
- Intensidade leve a moderada.
- Geralmente pequena limitação das atividades diárias.
- Dificilmente acarreta incapacidade.
- Fator precipitante preponderante é o estresse e a sobrecarga psíquica.

Enxaqueca

- Unilateral na maioria dos casos, porém, em até um terço é referida como bilateral ou global.
- Sintomas associados a cefaleia: náusea, vômito, fotofobia, fonofobia, osmofobia, aura (sintomas visuais, déficits transitórios de fala ou motores em face ou membros com duração de cerca de 5-60 minutos).
- Duração menor das crises: entre 4 e 72 horas.
- Intensidade moderada a grave.
- Ocasiona limitação das atividades rotineiras diárias.
- Comumente acarreta incapacidade.
- Vários fatores precipitantes estão associados, além do estresse psíquico: alterações no hábito de sono, alimentos (cafeína, chocolates, queijos, cítricos), álcool, tabaco, menstruação. Além disso, cerca de dois terços dos casos possuem presença de histórico familiar de enxaqueca.

> **Importante!**
> A existência de incapacidade é a característica de maior distinção entre os dois tipos de cefaleia, pois é extremamente comum na enxaqueca.

Tratamento da cefaleia tensional

Devem ser instituídas medidas não farmacológicas, por meio de agulhamento, para desativação de pontos gatilhos, calor local, alongamento, atividade física regular, massagem, fisioterapia, acupuntura, medidas para controle do estresse e ansiedade (psicoterapia, higiene do sono, relaxamento, ioga, meditação).

Como arsenal medicamentoso a ser utilizado, destacam-se: analgésicos comuns e anti-inflamatórios não hormonais, responsáveis pela resolução do quadro álgico, na maior parte dos casos. Em casos graves ou refratários, podem ser considerados relaxantes musculares e infiltração de anestésico em pontos gatilhos.

Nas situações de cefaleia tensional, que gera incapacidade funcional ou cefaleia tensional crônica (com frequência ≥ 15 dias/mês), sugere-se o uso de terapia medicamentosa profilática, sendo a amitriptilina a medicação de escolha. Deve ser introduzida em dose baixa (12,5-25 mg à noite) e ser aumentada de maneira gradual até se atingir sucesso terapêutico. Recomenda-se manutenção por 4 a 6 meses após obtenção da dose ideal de controle e, depois, realizar retirada gradual.

Alternativamente, podem ser utilizados: outros tricíclicos (nortriptilina, imipramina, clomipramina) ou anticonvulsivantes (como topiramato e gabapentina).

Não se recomenda o uso de inibidores seletivos da receptação de serotonina (ISRS) ou inibidores da receptação de serotonina e noradrenalina (IRSN) para tal finalidade, por não terem se mostrado mais efetivos do que o placebo, até o momento.

Cefaleia tensional: tratamento profilático de primeira linha
Amitriptilina: 12,5 mg a noite. Aumentar em incrementos de 12,5 mg/dia a cada semana, máximo de 100 mg/dia. Alternativamente: outros tricíclicos.
Cefaleia tensional: tratamento profilático de segunda linha
Venlafaxina: 75 mg/dia por via oral (liberação imediata) inicialmente, administrados em 2-3 doses fracionadas, aumentar de acordo com a resposta, máximo de 150 mg/dia.
Mirtazapina: 15 mg por via oral uma vez ao dia inicialmente, aumentar de acordo com a resposta, máximo de 30 mg/dia.

Fonte: Autoria própria.

Tratamento da enxaqueca

Devem ser instituídas medidas não farmacológicas, por meio de medidas para controle do estresse e ansiedade (psicoterapia, higiene do sono, relaxamento, ioga, meditação) e orientações para se evitar agentes precipitantes (alimentares, jejum prolongado, álcool, tabagismo, exposição à cheiros fortes, ruídos ou luz excessiva).

Como arsenal medicamentoso a ser utilizado, destacam-se: analgésicos comuns e anti-inflamatórios não hormonais. Os triptanos ou derivados do ergot podem ser associados em casos de dor intensa ou refratária.

Deve-se orientar o uso da medicação, o mais precocemente possível, frente a crise de enxaqueca e dar preferência para o uso de medicação única em alta dose ao invés de várias medicações em baixa ou média dose, pois o sucesso na resolução mais rápida da crise está relacionado com tais recomendações.

As crises de enxaqueca que se apresentam no serviço de saúde deverão receber, adicionalmente, dose única de dexametasona endovenosa devido a mostrar benefício em reduzir a recorrência da crise de enxaqueca (importante: não há evidência de tal benefício com o uso de corticoide oral).

Na existência de náusea e vômitos, também deve ser preferida a terapia analgésica e antiemética por via não oral (metoclopramida e clorpromazina por via endovenosa mostram benefícios no controle emético e álgico da enxaqueca).

Os opioides devem ser usados apenas como último recurso no manejo da dor, pois acarretam maiores efeitos colaterais e risco de dependência, além de estarem associados com maior número de retornos precoces ao serviço de saúde e maior risco de ocasionar uma enxaqueca crônica ou uma cefaleia por uso excessivo de medicação.

Nas situações de enxaqueca, que acarreta incapacidade importante ou de enxaqueca crônica (com frequência ≥ 15 dias/mês), sugere-se o uso de terapia medicamentosa profilática. As possibilidades de tratamento profilático da enxaqueca são: β-bloqueadores, antidepressivos (amitriptilina, venlafaxina), anticonvulsivantes (topiramato, valproato), bloqueadores de canal de cálcio (verapamil, flunarizina).

Enxaqueca: tratamento profilático de primeira linha
Topiramato: 25-200 mg/dia, por via oral, administrados em 2 doses fracionadas Amitriptilina: 12,5-150 mg/dia, por via oral Nortriptilina: 10-125 mg/dia, por via oral Propranolol: 80-240 mg/dia, por via oral (liberação imediata), administrados em 2-4 ×/dia
Enxaqueca: tratamento profilático de segunda linha
Atenolol: 50-150 mg/dia, por via oral Divalproato de sódio: 250-500 mg, por via oral (liberação retardada), 2 ×/dia Flunarizina 5-10 mg/dia em tomada única
Enxaqueca: tratamento profilático casos específicos
Com depressão coexistente: • Venlafaxina: 37.5 a 75 mg, por via oral, 1 ×/dia, inicialmente, aumentar de acordo com a resposta, máximo de 150 mg/dia. • Duloxetina: 30-60 mg, por via oral, 1 ×/dia
Com auras frequentes ou problemáticas: • Verapamil: 80 mg, por via oral (liberação imediata), 3 ×/dia
Se sintomas associados ao ciclo menstrual: Naratriptana 1 mg, por via oral, 2 ×/dia, durante 5 dias; começar 2 dias antes do início da menstruação.

Fonte: Autoria própria.

Tempo de profilaxia

Deve ser mantida por pelo menos 6 meses. Após esse período, retirar lentamente o medicamento profilático e observar a reação do indivíduo. Se recidiva da dor, é importante reintroduzir o medicamento e mantê-lo por um período maior (2 anos). Algumas pessoas necessitam do medicamento pelo resto da vida.

Fluxos assistenciais

Cefaleia

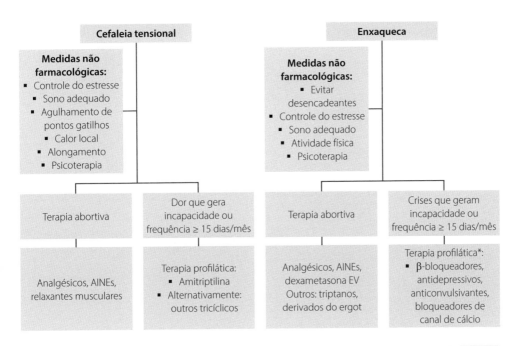

* A escolha da medicação profilática na enxaqueca deve ser individualizada e levar em consideração: perfil dos efeitos colaterais da medicação, conjuntamente a características, comorbidades e preferências do paciente.

Fonte: Autoria própria.

SELO P4

- Não solicite eletroencefalograma na avaliação de cefaleia.
- Não solicite exame de imagem na avaliação de cefaleia não complicada.
- Não utilize opioide no tratamento de enxaqueca, exceto como último recurso.

Fontes: Choosing Wisely https://www.choosingwisely.org/, Too Much Medicine https://www.bmj.com/too-much-medicine

Bibliografia

- Banzi R, Cusi C, Randazzo C, Sterzi R, Tedesco D, Moja L. Selective serotonin reuptake inhibitors (SSRIs) and serotonin-norepinephrine reuptake inhibitors (SNRIs) for the prevention of tension-type headache in adults. Cochrane Database Syst Rev. 2015.
- GBD 2017 Disease and Injury Incidence and Prevalence Collaborators. Global, regional, and national incidence, prevalence, and years lived with disability for 354 diseases and injuries for 195 countries and territories, 1990-2017: a systematic analysis for the Global Burden of Disease Study 2017. Lancet 2018; 392: 1789-858.
- Lenaerts ME. Pharmacoprophylaxis of tension-type headache. Curr Pain Headache Rep. 2005;9(6):442.
- Pinto MEB, Wagner HL, Klafke A, Ramos A, Stein AT, Castro Filho ED, et al. Cefaleias em adultos na atenção primária à saúde: diagnóstico e tratamento. São Paulo: AMB; 2009.
- Pringsheim T, Davenport WJ, Becker WJ. Prophylaxis of migraine headache. CMAJ. 2010;182(7):E269.
- Singh A, Alter HJ, Zaia B. Does the addition of dexamethasone to standard therapy for acute migraine headache decrease the incidence of recurrent headache for patients treated in the emergency department? A meta-analysis and systematic review of the literature. Acad Emerg Med. 2008;15(12):1223.
- Valladão Júnior JBR, Gusso G, Olmos RD. Manual do Médico-Residente | Medicina de Família e Comunidade. Atheneu, 2017.

11 | Colelitíase

Deoclecio Avigo
José Benedito Ramos Valladão Júnior

Cerca de 10%-20% das pessoas sofrem de cálculo biliar. Felizmente, a maioria é assintomática (até 80%). Quando presente, o principal sintoma é a cólica biliar. Entretanto, o diagnóstico muitas vezes é feito de maneira incidental, por meio de uma ultrassonografia de abdômen, solicitada como exame de rotina ou para investigação de outra condição. A melhor conduta a ser adotada pelo médico de família vai depender do contexto desse diagnóstico, ou seja, se o indivíduo é assintomático, com dor eventual ou um quadro agudo.

Fatores de risco

Sexo feminino, obesidade, colelitíase na família, idade avançada, medicamentos (estrogênio, clofibrato, ceftriaxona), doença do íleo terminal, gravidez, diabetes, perda rápida de peso.

Diagnóstico

O quadro típico envolve dor no epigástrio ou no quadrante superior direito do abdômen, que dure ao menos 20 minutos, em indivíduo com os fatores de risco supracitados. Dor em queimação, azia, flatulência e distensão abdominal podem ocorrer, portanto, não excluem a possibilidade de ser colelitíase. O sinal de Murphy é sugestivo de colecistite aguda (dor piora subitamente à compressão do ponto cístico, gerando parada da inspiração).

Para casos sintomáticos, em que se suspeite de colelitíase, a ultrassonografia é o principal exame diagnóstico a ser usado no contexto da atenção primária à saúde.

Tratamento

A colecistectomia profilática, em indivíduos assintomáticos, pode ser considerada nas seguintes situações: complicação prévia (colangite, pancreatite), risco de malignidade (pólipo ≥ 1 cm ou cálculo ≥ 3 cm ou vesícula em porcelana), presença de coledocolitíase, múltiplos microcálculos (≤ 0,3 cm), paciente portador de anemia falciforme, esferocitose ou talassemia.

A colecistectomia é recomendada para a maioria dos pacientes com cálculos biliares sintomáticos. No entanto, o tratamento expectante também é uma alternativa válida. Após o desenvolvimento da cólica biliar, aproximadamente 50% dos pacientes continuarão a sofrer de dor recorrente. Estudos têm mostrado que menos da metade dos pacientes com cálculos biliares sintomáticos em que se realiza observação vigilante necessitarão de colecistectomia. Além disso, o tratamento expectante não operatório apresenta um baixo risco de complicações. Médicos e pacientes devem considerar que a observação vigilante é uma opção segura. Complicações ocorrem em cerca de 0,1%-0,3%/ano e envolvem cólica biliar, colecistite, coledocolitíase, colangite, pancreatite por cálculos biliares, câncer. Por outro lado, as pessoas submetidas a cirurgia tiveram uma maior probabilidade de morte, em comparação com pessoas não operadas. Uma explicação clara é que a cirurgia, por si só, comporta um risco intrínseco de mortalidade, especialmente devido a comorbidades preexistentes.

A terapia com ácido ursodesoxicólico (AUDC) tem valor limitado para dissolução de cálculos biliares estabelecidos, mas diminui a progressão do processo de formação de litíase. Pode ser útil em casos de rápida perda ponderal como pós-cirurgia bariátrica (30% dos pacientes evoluem com colelitíase) ou na presença de cálculos pequenos, sem clara indicação cirúrgica, mas sintomáticos.

Quando se trata de pólipo biliar, indica-se colecistectomia apenas nas seguintes situações: pólipos sintomáticos; maiores de 10 mm; crescimento do pólipo; pólipo séssil ou base de inserção larga; pólipo com longo pedículo; idade do doente superior a 50 anos; coexistência de litíase vesicular; pólipos localizados no infundíbulo da vesícula ou alterações ecográficas na parede vesicular.

Sinais de alarme

Os seguintes sinais de alarme para colecistite aguda devem alertar o médico ao encaminhamento para serviço de pronto-socorro hospitalar:
- Dor aguda intensa que não melhora com analgesia adequada.
- Cólica biliar + febre (colangite) ou icterícia (coledocolitíase).

Fluxos assistenciais

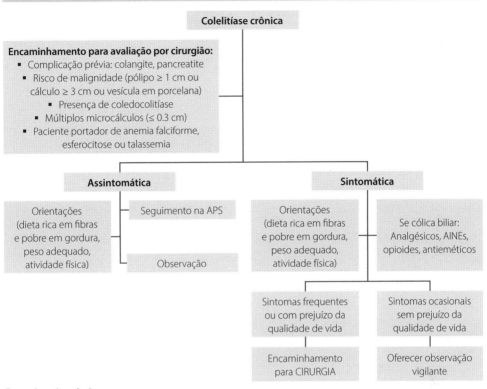

Fonte: Autoria própria.

SELO P4

- Evite indicar colecistectomia de rotina em pacientes com colelitíase assintomática.
- Não se deve realizar ultrassom de abdômen como exame de rotina em pacientes assintomáticos.
- Não aplique exames de imagem, exceto ultrassom, na avaliação inicial do paciente com suspeita de colelitíase.

Fontes: Choosing Wisely https://www.choosingwisely.org/, Too Much Medicine https://www.bmj.com/too-much-medicine

Bibliografia

- Attili AF, Carulli N, Roda E, et al. Epidemiology of gallstone disease in Italy: prevalence data of the Multicenter Italian Study on Cholelithiasis (M.I.COL.). Am J Epidemiol. 1995 Jan 15;141(2):158-65. doi: 10.1093/oxfordjournals.aje.a117403. PMID: 7817971.
- Brazzelli M, Cruickshank M, Kilonzo M, et al. Clinical effectiveness and cost-effectiveness of cholecystectomy compared with observation/conservative management for preventing recurrent symptoms and complications in adults presenting with uncomplicated symptomatic gallstones or cholecystitis: a systematic review and economic evaluation. Health Technol Assess. 2014 Aug;18(55):1-101, v-vi. doi: 10.3310/hta18550. PMID: 25164349; PMCID: PMC4781329.
- Festi D, Reggiani ML, Attili AF, et al. Natural history of gallstone disease: Expectant management or active treatment? Results from a population-based cohort study. J Gastroenterol Hepatol. 2010 Apr;25(4):719-24. doi: 10.1111/j.1440-1746.2009.06146.x. PMID: 20492328.

- Friedman GD, Raviola CA, Fireman B. Prognosis of gallstones with mild or no symptoms: 25 years of follow-up in a health maintenance organization. J Clin Epidemiol. 1989;42(2):127-36. doi: 10.1016/0895-4356(89)90086-3. PMID: 2918322.
- Friedman GD. Natural history of asymptomatic and symptomatic gallstones. Am J Surg. 1993 Apr;165(4):399-404. doi: 10.1016/s0002-9610(05)80930-4. PMID: 8480871.
- Vetrhus M, Søreide O, Solhaug JH, Nesvik I, Søndenaa K. Symptomatic, non-complicated gallbladder stone disease. Operation or observation? A randomized clinical study. Scand J Gastroenterol. 2002 Jul;37(7):834-9. PMID: 12190099.
- Williams CI, Shaffer EA. Gallstone disease: current therapeutic practice. Curr Treat Options Gastroenterol. 2008 Apr;11(2):71-7.

12 | Constipação

Raquel Lizi Miguel
José Benedito Ramos Valladão Júnior

Trata-se de queixa comum na população e de maior acometimento em mulheres e idosos. Entretanto, a maioria dos indivíduos, na verdade, apresenta dificuldade transitória para evacuar. Intervalos normais de evacuação podem variar em até 3 dias. Por isso, para se caracterizar, de fato, um quadro de constipação, é necessário presença de 2 ou mais dos seguintes sintomas por pelo menos 3 meses:

- Esforço para evacuar ≥ 25% das vezes.
- Sensação de esvaziamento incompleto ≥ 25% das vezes.
- ≤ 2 evacuações por semana.
- Sensação de obstrução ou bloqueio anorretal ≥ 25% das vezes.
- Fezes endurecidas/grumosas ≥ 25% das vezes.
- Necessidade de auxílio manual para evacuação ≥ 25% das vezes.

Avaliação clínica

Preenchidos os critérios para um quadro de constipação, é importante que a anamnese e exame clínico (geral, abdominal e, se indicado, anorretal) procurem avaliar sua causa. Majoritariamente, os casos de constipação terão como fator causal os hábitos de vida inadequados: baixa hidratação, alimentação com poucas fibras e alto consumo de gordura, sedentarismo. Porém, cumpre ao médico da atenção primária reconhecer os casos em que existam outras causas subjacentes (Quadro 12.1) e a presença de sinais de alarme (Quadro 12.2).

Quadro 12.1	
Possíveis causas de constipação	
Metabólicas	Diabetes
	Hipercalcemia
	Hipocalemia
	Hipotireoidismo
	Uremia

Continua...

Continuação

Quadro 12.1	
Possíveis causas de constipação	
Alterações anorretais	Abscessos Fecaloma Fissuras Hemorroidas Prolapsos
Doenças gastrintestinais	Doença diverticular Doenças inflamatórias intestinais Megacólon Neoplasias Volvo
Neuropatias	
Condições ginecológicas	Endometriose Gestação Neoplasias
Condições psicogênicas	
Medicamentos	Antagonistas de cálcio Antiácidos de alumínio ou cálcio Anticonvulsivantes Antidepressivos tricíclicos Anti-histamínicos Antipsicóticos Opioides Suplementos de ferro ou cálcio

Fonte: Autoria própria.

Quadro 12.2
Constipação – sinais de alarme na atenção primária
Anemia
Melena ou hematoquezia
Hematêmese
Emagrecimento sem outros motivos

Fonte: Autoria própria.

Exames complementares

Em contexto de APS, a abordagem inicial de indivíduos com constipação isolada (sem outros sintomas ou sinais), não deve envolver qualquer exame complementar (laboratorial ou de imagem), mesmo em pacientes com idade acima de 50 anos.

Assim, a abordagem inicial, em uma primeira avaliação desses pacientes, deve primar por medidas habituais de manejo clínico da constipação e *watchful waiting* como medida de prevenção quaternária.

Na existência de sintomas/sinais que indiquem ou se suspeite de condições específicas, deve-se avaliar a solicitação de exames investigativos direcionados (Quadro 12.3).

Quadro 12.3	
Investigação de constipação direcionada a causas	
Doenças metabólicas	Hemograma, glicemia, creatinina, cálcio sérico e hormônios tireoidianos
Alterações anorretais	Exame anorretal (anuscopia, toque retal)
Doenças gastrintestinais	Pesquisa de sangue oculto, endoscopia, colonoscopia
Condições ginecológicas	β-HCG sérico, ultrassonografia transvaginal

Fonte: Autoria própria.

Importante!
Sempre que exista qualquer um dos sinais de alarme associado à constipação (anemia, sangramento do trato gastrintestinal ou emagrecimento sem outros motivos), é mandatória a investigação com hemograma, exame anorretal, endoscopia e colonoscopia.

Tratamento

Em geral, a constipação responde à dieta laxativa, mas, quando necessário, pode-se associar agentes laxativos.

- Dieta laxativa: rica em fibra (frutas, legumes, verduras, sucos e cereais) e com boa ingesta de água (pelo menos 2 litros por dia). Ameixas secas são consideradas 1º linha no tratamento.
- Atividade física: manter-se ativo favorece o trânsito intestinal ao estimular o peristaltismo.
- Medicamentos laxativos:
  - **Agentes osmóticos:** polietilenoglicol (1 a 2 sachês/dia), sorbitol (30 g/dia ou via retal), lactulose (15 a 30 mL/dia), glicerina (via retal), citrato de magnésio, sulfato de magnésio, hidróxido de magnésio. Polietilenoglicol, em geral, é o mais eficaz e com menos efeitos colaterais. Ter cuidado ao administrar em nefropatas e cardiopatas, devido ao risco de gerar desbalanço hidreletrolítico. Laxativos a base de magnésio devem ser evitados a longo prazo, devido ao seu potencial de toxicidade.
  - **Formadores de bolo fecal:** metilcelulose (1 colher 3 ×/dia), psyllium (1 colher 3 ×/dia). Devem ser sempre utilizados com recomendação de aumento da ingesta hídrica! Contraindicação: acamados e pacientes com restrição a ingesta hídrica.
  - **Estimulantes laxativos:** bisacodil (10 a 20 mg/dia ou via retal), senna (1 a 2 comprimidos/dia), picossulfato de sódio (10 a 20 gotas ao dia), tamarine (fitoterápico).
  - **Surfactantes/emolientes:** docusato de sódio (1 a 2 comprimidos/dia), docusato de cálcio (240 mg/dia), óleo mineral (contraindicado em crianças, acamados e pacientes com disfagia devido risco de pneumonia lipoídica por broncoaspiração).

Importante!
Constipação grave e refratariedade aos tratamentos orais:
- Supositórios: glicerina, bisacodil.
- Enemas: soro fisiológico morno, glicerina, fosfato de sódio.
- Desimpactação: manual, com auxílio de instrumental.

Fluxos assistenciais

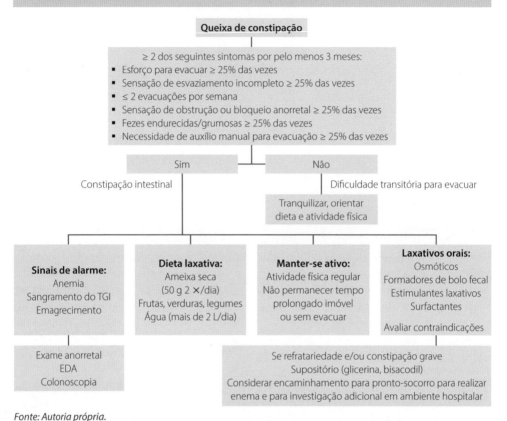

Fonte: Autoria própria.

SELO P4

- Não realize colonoscopia, de maneira rotineira, frente a queixa de constipação.
- Não utilize agentes laxativos indiscriminadamente.

Fontes: Choosing Wisely https://www.choosingwisely.org/, Too Much Medicine https://www.bmj.com/too-much-medicine

Bibliografia

- Anne M, Meghan R, Anthony W. Management of Constipation in Older Adults Am Fam Physician. 2015 Sep 15;92(6):500-504.
- Hamilton W, Round A, Sharp D, Peters TJ. Clinical features of colorectal cancer before diagnosis: a population-based case-control study. Br J Cancer. 2005 Aug 22;93(4):399-405.
- Lee-Robichaud H, Thomas K, Morgan J, Nelson R L. Lactulose versus Polyethylene Glycol for Chronic Constipation. Cochrane Database of Systematic Reviews. In: The Cochrane Library, Issue 9, Art. No. CD007570.
- Valladão Júnior JBR, Gusso G, Olmos RD. Manual do Médico-Residente | Medicina de Família e Comunidade. Atheneu, 2017.
- Walch R, Cardoso LF, Valladão Júnior JBR, Medicina de família e comunidade: fundamentos e prática. 1. ed. - Rio de Janeiro: Atheneu, 2019.

13 | Síndromes Demenciais

Henrique Teruo Arai
José Benedito Ramos Valladão Júnior

Definição e tipos

Demência é uma síndrome caracterizada por declínio de, no mínimo, dois domínios cognitivos como: aprendizado e memória, linguagem, habilidades visuoespaciais (reconhecimento ou gnosia, praxia), funções executivas (alteração de raciocínio, julgamentos, soluções de problemas), alterações de personalidade e comportamento, o que leva a prejuízos em atividades básicas e instrumentais de vida diária e, portanto, na independência.

A maioria das causas são neurodegenerativas ou vasculares, sendo que grande parte se deve a doença de Alzheimer (DA), demência vascular ou demência mista. Há, também, outras formas degenerativas, relativamente frequentes, como demência por corpúsculo de Lewy (DCL).

Tabela 13.1		
Características das síndromes demenciais mais comuns		
Doença de Alzheimer	*Demência por corpúsculos de Lewy*	*Demência vascular*
Sintomas iniciais relacionados a memória, disfunções executivas e visuoespaciais, déficits de linguagem e comportamento são mais tardios.	Sintomas iniciais relacionados a atenção, funções executivas e visuoespaciais. Pode haver alucinações visuais detalhadas, distúrbios de sono, parkinsonismo, flutuações cognitivas, e sensibilidade a antipsicóticos.	Declínio cognitivo relacionado a evento cerebrovascular e doenças ateroscleróticas, pode haver déficits focais.

Fonte: Autoria própria.

Prevalência

Estima-se prevalência de, aproximadamente, 1% na idade de 60 anos, que dobra a cada 5 anos, atingindo de 30% a 50% por volta dos 85 anos.

Rastreamento

Algumas instituições, como US Preventive Services Task Force (USPSTF), American Academy of Neurology (AAN) e Canadian Task Force on Preventive Health Care concordam que **não** há evidências suficientes que suportem o rastreamento cognitivo em idosos assintomáticos.

Investigação, avaliação e diagnóstico

Paciente, familiares ou cuidadores podem ser importantes fontes de informações. A investigação pode ser iniciada com a comparação da capacidade cognitiva e funcional ao longo do tempo. É importante avaliar domínios cognitivos por meio de anamnese e testes cognitivos, além da funcionalidade do indivíduo (vestir-se, tomar banho, alimentar-se, locomover-se, cozinhar, cuidar da casa, tomar remédios, cuidar das finanças etc.). Deve-se avaliar o uso de medicações, principalmente, aqueles que tenham ação central (antidepressivos, antipsicóticos, anti-histamínicos, antimuscarínicos), abuso de álcool, antecedentes pessoais associado a eventos cardiovasculares (diabetes, hipertensão, AVC e IAM prévios, arritmias, tabagismo), com finalidade de pesquisar possíveis etiologias para o quadro clínico.

Tabela 13.2	
Diagnósticos diferenciais de demências	
Causas comuns	Comprometimento cognitivo leve, *delirium*, depressão, doença de Alzheimer (60%-80% dos casos), demência vascular (15%-20%), demência de corpos de Lewy (15%).
Causas incomuns	Demência frontotemporal, hiperparatireoidismo primário, tireoidopatias, deficiência de vitamina B12, demência relacionado ao uso de álcool, intoxicação por drogas, HIV, TCE (hematoma subdural), neurossífilis, hidrocefalia de pressão normal, doença de Creutzfeldt-Jakob.

Fonte: Autoria própria.

Os testes cognitivos mais utilizados e recomendados são: miniexame do estado mental (MEEM), avaliação cognitiva de Montreal (MoCA).

Também, destacam-se, os seguintes testes breves, que podem ser mais facilmente aplicáveis e que possuem desempenhos similares para o diagnóstico de demência: escore de teste mental abreviado (AMTS), *Addenbrooke's Cognitive Examination-Revised* (ACE-R), Mini-Cog.

Além disso, podem ser aplicados testes de função executiva: desenho do relógio, fluência verbal ou de desenhos, teste de trilhas parte B.

Não há evidência de superioridade diagnóstica de qualquer teste cognitivo frente aos demais, não existindo predileção para o uso de um deles especificamente.

Não se recomenda o uso de um único teste isolado para se confirmar ou descartar um quadro demencial.

Importante!!
Sugere-se a realização de pelo menos dois testes e em momentos diferentes para se estabelecer a presença de déficit cognitivo.

Na dificuldade de aplicabilidade de testes, devido baixa escolaridade ou limitação do paciente, procure realizar testes direcionados aos informantes como o *Informant Questionnaire on Cognitive Decline in the Elderly* (IQCODE) e o questionário breve de oito questões aos informantes (AD8).

Durante o exame físico é importante avaliar o sistema neurológico (nervos cranianos, exame motor, sensitivo, reflexos, coordenação e marcha) e sistema cardiovascular (palpação de pulsos, ausculta cardíaca), com objetivo de procurar possíveis etiologias.

Uma pequena parcela das síndromes demenciais (cerca de 9% dos casos) tem etiologias reversíveis, sendo importante realizar investigações com exames laboratoriais e de imagem.

Tabela 13.3
Exames iniciais frente a suspeita de demência
Hemograma
Ureia e eletrólitos (incluindo cálcio)
Urina tipo 1
TSH
Glicose
Função hepática e renal
Vitamina B12 e folato
Sorologia HIV e sífilis
Tomografia ou ressonância magnética de crânio

Fonte: Autoria própria.

Classificação

A classificação da gravidade da demência é útil para acompanhamento da progressão e definição sobre a utilização de algum fármaco com potencial de diminuir a velocidade de progressão da deterioração mental.

Tabela 13.4 Classificação de gravidade da demência		
	MEEM	*MoCA*
Leve	19-26	12-16
Moderada	10-18	4-11
Grave	< 10	< 4

Fonte: Adaptada de Nasreddine (2005), Folstein (1975).

Sugere-se que sempre se utilize o mesmo teste cognitivo para avaliação da evolução da deterioração mental, pois assim é possível, com uma única referência, saber o grau de velocidade, progressão ou retardo da piora cognitiva.

Tratamento

Por se tratar de doença com prognóstico reservado, é importante estabelecer vínculo com paciente e familiares, visando criar redes de apoio para paciente e cuidadores. Idealmente, o seguimento deve envolver trabalho multiprofissional, como psicólogos, fisioterapeutas, terapeutas ocupacionais, enfermeiros, fonoaudiólogos e assistentes sociais, quando necessário. A relação deve se franca com os envolvidos, estimulando ao máximo

CAPÍTULO 13

a participação do paciente no plano terapêutico. Portanto, é interessante a discussão precoce sobre questões de prognóstico, intervenções médicas e seus limites, papel da família nos cuidados, finitude, religiosidade, questões financeiras, resolução de conflitos etc.

Tratamento não farmacológico

Envolve medidas de promoção de saúde e estilo de vida como estimulo a atividade física, diminuição de fatores de risco cardiovasculares (p. ex.: cessar tabagismo), cultivar bom ambiente social e familiar, avaliar ambiente, quanto a risco de quedas, estimular funcionamento independente, o máximo possível, manter rotina estável, realizar higiene do sono quando necessário, utilizar calendários/relógios para orientação do tempo.

Muitos pacientes desenvolverão sintomas neuropsiquiátricos como ansiedade, depressão, agitação e agressividade, alucinações, delírios e insônia. Para o manejo desses sintomas devem ser investigados e tratados possíveis gatilhos como constipação, dor, isolamento, tédio, estressores ambientais, conflitos familiares, *delirium*.

Tratamento farmacológico

O tratamento farmacológico tem como objetivo desacelerar a progressão da doença, preservar habilidades funcionais e reduzir distúrbios comportamentais.

A maioria mantém estabilização dos sintomas por 1 a 2 anos e uma minoria terá melhora considerável de memória. São utilizadas duas principais classes de medicações: anticolinesterásicos e antagonistas do receptor NMDA (indicados apenas nos casos moderados a graves). Inexiste evidência de superioridade dentre os diferentes anticolinesterásicos e esses devem ser iniciados com a menor dose possível e ajustados gradualmente, devido aos possíveis efeitos adversos, principalmente gastrintestinais. É importante atentar-se a presença de polifarmácia, se considerada a introdução de novos medicamentos. Essas drogas não estão indicadas em demências vasculares, sendo importante, nesses casos, o controle dos fatores de risco cardiovasculares.

As medicações específicas para demência devem ser avaliadas a cada 3 a 4 meses e pode ser considerada sua suspensão se não houver melhora significativa de domínios cognitivos ou se houver efeitos colaterais importantes.

Tabela 13.5 Medicações específicas para demência				
	Donepezila	*Galantamina*	*Rivastigmina*	*Memantina*
Posologia	Dose inicial: 5 mg/dia. Se necessário, aumentar após 1 mês para 10 mg/dia	Dose inicial: 8 mg/dia. Aumentos de dose devem ser feitos com intervalos de 4 semanas. Dose de manutenção: 16-24 mg/dia	Iniciar com 1,5 mg, 2 vezes ao dia. Aumento de doses das tomadas pode ser de 1,5 mg em intervalos de pelo menos 2 semanas. Dose máxima: 6 mg, 2 vezes ao dia	Iniciar com 5 mg (meio comprimido) ao dia. Aumentar de 5 em 5 mg, em intervalos de 1 semana, até máximo de 20 mg/dia (1 comprimido, 2 vezes ao dia)

Continua...

Continuação

	Donepezila	Galantamina	Rivastigmina	Memantina
Tabela 13.5 **Medicações específicas para demência**				
Formulações disponíveis	Comprimidos de 5 ou 10 mg	Cápsulas de liberação prolongada: 8-16-24 mg	Cápsulas: 1,5-3,0-4,5-6,0 mg Solução 2 mg/mL	Comprimido de 10 mg (pode ser partido)
Efeitos colaterais	Náusea, diarreia, dor de cabeça, dor, insonia, tontura, câimbras musculares, vômitos, fadiga, anorexia, equimose, perda de peso, depressão, sonhos anormais, síncope, artrite, sonolência, alteração da frequência urinária	Náusea, vômitos, tontura, diarreia, anorexia, dor de cabeça, perda de peso, dor abdominal, depressão, fadiga, astenia	Náusea, vômitos, diarreia, anorexia, dor abdominal, dispepsia, tontura, fadiga, perda de peso, diaforese, dor de cabeça, tremor, sonolência, astenia, insônia, confusão, depressão, ansiedade, rinite, sialorreia	Tontura, dor de cabeça, confusão, constipação, diarreia, tosse, ansiedade, sonolência, dor, dor nas costas, depressão, ganho de peso, vômitos, alucinações, dispneia, fadiga, incontinência urinaria, dor abdominal, agressão

Fonte: Autoria própria.

Além disso, quando há falha do tratamento não farmacológico dos sintomas neuropsiquiátricos, estão disponíveis medicações como inibidores seletivos da recaptação de serotonina (ISRS), trazodona, antipsicóticos, anticonvulsivantes e benzodiazepínicos, que devem ser usados com precaução devido a efeitos limitados em estudos e efeitos colaterais. Os ISRS apresentam, em geral, eficácia ao tratamento da depressão, mas, pouca ação em outros sintomas. Os antipsicóticos estão relacionados a maior mortalidade e mais eventos cerebrovasculares, bem como sintomas extrapiramidais e efeitos metabólicos.

Acompanhamento

O acompanhamento dos pacientes com demência deve ser individualizado conforme a gravidade do quadro, necessidade de visitas domiciliares e suporte aos familiares e cuidadores.

Nos pacientes com demência leve, o acompanhamento pode ser realizado ambulatorialmente, com o monitoramento semestral da função cognitiva e global.

Nos pacientes com comprometimento mais avançado, o cuidado pela equipe de saúde da família pode ser estruturado mensalmente, até semanalmente, a depender da presença de sintomas neuropsiquiátricos, comorbidades e riscos identificados.

As medicações específicas para demência (anticolinesterásicos ou antiglutamatérgicos) devem ser reavaliadas a cada 3-4 meses, quanto à resposta e o tratamento deve ser suspenso perante as seguintes situações:

- Ausência de melhora ou estabilização da deterioração a reavaliação (falta de benefício terapêutico).
- Mesmo que os pacientes estejam em tratamento continuado, esse deve ser mantido apenas enquanto o MEEM estiver acima de 12 para pacientes com mais de 4 anos de escolaridade e acima de 8 para pacientes com menos de 4 anos de escolaridade, abaixo do que não há qualquer evidência de benefício.

CAPÍTULO 13

- Em casos de intolerância ao fármaco, situação em que é possível substituir um medicamento por outro.

Situações de encaminhamento

Idealmente, o acompanhamento deve envolver trabalho multiprofissional, como psicólogos, fisioterapeutas, terapeutas ocupacionais, enfermeiros, fonoaudiólogos e assistentes sociais, quando necessário.

O ambiente de cuidados ideal desses pacientes é a atenção primária à saúde, onde é possível estabelecer planos de cuidados integrados e coordenados, além de próximos aos cuidadores e familiares, por meio do acesso facilitado e realização de visitas e acompanhamento domiciliar dos pacientes.

Haverão poucas situações, em que, a refratariedade ao tratamento ou dificuldade de controle de sintomas psíquicos do paciente, pela equipe de atenção primária, poderá necessitar de uma avaliação por um especialista em geriatria ou psiquiatria.

Fluxos assistenciais

Suspeita de demência

Exames
- Hemograma
- Ureia e eletrólitos
- Urina tipo 1
- TSH
- Glicose
- Função hepática e renal
- Vitamina B12 e folatos
- TC ou RM de crânio
- Sorologias HIV e sífilis

Tratar causa específica, se possível
- Causas reversíveis
- Causas neurodegenerativas
- Causas vasculares

Sintomas
- Identificar e tratar causas: dor, constipação, *delirium*, uso de próteses, efeitos colaterais de medicações, tédio, ambiente conflituoso
- Avaliar risco e benefício de tratamento farmacológico

Tratamento não farmacológico:
- Equipe multiprofissional, se necessário
- Discutir prognóstico
- Diretivas antecipadas de vontade
- Estabelecer rotina estável
- Estimular funcionamento independente
- Higiene do sono, se distúrbios do sono
- Avaliar risco de quedas
- Medidas de promoção de saúde
- Oferecer suporte aos cuidadores

Tratamento farmacológico:
- Anticolinesterásicos
- Antagonista receptor NMDA para casos moderados a graves
- Sintomáticos quando falha de tratamento não farmacológico (ISRS, sedativos, anticonvulsivantes, antipsicóticos)
- Controlar fatores de risco cardiovasculares (DM, HAS)

- Reavaliar em 3 a 4 meses
- Critérios de suspensão de terapia farmacológica:
  - MEEM ≤ 12 (pacientes > 4 anos de escolaridade)
  - MEEM ≤ 8 (pacientes < 4 anos de escolaridade)
  - Ausência de melhora ou estabilização
  - Intolerância ao fármaco (possível substituição)

Fonte: Autoria própria.

SELO P4

- Não use antipsicóticos como primeira opção para tratar sintomas comportamentais e psicológicos da demência.
- Não use benzodiazepínicos ou outros sedativos-hipnóticos em idosos como primeira escolha para insônia, agitação ou delírio.
- Não solicite teste genético APOE para testar predisposição à doença de Alzheimer.

Fontes: Choosing Wisely https://www.choosingwisely.org/, Too Much Medicine https://www.bmj.com/too-much-medicine

Bibliografia

- Folstein MF, Folstein SE, McHugh PR. "Mini-mental state". A practical method for grading the cognitive state of patients for the clinician. J Psychiatr Res 1975; 12:189.
- Larson EB, Evaluation of Cognitive impairment and Dementia In: DeKosky ST, Schmader KE, Wilterdink JL, editors. UpToDate [Internet]. Waltham (MA): UpToDate Inc; 2019.
- Nasreddine ZS, Phillips NA, Bédirian V, et al. The Montreal Cognitive Assessment, MoCA: a brief screening tool for mild cognitive impairment. J Am Geriatr Soc 2005; 53:695.
- Neugroschl J. Demência de Alzheimer. In: BMJ Best Practice [Internet]. Londres: BMJ Publishing Group; 2019.
- Tampi R. Avaliação da Demência. In: BMJ Best Practice [Internet]. Londres: BMJ Publishing Group; 2019.
- Valladão Júnior JBR, Gusso G, Olmos RD. Manual do Médico-Residente I Medicina de Família e Comunidade. Atheneu, 2017.
- Walch R, Cardoso LF, Valladão Júnior JBR. Medicina de Família e Comunidade: Fundamentos e Práticas. Hospital Sírio-Libanês (HSL). 1. ed. Rio de Janeiro: Atheneu, 2018. v. 1. 626p.

14 | Depressão

Deoclecio Avigo
José Benedito Ramos Valladão Júnior

A depressão tem grande importância na prática clínica do médico de família, pois, além de ser uma condição prevalente, que afeta, cerca de 3% a 11% da população, também gera importante prejuízo na qualidade de vida, sendo nos dias atuais, a terceira maior causa de anos vividos com incapacidade, conforme dados do Global Burden of Disease, de 2013.

Avaliação diagnóstica

É importante estar bem claro na avaliação dos transtornos depressivos que tristeza, desânimo, desesperança, culpa, falta de vontade são sentimentos que fazem parte da vida normal de qualquer pessoa. Assim, para evitar a classificação de todos os seres humanos como indivíduos depressivos é importante atentar para a detecção correta da depressão.

Na avaliação inicial, de uma queixa de tristeza na atenção primária, o questionário validado de dois itens *Patient Health Questionnaire* (PHQ-2) é importante recurso de triagem ou mesmo como ferramenta de rastreamento. Por meio de duas perguntas rápidas e de fácil aplicação, é possível distinguir os pacientes que apresentam reação de tristeza cotidiana esperada, daqueles com possível transtorno depressivo e que precisarão prosseguir com investigação e diagnóstico.

Questionário de dois itens *Patient Health Questionnaire* (PHQ-2)	
Ao longo das últimas 2 (duas) semanas, com que frequência você foi incomodado por algum dos seguintes problemas?	
1. Ausência de interesse ou prazer em fazer as coisas ( ) Nenhuma vez _____ 0 ( ) Vários dias _____ 1 ( ) Mais da metade dos dias _____ 2 ( ) Quase todos os dias _____ 3	2. Tristeza, depressão ou desesperança ( ) Nenhuma vez _____ 0 ( ) Vários dias _____ 1 ( ) Mais da metade dos dias _____ 2 ( ) Quase todos os dias _____ 3
Resultado: < 3 = normal ou reação de tristeza cotidiana esperada ≥ 3 = possível transtorno depressivo	

Fonte: Kroenke K, Spitzer RL, Williams JB (2003).

Os sintomas que podem ser manifestos nos quadros depressivos contemplam alteração, não apenas psíquicas (tristeza, humor deprimido, anedonia, irritabilidade, delírio, alucinações), mas, também, fisiológicas (fadiga, diminuição de libido e apetite, insônia) e comportamentais (retraimento social, agitação, catatonia, ideação suicida).

Para de fato existir o diagnóstico de depressão, é necessário que os sintomas não tenham motivação clara, sejam desproporcionais às repostas esperadas frente à situações de sofrimento, acarretem prejuízo na funcionalidade da pessoa. Além disso, deve se descartar que os sintomas não sejam em decorrência de efeitos colaterais de medicações (anti-hipertensivos, antiparkinsonianos, corticosteroides, anti-histamínicos, neurolépticos), drogas (anfetamina, álcool, cocaína), ou mesmo, por condições clínicas que geram abatimento, desânimo, fraqueza e outros sintomas similares (doenças tireoidianas, Addison, diabetes, epilepsia, esclerose múltipla, AVC, demência, tumores do SNC, Parkinson, anemia, deficiência de vitaminas do complexo B, hipervitaminose A, lúpus, artrite reumatoide).

Existindo suspeita de alguma condição clínica, recomenda-se realização de exame específico para essa condição, com a finalidade de diagnóstico diferencial. Se não existir suspeita de outra condição clínica, após anamnese e exame clínico adequados, não há indicação de qualquer exame complementar para se realizar o diagnóstico de depressão.

Tratamento

O tratamento da depressão se fundamenta na realização de psicoterapia e/ou uso de antidepressivos.

Recomenda-se a psicoterapia como tratamento de escolha nos casos de depressão leve. Apesar de ser um destino comum das pessoas diagnosticadas com depressão, o uso de antidepressivos não tem mostrado ser mais efetivo que o placebo para o tratamento da depressão leve. Assim, deve-se existir um esforço por parte do médico de família em evitar a medicalização nesses casos e orientar as pessoas.

A terapêutica dos casos de depressão moderada ou grave deve ser combinada entre psicoterapia e antidepressivos. A efetividade dos antidepressivos não difere muito entre as classes, assim, a escolha do medicamento deve ser orientada pelo perfil de efeitos colaterais de cada substância, conforme as características e preferências do paciente.

O encaminhamento para manejo conjunto com psiquiatra deve ser realizado nas seguintes situações:

- Risco à vida do paciente (incapacidade de cuidar de si mesmo, tendências suicidas) ou outros (agressividade).
- Depressão com quadro psicótico ou catatônico.
- Existência de transtorno de personalidade.
- Depressão refratária ao tratamento.

Depressão 67

Antidepressivos e seus principais efeitos colaterais

Inibidores seletivos da receptação de serotonina (faixa terapêutica)

Principais efeitos colaterais	Fluoxetina (20-80 mg)	Paroxetina (20-60 mg)	Sertralina (50-200 mg)	Citalopram (20-60 mg)	Escitalopram (10-30 mg)
Insônia	++	++	++	+	+
Sedação	++	++	++	++	+
Cefaleia	+	++	+++	+	+
Tremor	++	+	++	+	+
Boca seca	++	++	++	++	+
Sudorese	+	++	+	++	+
Náusea	++	++	+++	++	++
Diarreia	+	++	++	+	+
Constipação	+	++	+	+	+
Fadiga	+	+	++	+	+
Ansiedade	++	+	++	+	+
Disfunção sexual	++	+++	++	++	++
Ganho de peso	+	+	+	+	+

+++ = ≥ 20%; ++ = 10%-19%; + = < 10%.
Fonte: Adaptado de American Psychiatric Association (APA).

Bupropiona, mirtazapina e inibidores da receptação de serotonina e noradrenalina (faixa terapêutica)

Principais efeitos colaterais	Venlafaxina (75-375 mg)	Desvenlafaxina (50-100 mg)	Duloxetina (60-90 mg)	Mirtazapina (30-60 mg)	Bupropiona (150-450 mg)
Insônia	++	++	++	+	++
Sedação	++	+	+	+++	+
Cefaleia	++	++	+	+	+
Tremor	+	+	+	+	+
Boca seca	++	++	++	++	++
Sudorese	+++	++	+	+	+
Náusea	+++	++	+++	+	++
Diarreia	+	++	+	+	+
Constipação	++	+	++	++	++
Fadiga	+	+	+	+	+
Ansiedade	++	+	+	+	+
Disfunção sexual	++	++	++	+	-
Ganho de peso	-	-	-	+++	-

+++ = ≥ 20%; ++ = 10%-19%; + = < 10%.
Fonte: Adaptado de American Psychiatric Association (APA).

Tricíclicos (faixa terapêutica)

Principais efeitos colaterais	Amitriptilina (150-300 mg)	Nortriptilina (50-150 mg)	Imipramina (150-300 mg)	Clomipramina (150-300 mg)
Boca seca, visão turva, tontura, constipação	+++	+	++	+++
Insônia	-	-	+	+
Sedação	+++	+	++	+++
Náusea	+	-	+	+
Diarreia	+	-	+	+
Disfunção sexual	++	+	++	+++
Ganho de peso	+++	+	+++	+++

+++ = ≥ 20%; ++ = 10%-19%; + = < 10%.
Fonte: Adaptado de American Psychiatric Association (APA).

Fluxos assistenciais

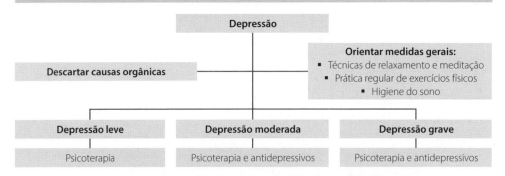

Ao início do tratamento, sugere-se reavaliações semanais, com intuito de favorecer vínculo, aderência, melhor compreensão do paciente e seus riscos.

Encaminhamento ao psiquiatra:
- Risco à vida do paciente (incapacidade de cuidar de si mesmo, tendências suicidas) ou outros (agressividade).
- Depressão com quadro psicótico ou catatônico.
- Existência de transtorno de personalidade
- Depressão refratária ao tratamento.

Terapia com antidepressivos
- Recomenda-se iniciar antidepressivo em monoterapia e ajustar dose após reavaliação em 4 semanas. Efetua-se aumento gradual até obter a menor dose que garanta o controle completo dos sintomas depressivos. Essa dose deverá ser mantida sob um esquema de tratamento de manutenção por 4-24 meses dependendo da gravidade e especificidades de cada caso.
- A escolha do antidepressivo deve ser individualizada e levar em consideração: perfil dos efeitos colaterais da medicação conjuntamente a características, comorbidades e preferências do paciente.

Fonte: Autoria própria.

SELO P4

- Deve-se evitar o uso de antidepressivo para os casos de depressão leve, sendo a psicoterapia a primeira escolha.
- Não se deve prescrever farmacoterapia isoladamente, sem associação com psicoterapia.
- Não prescreva, rotineiramente, antidepressivos como tratamento de primeira linha para depressão comórbida, com transtorno do uso abusivo de álcool, sem antes considerar a possibilidade de um período de sobriedade e subsequente reavaliação quanto à persistência de sintomas depressivos.

Fontes: Choosing Wisely https://www.choosingwisely.org/, Too Much Medicine https://www.bmj.com/too-much-medicine

Bibliografia

- American Psychiatric Association: Practice Guideline for the Treatment of Patients with Major Depressive Disorder, Third Edition, 2010. http://psychiatryonline.org/guidelines.aspx
- Cleare A, Pariante CM, Young AH, Anderson IM, Christmas D, Cowen PJ, et al. Evidence-based guidelines for treating depressive disorders with antidepressants: A revision of the 2008 British Association for Psychopharmacology guidelines. J Psychopharmacol. 2015 May;29(5):459-525. Epub 2015 May 12.
- Kroenke K, Spitzer RL, Williams JB. The Patient Health Questionnaire-2: Validity of a Two-Item Depression Screener. Medical Care. 2003;41:1284-92.
- National Institute for Health & Clinical Excellence. The Treatment and Management of Depression in Adults (updated edition). National Clinical Practice Guideline 90, 2010. http://www.nice.org.uk/
- Simon, Everitt, van Dorp. Manual de Clínica Geral de Oxford. 3º edição, 2013.
- Valladão Júnior JBR, Gusso G, Olmos RD. Série Manual do Médico-Residente | Medicina de Família e Comunidade. Atheneu, 2017.

15 | Dermatite Atópica

Ana Luisa Giovannetti Opice Credidio
José Benedito Ramos Valladão Júnior

A dermatite atópica está frequentemente associada ao nível sérico elevado de imunoglobulina E e a história pessoal ou familiar de atopia.

Um histórico familiar de atopia (eczema, asma ou rinite alérgica) e as mutações de perda de função no gene filagrina (FLG), envolvidas na função de barreira da pele, são os principais fatores de risco para dermatite atópica.

Manifestações clínicas

Pele seca e prurido grave são as principais manifestações. No entanto, a apresentação clínica é altamente variável, dependendo da idade do paciente e da atividade da doença.

O eczema agudo é caracterizado por pápulas e vesículas eritematosas, intensamente pruriginosas, com exsudação e crostas, enquanto lesões subagudas ou crônicas se apresentam como pápulas eritematosas secas, escamosas ou escoriadas. O espessamento da pele devido a arranhões crônicos (liquenificação) e fissuras pode se desenvolver ao longo do tempo.

Em muitos pacientes, lesões em diferentes estágios podem estar presentes ao mesmo tempo.

A maioria dos pacientes tem uma hiper-reatividade cutânea a vários estímulos ambientais, incluindo exposição a alimentos e alérgenos inalantes, irritantes, alterações no ambiente físico (incluindo poluição, umidade etc.), infecção microbiana e estresse.

Diagnóstico

O diagnóstico é clínico, com base na história, morfologia e distribuição de lesões de pele e sinais clínicos associados.

Os seguintes critérios podem ser utilizados para diagnosticar dermatite atópica:

- Evidência de pele pruriginosa, incluindo o relato dos pais de uma criança esfregando ou coçando (critério obrigatório).

Além da coceira na pele, são necessários três ou mais dos seguintes itens para fazer o diagnóstico:

- História de envolvimento de áreas flexurais. Esses incluem: fossa antecubital, fossa poplítea, pescoço, áreas ao redor dos olhos, frentes dos tornozelos.

CAPÍTULO 15

- História de asma ou febre do feno (ou história de doença atópica em parente de primeiro grau para crianças com menos de 4 anos de idade).
- A presença de pele geralmente seca no ano passado.
- Sintomas que começam em criança antes dos 2 anos de idade.
- Dermatite visível envolvendo superfícies flexurais.

Acompanhado do diagnóstico deve-se proceder a avaliação de gravidade, composta por análise em dois aspectos (Tabela 15.1). A classificação final da dermatite é dada pela maior classificação observada.

Tabela 15.1
Avaliação de gravidade na dermatite atópica

Pele/gravidade física		Impacto na qualidade de vida e no bem-estar psicossocial	
Normal	Pele normal, sem evidência de eczema atópico ativo	Nenhum	Sem impacto na qualidade de vida
Leve	Áreas de pele seca, comichão frequente (com ou sem pequenas áreas de vermelhidão)	Leve	Impacto limitado nas atividades diárias, sono e bem-estar psicossocial
Moderado	Áreas de pele seca, prurido frequente, vermelhidão (com ou sem escoriação e espessamento cutâneo localizado)	Moderado	Impacto moderado nas atividades diárias e no bem-estar psicossocial, sono frequentemente perturbado
Grave	Áreas comuns de pele seca, prurido incessante, vermelhidão (com ou sem escoriação, espessamento extenso da pele, sangramento, exsudação, rachaduras e alteração da pigmentação)	Grave	Limitação grave das atividades cotidianas e funcionamento psicossocial, perda noturna de sono

Fonte: Antunes AA (2017).

Tratamento

Os objetivos do tratamento são reduzir os sintomas, prevenir exacerbações e minimizar os riscos terapêuticos. As modalidades de tratamento padrão, para o manejo desses pacientes, estão centradas no uso de preparações anti-inflamatórias tópicas e hidratação da pele, mas, pacientes com doença grave podem necessitar de fototerapia ou tratamento sistêmico (Tabela 15.2).

Anti-histamínicos podem ser usados como sintomáticos e na prevenção de infecção secundária devido à coçadura.

Tabela 15.2
Terapia de cuidados escalonados na dermatite atópica

Leve	Moderada	Grave
Emolientes	Emolientes	Emolientes
Corticoides tópicos de baixa potência	Corticoides tópicos de potência moderada	Corticoides tópicos potentes
	Inibidores tópicos da calcineurina	Inibidores tópicos da calcineurina
	Ataduras	Ataduras
		Fototerapia
		Terapia sistêmica

Fonte: Autoria própria.

Dermatite Atópica

É importante ressaltar as seguintes orientações aos pacientes e familiares

- Os banhos devem ser curtos (menos de 5 minutos), com água morna no inverno e água fria no calor. Aplicar sabonete apenas nas axilas, palmas e plantas, e região genital e perianal.
- Não usar buchas, escovas, esponjas no banho. Não esfregar a pele.
- Após sair do banho assim que enxugar suavemente a pele sem esfregar a toalha, aplicar hidratante.
- Repetir a aplicação do creme hidratante 3 vezes ao dia e sempre que a pele estiver seca.
- A dermatite atópica não é uma doença contagiosa; não é transmitida!

Fluxos assistenciais

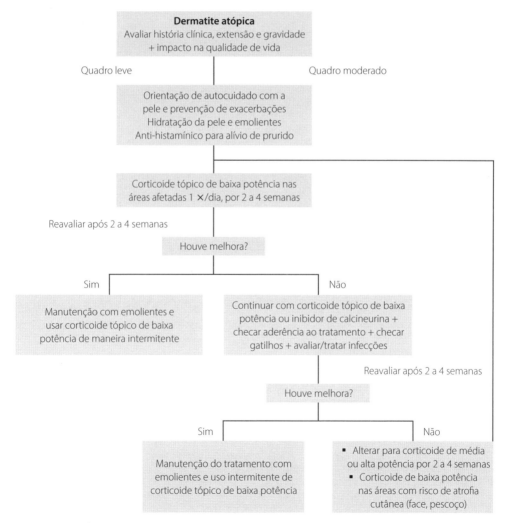

Fonte: Autoria própria.

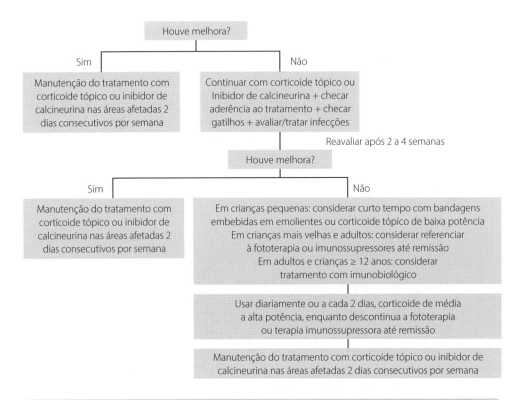

SELO P4

- Não realize testes de diagnóstico não comprovados, como teste de imunoglobulina G (IgG) ou uma bateria indiscriminada de testes de imunoglobulina E (IgE), na avaliação de alergia ou dermatites.
- Não use testes cutâneos ou de sangue, como o teste de radioalergosorvente (RAST), para a avaliação de rotina de dermatite.
- Não use antibióticos orais para o tratamento da dermatite atópica, a menos que haja evidência clínica de infecção.
- Não use corticosteroides sistêmicos (orais ou injetáveis) como tratamento de longo prazo para dermatite.

Fontes: Choosing Wisely https://www.choosingwisely.org/, Too Much Medicine https://www.bmj.com/too-much-medicine

Bibliografia

- Antunes AA, Solé D, Carvalho VO, Bau AEK, Kuschnir FC, Mallozi MC, et al. Guia prático de atualização em dermatite atópica – Parte I: etiopatogenia, clínica e diagnóstico. Posicionamento conjunto da Associação Brasileira de Alergia e Imunologia e da Sociedade Brasileira de Pediatria. Arq Asma Alerg Imunol. 2017;1(2):131-56.
- Eichenfield LF, Tom WL, Chamlin SL, et al. Guidelines of care for the management of atopic dermatitis: section 1. Diagnosis and assessment of atopic dermatitis. J Am Acad Dermatol 2014; 70:338.
- Sidbury R, Davis DM, Cohen DE, et al. American Academy of Dermatology. Guidelines of care for the management of atopic dermatitis: section 3. Management and treatment with phototherapy and systemic agents. J Am Acad Dermatol. 2014 Aug;71(2):327-49.
- Williams HC, Burney PG, Pembroke AC, Hay RJ. The U.K. Working Party's Diagnostic Criteria for Atopic Dermatitis. III. Independent hospital validation. Br J Dermatol 1994; 131:406.
- Williams HC. Clinical practice. Atopic dermatitis. N Engl J Med 2005; 352:2314.

16 Diabetes

José Benedito Ramos Valladão Júnior
Regina de Fátima Jesus Távora Junqueira Vilela

A diabetes corresponde a uma das principais doenças crônicas no Brasil e no mundo, com prevalência ao redor de 8%-10%. É, dessa maneira, uma importante condição de procura por atendimento e acompanhamento clínico pelo médico de família.

A diabetes tipo 1 decorre de destruição de células pancreáticas por autoimunidade, sendo a forma mais grave e devendo ser tratada com reposição de insulina.

A diabetes tipo 2 responde à quase totalidade dos casos de diabetes (90%-95% dos casos) e ocorre por problemas na secreção e ação da insulina. A grande maioria dos pacientes portadores de diabetes tipo 2 mantém-se assintomática e sem complicações, independentemente do tratamento.

Diagnóstico

Os sintomas classicamente observados na suspeita de diabetes são*: emagrecimento, polis (poliúria, polidipsia, polifagia), astenia, fadiga, náusea, constipação, candidíase genital (vaginite, balanopostite). A ocorrência de suspeita deve guiar o médico à solicitação de exames laboratoriais voltados ao diagnóstico.

O diagnóstico de diabetes pode ser realizado das seguintes maneiras:

- Combinação de dois resultados alterados entre:
  - Glicemias de jejum ≥ 126 ou
  - Hemoglobinas glicada ≥ 6,5% ou
  - Teste oral de tolerância à glicose (75 g) ≥ 200 após 2 horas
- 1 glicemia casual ≥ 200 + sintomas*

Tratamento

O objetivo do tratamento da diabetes é garantir um controle glicêmico que seja suficiente para a prevenção de complicações. Com essa finalidade, o conjunto de medidas não medicamentosas é fundamental, devendo ser reforçado a todos os pacientes e em todas as oportunidades possíveis.

O tratamento não medicamentoso da diabetes envolve:

- **Redução do peso:** recomendar a redução de pelo menos 10% do peso, em um período de 6 meses.
- **Dieta:** a realização de dieta balanceada com ingesta de alimentos pouco calóricos.
- **Atividade física regular:** pelo menos 30 minutos, 5 vezes por semana.
- **Cessar tabagismo e diminuir consumo de álcool.**
- **Redução do estresse:** ansiedade e estresse aumentam os níveis glicêmicos devido a maior ação de corticoides endógenos.

O tratamento medicamentoso de escolha deve ser realizado com metformina (500-850 mg, 2-3 ×/dia), pois tem-se mostrado como o fármaco com maior benefício no controle do diabetes (redução esperada de 2% da hemoglobina glicada). Não se obtendo controle após dose otimizada de metformina, recomenda-se a introdução de um segundo fármaco, possivelmente uma sulfonilureia (glibenclamida 2,5-10 mg, 1-2 ×/dia, glipizida 2,5-10 mg, 1-2 ×/dia, gliclazida 40-320 mg, 2-3 ×/dia, glimepirida 1-8 mg, 1 ×/dia). Na inexistência de controle glicêmico com a terapia combinada, deve ser considerada a insulinoterapia.

A insulina também deve ser implementada nos pacientes com hiperglicemia sintomática ou acima de 300 mg/dL e em todos portadores de diabetes tipo 1.

As metas de controle da diabetes buscam atingir hemoglobina glicada abaixo de 7% com evidências atuais sugerindo como mais benéfico um controle não tão estrito (hemoglobina glicada entre 7,5%-8%), especialmente em pacientes mais idosos, devido a riscos do tratamento como hipoglicemias graves.

Outros hipoglicemiantes orais podem ser utilizados em situações específicas (Tabela 16.1).

Tabela 16.1
Principais classes de hipoglicemiantes orais

Biguanidas: metformina 500-850 mg, 2-3 ×/dia:
- Primeira escolha para iniciar o tratamento medicamentoso da DM tipo 2.
- Mecanismo de ação: redução da produção hepática de glicose com menor ação sensibilizadora da ação insulínica.
- Redução esperada da HB glicada: 2%.
- Vantagens: experiência extensa com a droga, maior redução da HbA1c, diminuição de eventos cardiovasculares, redução das complicações macrovasculares do diabetes, melhora do perfil lipídico, diminuição do peso.
- Principais efeitos colaterais: anorexia, náuseas, vômitos, diarreia, dispepsia, tontura, diminuição da libido, boca seca.
- Contraindicações: insuficiência renal, hepática ou cardíaca graves.

Sulfonilureias: glibenclamida 2,5-10 mg, 1-2 ×/dia, glipizida 2,5-10 mg, 1-2 ×/dia, gliclazida 40-320 mg, 2-3 ×/dia, glimepirida 1-8 mg, 1 ×/dia:
- Mecanismo de ação: aumento da secreção de insulina.
- Redução esperada da Hb glicada: 1,5%-2%.
- Vantagens: experiência e estudos abrangentes sobre esses fármacos, redução do risco de complicações microvasculares, redução relativamente maior da Hb glicada comparada a outros hipoglicemiantes.
- Principais efeitos colaterais: hipoglicemia, ganho de peso, náuseas, vômitos, diarreia, dispepsia, reações cutâneas.
- Contraindicações: insuficiência renal ou hepática.

Continua...

Continuação

Tabela 16.1
Principais classes de hipoglicemiantes orais

Inibidores da α-glicosidade: acarbose 50-100 mg, 3 ×/dia, nas refeições:
- Usada com intuito de diminuição da glicemia pós-prandial, sempre em combinação com outros hipoglicemiantes.
- Mecanismo de ação: retardo da absorção de carboidratos, com intuito de diminuição da glicemia pós-prandial, sempre em combinação com outros hipoglicemiantes.
- Redução esperada da HB glicada: 0,5%-0,8%.
- Vantagens: prevenção de DM2, redução do espessamento médio intimal carotídeo, melhora do perfil lipídico, redução da variabilidade da glicose pós-prandial, rara hipoglicemia.
- Principais efeitos colaterais: diarreia, flatulência, meteorismo.
- Contraindicações: gestação, gastroparesia, doença inflamatória intestinal, insuficiência renal.

Metiglinidas: repaglinida 0,5-16 mg, 1 ×/dia, nateglinida 40-360 mg, 3 ×/dia:
- Mecanismo de ação: aumento da secreção de insulina.
- Redução esperada da HB glicada: 1%-1,5%.
- Vantagens: redução do espessamento médio-intimal carotídeo (repaglinida), redução da variabilidade da glicose pós-prandial, flexibilidade de dose.
- Principais efeitos colaterais: hipoglicemia, ganho de peso.
- Contraindicações: gestação, insuficiência renal ou hepática.

Glitazonas: pioglitazona 15-45 mg, 1 ×/dia:
- Redução esperada da HB glicada: 0,5%-1,4%.
- Vantagens: redução do espessamento médio-intimal carotídeo, melhora do perfil lipídico, redução da gordura hepática, rara hipoglicemia, redução dos triglicérides.
- Principais efeitos colaterais: ganho de peso, edema, anemia.
- Contraindicações: gestação, insuficiência cardíaca classe III/IV, insuficiência hepática.

Gliptinas: sitagliptina 100 mg, 1 ×/dia, vildagliptina 100 mg, 1 ×/dia:
- Redução esperada da HB glicada: 0,6%-1,8%
- Principais efeitos colaterais: náuseas, cefaleia.
- Contraindicações: insuficiência renal ou hepática.

Gliptinas (Inibidores da DPP 4): sitagliptina 50-100 mg, 1 a 2 ×/dia, vildagliptina 50 mg, 1 a 2 ×/dia, saxagliptina 2,5-5 mg, 1 ×/dia, linagliptina 5 mg, 1 ×/dia, alogliptina 12,5-25 mg, 1 ×/dia:
- Redução esperada da Hb glicada: 0,6%-1,8%.
- Vantagens: aumento da massa de células β em modelos animais, segurança e tolerabilidade, efeito neutro no ajuste de doses na IRC.
- Principais efeitos colaterais: angioedema e urticária, náuseas, cefaleia.
- Contraindicações: insuficiência renal ou hepática graves.

Glifozinas (Inibidores da SGLT2): dapaglifozina 5-10 mg, 1 ×/dia, empaglifozina 10-25 mg, 1 ×/dia, canaglifozina 100-300 mg, 1 ×/dia:
- Mecanismo de ação: inibidor de receptor SGLT2, prevenção da reabsorção de glicose no túbulo proximal renal, promoção de glicosúria.
- Redução da Hb glicada: 0,5% a 1,0%.
- Vantagens: rara hipoglicemia, redução do peso e da pressão arterial, possível redução de eventos cardiovasculares e mortalidade em pacientes com doença cardiovascular.
- Principais efeitos colaterais: infecção genital, infecção urinaria, poliúria, depleção de volume, hipotensão, aumento do LDL-c, cetoacidose diabética.
- Contraindicação: gestação, disfunção renal moderada a grave.

Continua...

Continuação

Tabela 16.1
Principais classes de hipoglicemiantes orais

Análogo do GLP-1: exenatida 5-10 mcg SC, 2 ×/dia, exenatida de liberação prolongada SC, 1 ×/semana, liraglutida 0,6-1,8 mg SC, 1 ×/dia, lixisenatida 10-20 mcg SC, 1 ×/dia, dulaglutida 0,75-1,5 mg SC, 1 ×/semana:

- Mecanismo de ação: aumento do nível de GLP-1, com aumento da síntese e da secreção de insulina, além da redução de glucagon, retardo do esvaziamento gástrico, saciedade.
- Redução da HbA1c: 0,8% a 1,2%.
- Vantagens: aumento de células β em modelos animais, redução do peso, redução da pressão arterial sistólica, rara hipoglicemia, redução da variabilidade da glicose pós-prandial, redução de eventos cardiovasculares e mortalidade em pacientes com DCV.
- Principais efeitos colaterais: náusea, vômitos e diarreia, aumento FC, pancreatite aguda.
- Contraindicação: gestação, hipersensibilidade aos componentes do medicamento.

Fonte: Autoria própria.

Insulinoterapia

Recomenda-se iniciar dose única ao deitar (*bed time*) de 10 U (unidades) de insulina NPH ou 0,1-0,2 U/kg, nos portadores de diabetes tipo 2, que possuem indicação de insulina.

Deve ser recomendado o automonitoramento do nível glicêmico para ajuste da dose de insulina, a cada três medidas de glicemia de jejum, em dias imediatamente anteriores a consulta médica (130-180 mg/dL: aumentar 2 unidades, > 180: aumentar 4 unidades, < 70 mg/dL: diminuir 4 unidades). Caso ocorra controle da glicemia de jejum, porém não se consiga o controle adequado dos níveis de hemoglobina glicada, orienta-se realizar medidas adicionais (jejum, antes do almoço, antes do jantar e ao deitar) por 3 dias (antes do almoço elevada: introduzir insulina regular antes do café da manhã; antes do jantar elevada: introduzir insulina NPH pela manhã; ao deitar elevada: introduzir insulina regular antes do jantar).

No manejo da diabetes tipo 1, deve-se realizar insulinoterapia plena e orienta-se o encaminhamento para seguimento conjunto com endocrinologista para escolha e ajustes das doses de insulina.

Acompanhamento

O acompanhamento do diabético deve ser realizado periodicamente, com verificação, por meio da realização de hemoglobina glicada a cada 3 meses, no início do tratamento, para ajuste das medicações e a cada 6 meses, após estabilização da glicemia. Nos portadores de diabetes tipo 1, deve ser realizado automonitoramento glicêmico (solicitado, ocasionalmente, ao diabético tipo 2 insulinodependente para ajuste de doses da insulina).

A avaliação anual da presença de comorbidades e lesão de órgão-alvo é fundamental, devendo-se realizar os seguintes exames: avaliação do pé diabético, colesterol total e frações, creatinina, urina tipo 1 ou microalbuminúria em amostra isolada, fundoscopia direta (iniciar rastreamento oftalmológico ao diagnóstico em portadores de DM tipo 2 e após 5 anos do diagnóstico em portadores de DM tipo 1).

Fluxos assistenciais

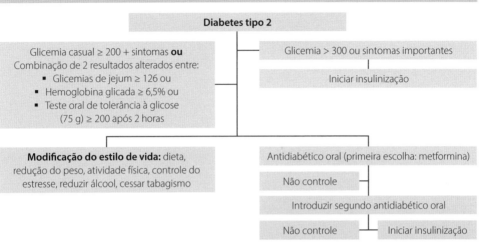

Acompanhamento
- Controle glicêmico: hemoglobina glicada a cada 3 meses no início do tratamento para ajuste das medicações e a cada 6 meses após estabilização.
- Exames de acompanhamento anual: medida pressórica, exame do pé diabético, dosar colesterol total e frações, creatinina, urina tipo 1 ou microalbuminúria em amostra isolada, fundoscopia direta.
- Presença de microalbuminúria: associar iECA.

Fonte: Autoria própria.

SELO P4

- Não recomende, rotineiramente, monitoramento diário da glicose para pacientes com diabetes *mellitus* tipo 2 e que não estejam usando insulina.
- Não busque metas estritas de controle glicêmico em idosos.
- Evite usar outros medicamentos, que não a metformina, para atingir HbA1c < 7,5% na maioria dos adultos mais velhos; um controle moderado é geralmente melhor.

Fontes: Choosing Wisely https://www.choosingwisely.org/, Too Much Medicine https://www.bmj.com/too-much-medicine

Bibliografia
- American Diabetes Association. Standards of Medical Care in Diabetes - 2016: Summary of Revisions. Diabetes Care 2016 Jan; 39(Supplement 1): S4-S5.
- Miser WF. The Management of Type 2 Diabetes Mellitus FOCUS on Quality. Prim Care Clin Office Pract 34 (2007) 1-38.
- Orchard TJ, Nathan DM, Zinman B, Cleary P, Brillon D, Backlund JY, et al. Association between 7 years of intensive treatment of type 1 diabetes and long-term mortality. JAMA. 2015;313(1):45-53.
- Valladão Júnior JBR, Gusso G, Olmos RD. Manual do Médico-Residente | Medicina de Família e Comunidade. Atheneu, 2017.
- Walch R, Cardoso LF, Valladão Júnior JBR, Medicina de família e comunidade: fundamentos e prática. 1. ed. Rio de Janeiro: Atheneu, 2019.

17 Disfunção Sexual Feminina

Ruth Neves dos Santos
Deoclecio Avigo

A sexualidade é fundamental para o equilíbrio físico, psicológico e social, e é considerada pela Organização Mundial da Saúde (OMS), como sendo um dos indicadores de qualidade de vida. Compreende a relação sexual, o erotismo, o prazer, a orientação sexual e a reprodução. Sendo assim, cuidar da saúde sexual das pessoas deve ser parte cotidiana do trabalho do médico de família, que, muitas vezes, se constrange ao tentar fazê-la. Deve ser abordagem rotineira nas consultas, pois não é demanda tradicional dos pacientes, seja por constrangimento, timidez, ou mesmo, o não entendimento como problema de saúde. A abordagem pode ser iniciada com as frases: "muitas mulheres com sua doença/nesse estágio da vida relatam problemas sexuais. Você tem algum?".

História clínica

O diagnóstico é com base em uma anamnese detalhada, que esclareça o ponto onde o ciclo de resposta sexual da mulher foi interrompido, o que, por si só, é terapêutico. Pesquisar se é disfunção primária (a vida toda) ou secundária (adquirida); disfunção generalizada ou situacional (presente em determinadas circunstâncias e/ou parceiros(as). Idade e experiência sexual da mulher são relevantes. Queixas como dificuldade de lubrificação, de orgasmo ou de relaxamento, são muitas vezes associadas a inexperiência e não necessariamente significam disfunção.

Existem três fatores condicionantes para o diagnóstico de distúrbio sexual: 1. sintomas por mais de 6 meses; 2. em quase todos (≥ 75%) os encontros sexuais; 3. presença de sofrimento significativo. Comportamentos parafílicos (ou parafilias) consensuais entre adultos (p. ex.: sadomasoquismo), por si só, não configuram transtorno mental ou sexual. Fala-se em transtorno parafílico quando houver sofrimento ou risco a terceiros e não há consentimento da outra pessoa, como ocorre na pedofilia, voyeurismo, frotteurismo e exibicionismo.

É fundamental obter informações sobre o parceiro(a), para se afastar possíveis equívocos de interpretação, ante o quadro referido. Por exemplo, um homem com ejaculação precoce pode conduzir sua parceira a se considerar anorgásmica, quando, de fato, a precocidade dele a impede de concluir o ciclo de resposta sexual com êxito. Estimulação inadequada em foco, intensidade ou duração exclui o diagnóstico de disfunção de excitação ou orgasmo.

Exame físico

- Exame físico geral (pesquisa de patologias não ginecológicas).
- Exame ginecológico: pesquisa de atrofia vaginal por hipoestrogenismo, dor pélvica, infecção sexualmente transmissível e outras patologias determinantes de disfunção sexual feminina.

Após anamnese e exame físico, classifique a disfunção sexual feminina (DSF) em:

- **Transtorno de interesse/excitação sexual (TIES):** classificações antigas separavam libido (desejo sexual) de excitação, que tem o componente mental (sensação de prazer) e físico (lubrificação vaginal). Entretanto, nas mulheres essa diferenciação muitas vezes é pouco útil. Pode existir a falta de desejo sexual sem sofrimento subjetivo, assim como, pode haver excitação anterior ao desejo. TIES engloba o termo, ainda muito usado, desejo sexual hipoativo (DSH).
- **Transtorno do orgasmo feminino (TOF):** demora, infrequência marcante ou ausência de orgasmo, apesar de existir desejo e excitação (prazer e lubrificação) durante o sexo.
- **Transtorno de dor gênito-pélvica/penetração:** inclui vaginismo e dispareunia (atrofia vaginal pós-menopausa DST, MIPA, endometriose etc.).
- **DSF devida a uma condição clínica geral:** as DSF são mais fortemente relacionadas com questões de saúde mental e sentimentos negativos pela parceria sexual que com quaisquer níveis hormonais séricos. Entretanto, algumas condições biológicas podem ter causalidade marcante. Doenças crônicas (asma, DPOC, depressão, ansiedade, câncer, tireoidopatia), pós-menopausa, pós-cirurgia pélvica. Níveis séricos de testosterona não tem correlação comprovada na gênese da DSF.
- **DSF induzida por substância:** antidepressivos (principalmente ISRS), lítio, anticonvulsivantes, tiazídicos, β-bloqueadores, benzodiazepínicos, espironolactona, anticoncepcionais (drospirenona, norgestimato, desogestral), opioides, cocaína e bebidas alcoólicas.

Essa classificação pode não ser simples, pois alteração em uma fase da resposta sexual pode desencadear disfunção de outra fase (p. ex.: anorgasmia primária pode levar ao DSH, disfunção de excitação ou dor durante a relação sexual).

A DSF que surge ou piora após a menopausa, não deve ser interpretada apenas como resultado de queda nos níveis estrogênicos, pois envolve outros fatores como envelhecimento e baixa autoestima por exemplo.

Tratamento

Orientações sobre saúde geral: alimentação, tabaco, álcool, drogas ilícitas, horas de sono e lazer. A educação sexual é o próximo passo no tratamento. Orientações sobre anatomia, fisiologia da resposta sexual dos diferentes sexos e ênfase na visão da sexualidade prazerosa como um direito.

Tratar as áreas problemáticas do ciclo de resposta sexual da mulher, identificadas na anamnese e exame físico. A abordagem inicial guia-se pela forte correlação conhecida entre a satisfação sexual da mulher e sua saúde mental, incluindo autoimagem e seus sentimentos por suas parcerias sexuais.

Comprometimento psicológico indica intervenção psicoterapêutica (individual, de casal ou em grupo), em especial, se história de abuso e violência sexual, comprometimento da autoimagem e do vínculo conjugal (dificuldade em lidar com sentimentos de raiva e hostilidade em relação à parceria sexual), fantasias impeditivas sobre a própria sexualidade e ansiedade excessiva constituem outras indicações de terapias psicológicas. Formação cultural conflitiva (educação sexual deficitária, preconceitos, religião e rigidez de costumes). Existem diferentes abordagens comprovadamente eficazes: psicoeducação sexual, terapia cognitivo-comportamental (TCC), terapia sexual, psicoterapia, atenção plena (*mindfulness*) e terapia de casal.

Transtornos depressivos e ansiosos devem ser abordados de maneiras complementares (estímulo à atividade física, terapias psicológicas e possivelmente medicamentosas). Alguns antidepressivos (bupropiona, trazodona, vortioxetina e vilazodona) e o ansiolítico buspirona não tem ação inibitória sobre a função sexual. Podem ser substitutos ou serem usados em associação com demais medicações que causem DSF, principalmente os ISRS.

Anticoncepcionais hormonais, claramente relacionados à DSF, podem ser substituídos por DIU (cobre ou progestágeno) ou progestagênio oral.

Para o transtorno orgástico (TOF), existem evidências de eficácia para bupropiona (em caso de TOF causado por antidepressivos), vibroestimulação, terapia comportamental e sildenafil (não age sobre desejo ou lubrificação).

Terapia de reposição hormonal (TRH): nos casos em que a queixa de diminuição do desejo vem associada à manifestações clínicas da menopausa, como sintomas vasomotores, alterações do sono e do humor, síndrome urogenital.

Estrogênio tópico: indicado para atrofia vulvovaginal pós-menopausa (AVPM). Creme de estrogênio conjugado 0,625 mg/g; creme de estradiol 100 mcg/g, creme de estriol 1 mg e promestrieno creme vaginal 1% (10 mg/g) ou promestrieno cápsula vaginal 10 mg. Uso local, intravaginal, contínuo, à noite, durante 2 a 3 semanas e, em seguida, 2 a 3 vezes por semana para manutenção.

Fisioterapia pélvica: muito eficaz no vaginismo e em certos tipos de dispareunia profunda.

Desidroepiandrosterona (DHEA) vaginal: indicada para dispareunia por AVPM, melhora da sensibilidade local e qualidade dos orgasmos na pós-menopausa.

Tibolona: efeito pouco significativo. Riscos relevantes. Não recomendamos.

Testosterona: não há estudos de boa qualidade que mostrem eficácia e segurança. Não existe valor de testosterona sérica (e de metabólitos) abaixo dos quais a suplementação possa ser benéfica para DSF. Não recomendamos.

Novas drogas para DSH pré-menopausa: flibanserina foi aprovada nos EUA, mas tem benefício semelhante ao placebo e muitos efeitos colaterais possivelmente graves. Não deve ser recomendado até que estudos apontem benefício e que seja superior aos riscos.

Bremelonatida: também aprovada nos EUA, mas ainda carece de mais evidências de benefício em comparação a efeitos colaterais.

Fluxos assistenciais

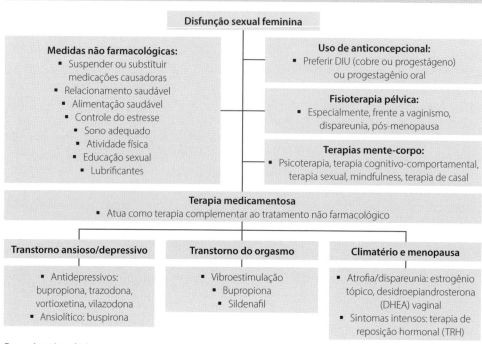

Fonte: Autoria própria.

SELO P4

- Não se deve utilizar medicações isoladamente, sem abordagens não farmacológicas.
- Não se deve utilizar estrógeno sistêmico (reposição hormonal) em mulheres com disfunção sexual na pós-menopausa, mas sem sintomas vasomotores relevantes.

Fontes: Choosing Wisely https://www.choosingwisely.org/, Too Much Medicine https://www.bmj.com/too-much-medicine

Bibliografia

- Basson R. Disfunção Sexual em Mulheres. BMJ Best Practice. https://bestpractice.bmj.com/topics/pt-br/352/pdf/352/Disfun%C3%A7%C3%A3o%20sexual%20em%20mulheres.pdf
- Lara LA, Lopes GP, Scalco SC, Vale FB, Rufino AC, Troncon JK, et al. Tratamento das disfunções sexuais no consultório do ginecologista. São Paulo: Federação Brasileira das Associações de Ginecologia e Obstetrícia (Febrasgo); 2018.
- Najjar ACH, Junqueira FH. Aspectos diagnósticos e terapêuticos das disfunções sexuais femininas. Rev. psiquiatr. clín. 2006; 33(3): 162-167.
- Silva LLA, Silva ACJSR, Romão APMS, Junqueira FRR. Abordagem das disfunções sexuais femininas. Rev. Bras. Ginecol. Obstet. 2008; 30(6): 312-321.

18 | Disfunção Sexual Masculina

Camilla Rabuske Kaczan
Deoclecio Avigo

A disfunção sexual masculina (DSM) tem prevalência elevada, não só eventualmente (45%), mas também, de modo recidivante (20%). Entretanto, não aparece como queixa comum na rotina dos médicos de família. Isso ocorre por constrangimento do médico e do paciente, e, também, porque a sexualidade não é abordada costumeiramente nos serviços de atenção primária à saúde (APS). Além de ser causa de sofrimento e limitação da qualidade de vida, a DSM pode ser uma manifestação precoce de uma doença cardiovascular ou psiquiátrica significativa.

Tradicionalmente, divide-se a DSM em três componentes, que seguem e divisão fisiológica da resposta sexual masculina. Essas são: desejo (libido) + excitação (ereção) + orgasmo.

Distúrbios de desejo sexual e disfunção erétil costumeiramente vem associados, e podem ter causas psicogênicas e orgânicas. As disfunções orgásticas são representadas, principalmente, pela ejaculação precoce, que tem componente essencialmente psicogênico.

Antes de identificar a DSM, deve-se realizar uma cuidadosa anamnese e exame físico.

Anamnese

Características do problema: há quanto tempo, relação com algum trauma físico, medicação ou estressor psicológico, patologias de base, qualidade da relação, diminuição de libido.

DSM organogênica	DMS psicogênica
Início do problema é gradual. Ocorrência persistente (no ato sexual e na masturbação, não há ereção espontânea noturna ou matinal).	Geralmente de início agudo. Presença de ereções matinais e não relacionadas ao ato sexual. Ereção durante masturbação.

Após cuidadosa anamnese e o exame físico geral e dirigido, tente classificar o problema em suas causas mais comuns:

- Saúde mental: transtornos psiquiátricos (depressão, ansiedade e outros), fase estressante da vida (luto, problemas financeiros ou profissionais).

- Medicamentos: antidepressivos (principalmente os ISRS), opioides, finasterida.
- Interação com o(a) parceiro(a): conflitos conjugais, problemas sexuais da parceria.
- Uso abusivo de bebida alcoólica e outras drogas (cocaína, por exemplo).

> **Importante!**
> - Testosterona baixa como achado de exames tem sido muito valorizada atualmente, mas se constitui um importante sobrediagnóstico.
> - Há uma correlação muito fraca entre sinais, sintomas e níveis de testosterona, além de incerteza sobre níveis de referência para homens mais velhos e uma grande variação na prevalência estimada do déficit de testosterona.
> - Suplementação de testosterona só está indicada para o hipogonadismo. Condição em que o paciente apresenta sinais de hipoandrogenismo: mau desenvolvimento muscular, voz aguda, escroto pequeno, pelos púbicos e axilares raros e ausência de pelos corporais, ginecomastia.

Disfunção erétil

Dados da história clínica

História sexual: descrição do problema erétil (duração, eventual ou persistente, grau rigidez alcançada, grau de estímulo sexual (inclusive local), ereção na masturbação.

História clínica geral: antecedentes de IST, medicamentos, drogas, álcool, tabagismo, transtornos mentais.

Sistema urológico: dor, alteração da forma do pênis, trauma local, sintomas do trato urinário.

Avaliar sintomas concomitantes de transtornos do desejo sexual (libido) e ejaculação precoce. O pênis amolece antes ou após a ejaculação?

Exame físico: exame geral em busca de doenças crônicas e específico (deformidade peniana, hipogonadismo).

Exames complementares: têm valor restrito! Reservados para suspeitas clínicas ou surgidas do exame físico, por exemplo: glicose, colesterol total e frações, TSH, prolactina, testosterona, PSA.

Tratamento

Não medicamentoso

Nível e/ou duração das ereções diminui com o avanço da idade. Estimulação tátil direta é necessária.

Diabetes, doença cardiovascular, doenças neurológicas e medicamentos podem reduzir a capacidade de ereção.

Discutir o papel do estresse (do trabalho) e fadiga.

Problemas relacionais ou a reação do parceiro à disfunção pode também desempenhar um papel.

Encorajar os parceiros a procurar oportunidades para mudar os hábitos existentes.

Discutir sentimentos irreais, crenças e expectativas do paciente e seu parceiro sobre sexo e DE.

Conselhos relacionados ao estilo de vida.

Se a medicação é indesejável ou insuficiente: agentes que intensificam a excitação, anel de pênis elástico, bomba de vácuo.

Terapia farmacológica

Homens que têm esse problema ocasionalmente, ou que fazem uso recreativo de medicamento (como jovens em busca de um "melhor desempenho") frequentemente exigem apenas escuta, problematização e aconselhamento.

Quando indicados, os inibidores da fosfodiesterase-5 (IPD-5) são as medicações recomendadas (Tabela 18.1).

Tabela 18.1 Medicamentos voltados à disfunção erétil					
Medicação	*Início de ação*	*Duração do efeito*	*Efeitos colaterais*	*Dose inicial*	*Dose máxima*
Sildenafil	0,5-3 h (média 1 h)	2-5 h	Cefaleia, rubor facial, dispepsia	25 ou 50 mg	100 mg/dia
Vardenafil	0,5-3 h (média 1 h)	4-5 h		5 ou 10 mg	20 mg/dia
Tadalafil	0,5-3 h (média 2 h)	15 h		5 ou 10 mg	20 mg/dia

Reduzir a dose à metade se o efeito for suficiente ou com efeitos adversos substanciais.
Contraindicações: uso concomitante de nitratos e vasodilatadores potentes (isossorbida, hidralazina, nitroglicerina, nitroprussiato).
Fonte: Autoria própria.

Quando encaminhar

Urologia: deficiência de testosterona, indicações cirúrgicas (doença de Peyronie).

Psicologia: problemas complexos de relacionamento, identidade sexual.

Ejaculação precoce

É definida como a ejaculação que ocorre antes ou logo após a penetração, causando sofrimento para um dos parceiros ou ambos.

Diversos estudos de larga escala estimam que a prevalência efetiva pode variar de 20% a 30%.

Dos homens com ejaculação precoce: 80% a 90% ejaculam dentro de 60 segundos. Os remanescentes 10% a 20% ejaculam dentro de 2 minutos após a penetração.

O tempo de latência ejaculatória, de aproximadamente, 1 minuto ou menos, pode qualificar um homem para o diagnóstico, assim como, a sensação de falta de controle sobe a ejaculação.

Avalie o tempo de ocorrência dos sintomas e se está associado a outros problemas sexuais, sobretudo disfunção erétil (Tabela 18.2).

Tabela 18.2
Perguntas recomendadas para estabelecer o diagnóstico de ejaculação precoce

Qual é o tempo decorrido entre a penetração e a ejaculação?

Você consegue segurar a ejaculação?

Você se sente incomodado, irritado ou frustrado com a ejaculação precoce?

Quando você teve a primeira ejaculação precoce?

Sua ereção foi suficiente para fazer a penetração?

Você tem dificuldade para manter a ereção até a ejaculação?

A ejaculação precoce afeta seu relacionamento geral?

Você já fez algum tratamento para ejaculação precoce?

Você evita o relacionamento sexual por causa dessa situação embaraçosa?

Fonte: Eisenberg M, Hwang K (2015).

Critérios diagnósticos necessários

- Tempo decorrido desde a penetração até a ejaculação (< 2 min).
- Incapacidade para retardar a ejaculação.
- Consequências pessoais negativas.

Tratamento

As principais possibilidades para a terapia da ejaculação precoce envolvem não apenas a psicoterapia, mas também agentes tópicos como anestésicos e medicamentos orais (Tabela 18.3).

Tabela 18.3
Tratamento da ejaculação precoce

Modalidade de tratamento	Considerações
Terapias sexual e comportamental	Eficácia limitada como monoterapia; apresenta melhores resultados em combinação com medicações
Terapia tópica com anestésicos Preservativo com anestésico (efeito retardante)	Boa eficácia; risco de dormência e de transferência vaginal (menor com o preservativo)
Paroxetina (10-40 mg)* Fluoxetina (20-40 mg)* Sertralina (50-200 mg)* Citalopram (20-40 mg)*	Dosagem diária ou por encomenda Efeitos colaterais comuns: fadiga, sonolência, náusea, diarreia, anejaculação
Clomipramina (12,5-50 mg)**	Dosagem diária ou por encomenda. Efeitos colaterais comuns: fadiga, tontura, boca seca, náusea
Inibidores da PDE5	Não é eficaz para EP pura; a eficácia melhora em pacientes com uma combinação de DE + EP

O tratamento à base ISRS* ou tricíclico** com dosagem por encomenda, administrado dentro de 4 a 6 horas antes do ato sexual, está associado a um retardo ejaculatório substancialmente menor, em comparação com o tratamento diário.
Fonte: Autoria própria.

SELO P4

- Não se deve solicitar testosterona de rotina em homens saudáveis de qualquer idade.
- Não se deve solicitar testosterona de rotina em homens com disfunção erétil sem sintomas ou sinais de hipogonadismo.
- Não se deve realizar suplementação de testosterona em homens com disfunção sexual sem sintomas ou sinais de hipogonadismo.

Fontes: Choosing Wisely https://www.choosingwisely.org/, Too Much Medicine https://www.bmj.com/too-much-medicine

Bibliografia

- Eisenberg M, Hwang K. Male Sexual Dysfunction. SAM. Decker, 2015.
- Leusink P, De Boer LJ, Vliet Vlieland CW et al. Disfunção erétil. Resumo de diretriz da Associação Holandesa de Clínica Geral NHG 2008. Traduzido pela SBMFC.
- Paula SHB, Almeida JD, Bonfim JRA. Disfunção erétil: da medicalização à integralidade do cuidado na Atenção Básica. BIS, Bol. Inst. Saúde 2012; 14(1):101-109.
- Salonia A, Bettocchi C, Boeri L, et al. EAU Working Group on Male Sexual and Reproductive Health. European Association of Urology Guidelines on Sexual and Reproductive Health-2021 Update: Male Sexual Dysfunction. Eur Urol. 2021 Sep;80(3):333-357.

19 | Doenças Inflamatórias Intestinais

Fábio Dezo
Deoclecio Avigo

As doenças inflamatórias intestinais compreendem basicamente dois grupos: a retocolite ulcerativa e a doença de Crohn. Enquanto a retocolite ulcerativa acomete basicamente o cólon, a doença de Crohn pode afetar qualquer parte do trato gastrintestinal, desde a boca até o ânus, porém, com preferência pela parte distal do intestino delgado.

Retocolite ulcerativa

Inflamação intermitente da mucosa do intestino grosso, principalmente retal, mas que pode se estender por outras partes do cólon (Tabela 19.1). Mais comum em homens de 15 a 30 anos de idade. Etiologia exata desconhecida, mas é associada a fatores como ingesta rica em gordura, privação frequente do sono, episódios de gastrenterites agudas e exposição a algumas medicações como antibióticos e AINEs.

Tabela 19.1 Classificação da retocolite ulcerativa baseada na topografia da doença	
Proctite ulcerativa	Doença limitada ao reto, distal à junção do reto com o sigmoide
Proctosigmoidite ulcerativa	Doença limitada ao sigmoide e ao reto, não envolvendo o cólon descendente
Colite esquerda	Doença envolvendo o cólon descendente e sigmoide, excluindo o reto
Pancolite	Doença envolvendo parte proximal à flexura esplênica

Fonte: Silverberg MS (2005).

O sintoma mais comum dessa condição é a diarreia em pequena quantidade e frequente, devido ao acometimento do reto, que pode ser acompanhada de sangramento. Cólica abdominal, urgência fecal, tenesmo e incontinência podem estar presentes, assim como febre, fadiga e perda de peso. Normalmente, o diagnóstico é feito ao longo de várias consultas médicas, pois os sintomas ocorrem de maneira gradual, muitas vezes intercalados por períodos assintomáticos (Tabela 19.2).

Tabela 19.2
Classificação de gravidade de Montreal da retocolite ulcerativa

Leve	≤ 4 evacuações/dia com ou sem sangramento; VHS normal; cólicas abdominais leves, tenesmo, períodos de constipação, sem sintomas sistêmicos.
Moderada	> 4 evacuações/dia com sangramento; anemia leve; dor abdominal moderada e sintomas sistêmicos discretos (febre baixa, por exemplo).
Grave	≥ 6 evacuações/dia com sangramento; VHS ≥ 30 mm/h, anemia moderada/grave; cólicas abdominais fortes, taquicardia, febre.

Fonte: Silverberg MS (2005).

Apresentações extraintestinais podem ocorrer nos períodos de agudização da inflamação:

- Musculoesquelético: é a manifestação extraintestinal mais frequente, e, normalmente, se apresenta por meio de artrite não erosiva, de grandes articulações e/ou espondilite anquilosante.
- Olhos: uveíte e episclerite são as principais manifestações desse sistema.
- Pele: eritema nodoso e pioderma gangrenoso estão dentre as alterações cutâneas típicas.
- Hepatobiliar: colangite esclerosante primária (em 70% dos casos está associada à retocolite) e hepatite autoimune.
- Coagulação: manifestações tromboembólicas.
- Pulmão: pneumonia, derrame pleural ou pleurite.

O diagnóstico de retocolite ulcerativa, portanto, é feito por meio da história clínica de diarreia, acompanhada de sangramento por mais de 4 semanas e evidências de inflamação intestinal crônica à colonoscopia com biópsia. Entretanto, esse exame deve ser evitado em pacientes em quadro agudo grave, devido ao risco de precipitar um megacólon tóxico. Hemograma, eletrólitos, albumina e marcadores inflamatórios como VHS e proteína C-reativa devem ser solicitados, a fim de avaliar a gravidade da doença. Exames de imagem como ultrassonografia, TC ou RNM não são essenciais para o diagnóstico. Uma radiografia abdominal é indicada nas reagudizações. Se houver incertezas sobre que tipo de doença inflamatória intestinal o paciente tem, uma investigação do trato gastrintestinal superior deve ser realizada para avaliar a presença de doença de Crohn no trato gastrintestinal superior.

Diagnósticos diferenciais: parasitoses, infecção por *Clostridium difficile* nos pacientes com uso recente de antibióticos. Deve-se coletar amostra de fezes para cultura em todos os casos de recidiva, pois é frequente a associação com patógenos. Complicações possíveis: megacólon tóxico, perfurações intestinais e adenocarcinoma de intestino (3%-5% dos casos).

Tratamento: envolve o manejo em duas etapas (Tabela 19.3).

- Remissão dos sintomas.
- Manutenção: pacientes com mais de 1 crise ao ano. Deve ser iniciada após 4 semanas sem sintomas.

Tabela 19.3		
Tratamento da retocolite ulcerativa		
	Terapia de remissão	*Terapia de manutenção*
Proctite ulcerativa	Mesalazina 1 g supositório, 1 ×/dia. Aumentar para 2 ×/dia, se não houver resposta em 2 semanas de terapia. Alternativa: hidrocortisona supositório. Mesalazina VO pode ser utilizada em alguns casos.	Mesalazina 1 g supositório, 1 ×/dia. Para os que fizeram uso de Mesalazina VO durante terapia de remissão, devem manter 3 g/dia como terapia de manutenção. Dose pode ser ajustada entre 2-3 g, posteriormente.
Proctosigmoidite ulcerativa	Mesalazina enema, 1 ×/dia. Aumentar para 2 ×/dia, se não houver resposta em 2 semanas de terapia. Pacientes com urgência e tenesmo devem administrar também mesalazina 1 g supositório, 1 ×/dia. Alternativa: hidrocortisona enema. Mesalazina VO pode ser utilizada em alguns casos.	Mesalazina enema, 1 ×/dia. Para os que fizeram uso de mesalazina VO, durante terapia de remissão, devem manter 3 g/dia como terapia de manutenção. Dose pode ser ajustada entre 2-3 g, posteriormente.
Colite esquerda e pancolite	Mesalazina 3 g VO + mesalazina enema, 1 ×/dia (terapia tópica deve ser mantida por 2 meses).	Mesalazina 3 g VO. Dose pode ser ajustada entre 2-3 g, posteriormente.

Fonte: Autoria própria.

Doença de Crohn

Diferentemente da retocolite, pode acometer todas as camadas de qualquer parte do trato gastrintestinal, com preferência para as porções terminal do íleo e proximal do cólon, podendo poupar algumas áreas, diferenciando-se do padrão inflamatório contínuo da retocolite ulcerativa. Afeta principalmente indivíduos entre 15 e 30 anos de idade, porém com pequena preferência pelo sexo feminino. Enquanto o tabagismo se apresenta como fator de proteção para retocolite ulcerativa, na doença de Crohn ele demonstra ser um importante fator de risco. Privação de sono, gastrenterites agudas repetidas e exposição a antibióticos e AINEs aumentam o risco.

Os principais sintomas clínicos da doença de Crohn são dor abdominal, principalmente na fossa ilíaca direita, devido à topografia da porção intestinal preferencial da doença, diarreia com ou sem sangramento, fadiga e perda de peso. A dor em cólica é típica da doença e pode piorar à medida que o processo fibrótico e obstrutivo do intestino vai ocorrendo. A diarreia, por sua vez, pode ser um sintoma intermitente e pode elucidar melhor o diagnóstico quando associada a sintomas extraintestinais típicos, que serão descritos mais adiante. Febre e perda de peso podem eventualmente ocorrer. Em alguns casos, a inflamação da parede intestinal pode precipitar a formação de trajetos fistulosos entre o intestino e diversos outros locais como a pele, a bexiga, a região genital, outros pontos do próprio intestino e até mesmo trajetos que não se conectam, ocasionando o surgimento de uma massa abdominal. Alterações menos comuns são úlceras orais, odinofagia ou disfagia, náusea e vômito.

O exame físico, embora possa ser normal em grande parte, pode ajudar a pensar no diagnóstico. Nesse sentido, deve-se procurar ativamente por alterações cutâneas perianais e orifícios que possam sugerir um trajeto fistuloso. Pode-se observar também um abdômen doloroso à palpação, principalmente em fosse ilíaca direita, e massa abdominal palpável.

Manifestações extraintestinais:
- Musculoesquelético: é a manifestação extraintestinal mais frequente e normalmente se apresenta por meio de artrite não erosiva de grandes articulações e/ou espondilite anquilosante.
- Olhos: uveíte, irite e episclerite.
- Pele: eritema nodoso e pioderma gangrenoso.
- Hepatobiliar: colangite esclerosante primária e hepatite autoimune.
- Rins: calculose renal por aumento de ácido úrico e do oxalato de cálcio. Insuficiência renal em decorrência de amiloidose secundária.
- Pulmão: bronquiectasia, bronquite crônica, doença pulmonar intersticial, bronquiolite obliterante, sarcoidose, nódulos e infiltrados pulmonares.

Diagnósticos diferenciais: colite infecciosa ou mesmo ulcerativa, parasitose, diverticulite, doença celíaca, síndrome do intestino irritável e intolerância à lactose.

Exames: hemograma, eletrólitos, creatinina, provas de função hepática, glicose, ferro, vitamina D, vitamina B12 e proteína C-reativa. PPF. Colonoscopia com visualização direta do íleo terminal, que pode revelar o padrão inflamatório, com áreas intestinais poupadas, e biópsia das lesões. Endoscopia digestiva alta.

Após realizado o diagnóstico de doença de Crohn, o paciente deve ser encaminhado ao gastroenterologista, já que o tratamento é bastante diverso e complexo, envolvendo, até, indicação cirúrgica, ressecção cirúrgica por obstrução ou perfurações e fístulas.

Fluxos assistenciais

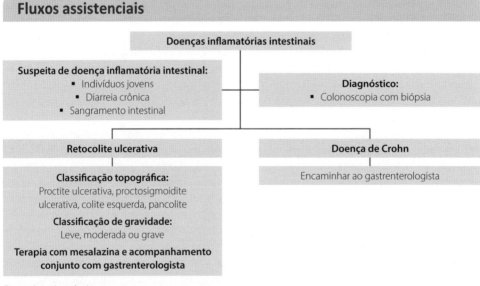

Fonte: Autoria própria.

SELO P4

- Não use corticosteroides (por exemplo, prednisona) para terapia de manutenção em doenças inflamatórias intestinais.

- Não use opioides a longo prazo para controlar a dor abdominal na doença inflamatória intestinal.
- Não inicie ou aumente terapias médicas de longo prazo para o tratamento de doença inflamatória intestinal com base apenas nos sintomas.
- Não realize tomografia computadorizada de abdômen para avaliar doença inflamatória intestinal no quadro agudo, a menos que haja suspeita de complicação (obstrução, perfuração, abscesso) ou de uma outra etiologia para os sintomas abdominais.

Fontes: Choosing Wisely https://www.choosingwisely.org/, Too Much Medicine https://www.bmj.com/too-much-medicine

Bibliografia

- Baumgart DC, Sandborn WJ. Inflammatory bowel disease: clinical aspects and established and evolving therapies. Lancet. 2007;369:1641-57.
- Gomollón F, Dignass A, Annese V, Tilg H, Van Assche G, Lindsay JO, et al. 3rd European evidence-based consensus on the diagnosis and management of Crohn's disease 2016: Part 1: diagnosis and medical management. J Crohns Colitis. 2017;11:3-25.
- Harbord M, Eliakim R, Bettenworth D, et al. Third European Evidence-based Consensus on Diagnosis and Management of Ulcerative Colitis. Part 2: Current Management. European Crohn's and Colitis Organisation [ECCO]. Journal of Crohn's & colitis, 2017, 11(7), 769–784. https://doi.org/10.1093/ecco-jcc/jjx009.
- Magro F, Gionchetti P, Eliakim R, et al. Third European Evidence-based Consensus on Diagnosis and Management of Ulcerative Colitis. Part 1: Definitions, Diagnosis, Extra-intestinal Manifestations, Pregnancy, Cancer Surveillance, Surgery, and Ileo-anal Pouch Disorders. European Crohn's and Colitis Organisation [ECCO]. Journal of Crohn's & colitis, 2017, 11(6), 649–670. https://doi.org/10.1093/ecco-jcc/jjx008.
- Silverberg MS, Satsangi J, Ahmad T, et al. Toward an integrated clinical, molecular and serological classification of inflammatory bowel disease: report of a working party of the 2005 Montreal World Congress of Gastroenterology. Can J Gastroenterol 2005;19:5A–36A.

20 | Doença Pulmonar Obstrutiva Crônica

Aline de Souza Oliveira
José Benedito Ramos Valladão Júnior

A doença pulmonar obstrutiva crônica (DPOC) ocorre em razão da limitação de fluxo respiratório, devido a resposta inflamatória obstrutiva à exposição a fatores respiratórios nocivos, sendo o principal o tabagismo.

Seus principais sintomas são: tosse crônica, dispneia pior ao esforço, sibilância.

Diagnóstico diferencial

É importante descartar a hipótese de asma. Para tal, as seguintes observações são de grande utilidade:

- DPOC raramente ocorre antes dos 35 anos.
- O portador de DPOC raramente não terá histórico de tabagismo.
- A dispneia do portador de DPOC é persistente e progressiva com o envelhecimento do indivíduo.
- É comum no DPOC a ocorrência de tosse crônica produtiva e muito raramente existem despertares noturnos por sintomas.

Outros diagnósticos diferenciais são:

- Insuficiência cardíaca: dispneia pode manifestar-se como ortopneia e/ou dispneia paroxística noturna, além de existirem outros sintomas associados (de baixo débito, congestivos). Quando houver necessidade ou se suspeita de *cor pulmonale*, espirometria, Rx de tórax, BNP (peptídeo natriurético < 100 sugere doença pulmonar) e ecocardiograma podem ser usados como ferramentas para diagnóstico diferencial.
- Neoplasia pulmonar: sintomas consumptivos e hemoptise. Rx/TC de tórax são úteis no diagnóstico diferencial.
- Tuberculose: presença de emagrecimento e sudorese noturna. A pesquisa de pBAAR no escarro deve ser solicitada e Rx de tórax também pode ser útil no diagnóstico diferencial.
- Deficiência de α1-antitripsina: deve ser aventada em jovens com espirometria de padrão obstrutivo, sendo recomendado dosagem de α1-antitripsina em indivíduos < 45 anos ou em casos de DPOC de padrão claramente familiar.

Diagnóstico

O diagnóstico de DPOC deve ser confirmado por espirometria e é realizado pelo achado de relação VEF1/CVF < 0,7 após o broncodilatador.

Classificação

A principal classificação adotada para estadiamento da gravidade do DPOC e auxílio na implementação da melhor conduta clínica para cada estágio da doença é dada pelo GOLD (Global initiative for chronic Obstructive Lung Disease).

Existindo, VEF1/CVF < 0,7

DPOC leve	VEF1 > 80% do previsto
DPOC moderado	VEF1 entre 50%-80% do previsto
DPOC grave	VEF1 entre 30%-50% do previsto
DPOC muito grave	VEF1 < 30% do previsto **ou**
	VEF1 < 50% do previsto associado à insuficiência respiratória crônica

Fonte: GOLD (Global initiative for chronic Obstructive Lung Disease).

Tratamento

- **Cessação do tabagismo:** é a principal medida para melhoria dos desfechos e deve ser oferecido suporte comportamental e medicamentoso a todos.
- **Vacinação:** recomenda-se vacinação anual contra influenza e pneumococo.
- **Atividade física:** fortalecimento de musculatura de membros inferiores é a modalidade de exercício que gera maior benefício em melhoria de funcionalidade e diminuição dos sintomas de fadiga e dispneia nas atividades cotidianas.
- **Manter peso adequado:** os obesos têm sintomas dispneicos intensos devido a pior tolerância aos esforços.
- **Reabilitação pulmonar:** realização de exercícios por pelo menos 6 semanas, sendo recomendável a manutenção em casa de maneira contínua.
- **Terapia medicamentosa:** de acordo com a classificação de gravidade.
  - DPOC leve: β2-agonista inalatório de curta duração conforme crises.
  - DPOC moderado: acrescentar uso contínuo de um ou mais broncodilatadores inalatórios de longa duração.
  - DPOC grave: acrescentar corticoide inalatório.
  - DPOC muito grave: acrescentar oxigenoterapia se existir um dos seguintes critérios:
    - $PaO_2 \leq 55$ mmHg ou $SaO_2 \leq 88\%$, ou
    - $PaO_2 = 56\text{-}59$ mmHg ou $SaO_2 = 89\%$, associado a um dos seguintes: edema por insuficiência cardíaca, hipertensão pulmonar ou policitemia (hematócrito > 55%).
- **Manejo do DPOC exacerbado:** fornecer O_2, inalação com β2-agonista de curta duração na maior dose tolerável associado a anticolinérgico, dose de ataque de corticoide VO/EV e manutenção domiciliar por via oral por 7 a 10 dias.
  - Acrescentar antibioticoterapia na presença de duas das três seguintes características:
    - Aumento do volume do catarro.
    - Aumento da purulência do catarro.
    - Aumento da dispneia.
  - Encaminhar para pronto-socorro na presença de sinais de gravidade:
    - Cianose central.

Doença Pulmonar Obstrutiva Crônica

- Edema periférico.
- Insuficiência respiratória.
- DPOC de base grave ou muito grave.
- Rebaixamento do nível de consciência.
- Idade ou comorbidade significativa.
- Refratariedade ao tratamento inicial.

Principais medicações

- β2-agonista de curta duração:
  - Fenoterol: 100 a 200 mcg (inalador), 10 a 20 gotas (nebulizador).
  - Salbutamol: 100 a 200 mcg (inalador), 10 a 20 gotas (nebulizador) – menos efeitos colaterais.
- β2-agonista de longa duração:
  - Formoterol: 12 a 24 mcg (inalador).
  - Salmeterol: 25 a 50 mcg (inalador).
- Anticolinérgicos:
  - Ipratrópio: 30 a 40 gotas (nebulizador).
- Corticoides:
  - Beclometasona: 50 a 400 mcg (inalador).
  - Budesonida: 100, 200, 400 mcg (inalador).
  - Fluticasona: 50 a 500 mcg (inalador).
  - Prednisona: 20 a 60 mg (via oral).
  - Hidrocortisona: 200 a 500 mg (via endovenosa).
  - Metilprednisolona: 40 mg (via endovenosa).
- β2-agonista de longa duração + corticoide inalatório:
  - Formoterol + budesonida: 4,5+160 / 9+320 mcg (inalador).
  - Salmeterol + fluticasona: 50+100 / 50+250 / 50+500 mcg (inalador).

Fluxos assistenciais

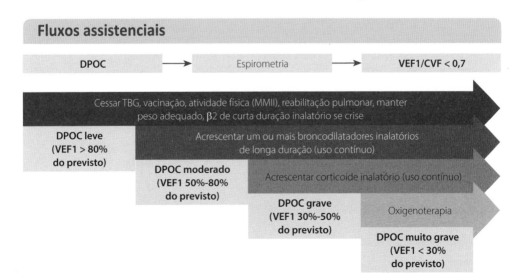

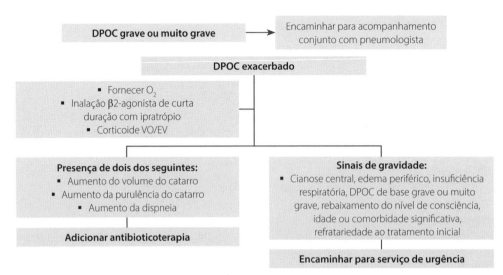

Fonte: Autoria própria.

SELO P4

- Não inicie terapia de manutenção a longo prazo com inaladores em pacientes clinicamente estáveis com suspeita de DPOC, até que o diagnóstico tenha sido confirmado com espirometria.

Fontes: Choosing Wisely https://www.choosingwisely.org/, Too Much Medicine https://www.bmj.com/too-much-medicine

Bibliografia

- Chronic Obstructive Pulmonary Disease. American Academy of Family Physicians, 2016.
- GOLD. Guide to Chronic Obstructive Pulmonar Disease (COPD): Diagnosis, Management and Prevention. Global Initiative for Chronic Obstructive Lung Disease, 2022.
- National Institute for Heath and Care Excellence. Chronic obstructive pulmonary disease : Management of chronic obstructive pulmonary disease in adults in primary and secondary care. NICE guideline CG101 (2010).
- Ram FS, et al. Antibiotics for exacerbations of chronic obstructive pulmonary disease. Cochrane Database Syst Rev. 2006;(2):CD004403.
- Simon, Everitt, van Dorp. Manual de Clínica Geral de Oxford. 3º edição, 2013.
- Valladão Júnior JBR, Gusso G, Olmos RD. Manual do Médico-Residente | Medicina de Família e Comunidade. Atheneu, 2017.
- Wood-Baker RR, et al. Systemic corticosteroids for acute exacerbations of chronic obstructive pulmonary disease. Cochrane Database Syst Rev. 2005;(1):CD001288.

21 | Gota

Filomena Mariko Amaro Takiguti
José Benedito Ramos Valladão Júnior

Decorre do acúmulo de ácido úrico em articulações, estruturas periarticulares e subcutâneos devido ao aumento da produção ou deficiência da excreção do ácido úrico. É importante ressaltar que não serão todos os pacientes, com taxas da ácido úrico elevado, que desenvolverão gota.

Causas secundárias: fármacos, IRC, hemólise, psoríase, hiperparatireoidismo, leucemia, linfoma.

Epidemiologia: a gota ocorre sobretudo em homens dos 30-60 anos e em mulheres pós-menopausa em uso de tiazídicos.

Clínica: podem ocorrer sintomas gerais associados (adinamia, febre, mal-estar).

Gota aguda

- Monoartrite aguda com crises súbitas dolorosas autolimitadas com duração de cerca de 1 semana.
- Comumente acomete o hálux (podagra), articulações do pé, tornozelo, joelho.
- Ocorre principalmente no inverno e período noturno, com ingesta excessiva de purinas e álcool.
- Boa resposta ao uso de anti-inflamatórios.

Período intercrítico

- O período entre as crises é assintomático e diminui com o tempo se não tratada.

Gota tofácea crônica

- Evolução crônica da gota com tofos gotosos (periarticulares, orelhas).
- Poliartrite com deformidades e erosões ósseas.

Fonte: Autoria própria.

Diagnóstico = um dos seguintes

- Cristais de urato monossódico característicos no líquido sinovial, ou
- Cristais de urato monossódico característicos no tofo, ou
- Preenchimento de ≥ 6 dos seguintes critérios:
    - Mais de uma crise de artrite aguda.
    - Inflamação máxima desenvolvida dentro de um dia.
    - Ataque de monoartrite, vermelhidão observada ao longo das articulações.
    - Primeira articulação metatarsofalângica dolorosa ou edemaciada.

- Acometimento unilateral da primeira articulação metatarsofalângica.
- Acometimento unilateral da articulação tarsal.
- Tofo (confirmado ou suspeitado).
- Hiperuricemia.
- Edema assimétrico de uma articulação na radiografia.
- Cisto subcortical sem erosões na radiografia.
- Cultura da articulação negativa para organismo durante crise.

Diagnósticos diferenciais

- Pseudogota (artrite por pirofosfato de cálcio).
- Artrite séptica.

Exames complementares

O diagnóstico de gota é feito, sobretudo, pela avaliação clínica (anamnese + exame clínico) associada ao exame de ácido úrico elevado no sangue.

Não são necessários outros exames complementares na avaliação e seguimento dos pacientes com gota, a não ser, em casos selecionados de refratariedade clínica ou para diagnose diferencial.

Nesses casos, o exame complementar a se solicitar deve ser avaliado conforme outras causas específicas ou complicações a serem investigadas, podendo ser indicados: radiografia, punção articular, dosagem de ácido úrico urinária.

Tratamento

Deve ser instituído o mais rápido possível, preferencialmente durante as 12 primeiras horas do início da dor.

- Analgésicos.
- Anti-inflamatórios não esteroidais (AINEs): são essenciais, em suas doses-alvo (por exemplo, diclofenaco 50 mg, 3 ×/dia).
- Se intolerância gástrica = colchicina 0,5-1,0 mg, 6/6 h (máx. 6 mg/dia). Iniciar com 1 mg, seguido de 0,5 mg, após 1 hora, e manter até resolução da crise 0,5-1,0 mg, 2 a 4 ×/dia.
- Corticosteroides: podem ser associados aos AINEs ou realizados na forma de infiltração articular.
- Repouso, elevação do membro, gelo local.

Prevenção

- **Medidas não farmacológicas:** diminuir peso, evitar álcool e ingesta de alimentos ricos em purinas, evitar tiazídicos e AAS.
- **Medidas farmacológicas:** em algumas situações, há benefício de uso de medicação para a prevenção de crises de gota.

Indicações de medicações profiláticas na gota
Crises recorrentes (≥ 2/ano)
Litíase por ácido úrico
Alteração radiográfica
Gota tofácea
Perda de função renal (TFG < 60 mL/min)
Altos valores de ácido úrico (>10 mg/dL)

Fonte: FitzGerald JD (2020).

- **Alopurinol:** esperar 1 mês após crise aguda para iniciar 100 mg/dia (máx. 800 mg/dia), prescrever colchicina 0,5 mg, 2 ×/dia, nos primeiros 2 meses, para evitar nova crise, verificar ácido úrico após 2 meses, para ajustar dose de alopurinol, manter medicação na ocorrência de novas crises.
- **Probenecida (uricosúrico):** 250-500 mg/dia, como terapia alternativa ou adicional, ingerir 2 litros água/dia.

Fluxos assistenciais

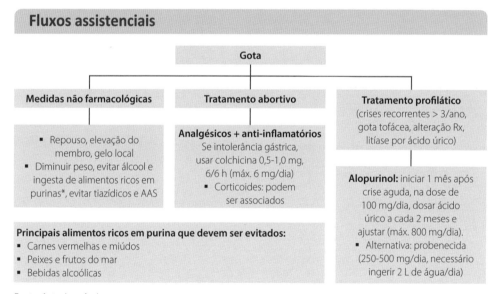

Fonte: Autoria própria.

SELO P4

- Não se deve prescrever tratamento específico para exame de ácido úrico elevado, por si só, sem que haja manifestação de gota.
- Além da dosagem de ácido úrico sérico, não se deve solicitar outros exames complementares de rotina (radiografia, punções articulares ou ácido úrico urinário).

Fontes: Choosing Wisely https://www.choosingwisely.org/, Too Much Medicine https://www.bmj.com/too-much-medicine

Bibliografia

- FitzGerald JD, Dalbeth N, Mikuls T, et al. 2020 American College of Rheumatology Guideline for the Management of Gout. Arthritis Care Res (Hoboken). 2020 Jun;72(6):744-760.
- Gusso G, Lopes JMC. Tratado de Medicina de Família e Comunidade: princípios, formação e prática. Porto Alegre: Artmed; 2019.
- Neogi T. Clinical practice. Gout. N Engl J Med 2011; 364:443.
- Simon, Everitt, van Dorp. Manual de Clínica Geral de Oxford. 3ª edição, 2013.
- Sundy JS. Progress in the pharmacotherapy of gout. Curr Opin Rheumatol 2010; 22:188.
- Terkeltaub R. Update on gout: new therapeutic strategies and options. Nat Rev Rheumatol 2010; 6:30.

22 | Hiperplasia Prostática Benigna

Marcus Vinícius Camargo Garcia de Pontes
Henrique Viana Baião Lemos

A hiperplasia prostática benigna (HPB) é definida pela proliferação de tecido prostático, que leva a sintomas do trato urinário inferior, por um componente estático (aumento no tecido prostático que estreita o lúmen da uretra) e um componente dinâmico (aumento no tônus muscular liso prostático mediado por receptores α-adrenérgicos). De etiologia exata desconhecida e prevalência e sintomatologia crescentes com a idade: 10% de prevalência de sintomas moderados em homens de 55 a 60 anos.

Sintomas do trato urinário inferior	Sintomas sugestivos de diagnóstico alternativo
Fluxo de micção fraco	Incontinência
Gotejamento após micção	Disúria
Esforço	Dor
Sensação de esvaziamento incompleto	Febre
Hesitação	Hematúria
Polaciúria	Hemospermia
Urgência	Descarga purulenta uretral
Noctúria	

Fonte: Autoria própria.

Investigação

Entrevista clínica: sintomas do trato urinário inferior (intensidade e prejuízos associados – ver o escore internacional de sintomas prostáticos), comorbidades, consumo de líquidos a noite e cafeína e sintomas referentes a diagnósticos alternativos.

Exame clínico: exame digital da próstata por toque retal; palpação da bexiga, inspeção do meato externo da uretra, temperatura e exame neurológico direcionado se necessário.

Exames complementares: PSA. Se necessário, urinálise, ureia, creatinina, ultrassonografia de rins e vias urinárias, ultrassonografia de próstata e ultrassonografia de bexiga pós-miccional.

Manejo: de acordo com a intensidade de sintomas e avaliação subjetiva da pessoa do quanto incomodam os sintomas (seguir fluxograma assistencial).

Fonte: Autoria própria.

CAPÍTULO 22

Escore internacional de sintomas prostáticos (IPSS)						
Sintomas/frequência	Nenhuma vez	Menos de 1 vez em cada 5	Menos que a metade das vezes	Cerca de metade das vezes	Mais que a metade das vezes	Quase sempre
1- No último mês, quantas vezes, em média, você teve a sensação de não esvaziar completamente a bexiga, depois de terminar de urinar?	0	1	2	3	4	5
2- No último mês, quantas vezes, em média, você teve que urinar de novo menos de 2 horas depois de terminar de urinar?	0	1	2	3	4	5
3- No último mês, quantas vezes, em média, você notou que parava e recomeçava várias vezes quando urinava?	0	1	2	3	4	5
4- No último mês, quantas vezes, em média, você notou que foi difícil conter a vontade de urinar?	0	1	2	3	4	5
5- No último mês, quantas vezes, em média, você notou que o jato urinário estava fraco?	0	1	2	3	4	5
6- No último mês, quantas vezes, em média, você teve que fazer força para começar a urinar?	0	1	2	3	4	5
7- No último mês, quantas vezes, em média, você teve que se levantar em cada noite para urinar?	Nenhuma vez	1 vez	2 vezes	3 vezes	4 vezes	5 vezes ou mais
	0	1	2	3	4	5
Escore 0 a 7: leve Escore 8 a 19: moderado Escore 20 a 35: grave						

Fonte: Barry MJ, et al (1992).

Importante!
O exame digital da próstata e outras situações podem causar aumento transitório do PSA, então realize o PSA antes de fazer o exame digital da próstata, ou realize o PSA 1 semana depois do exame digital. Oriente coletar o PSA após 48 horas sem ejacular ou exercitar-se vigorosamente.
Outras situações em que o PSA se encontra elevado transitoriamente:
- Se infecção urinária ou prostatite, trate a infecção e atrase o PSA em pelo menos 1 mês.
- Se biópsia de próstata, atrase o PSA em pelo menos 6 semanas.

Medidas não farmacológicas para HPB	
• Redução do consumo de líquidos a noite • Redução do consumo de cafeína • Prevenção e cuidados com constipação	• Treinamento vesical • Evitar medicações/posologias que agravem sintomas de HPB

Fonte: Autoria própria.

Hiperplasia Prostática Benigna

Terapia medicamentosa para HPB

Alfabloqueadores:
- Resposta clínica em 48 horas.

Exemplos:
- Doxazosina: iniciar 1 mg/dia (preferencialmente a noite antes de deitar para evitar sintomas de hipotensão). Aumentar dose conforme resposta individual para 2 mg após 1 a 2 semanas; aumentar 2 a 4 mg por vez, até o máximo de 8 mg/dia.
- Tansulosina: iniciar 0,4 mg/dia. Aumentar para o máximo de 0,8 mg/dia dependendo da resposta individual.

Inibidores da 5-alfa-redutase:
- Eficazes em próstatas de volume aumentado.
- Resposta clínica demora 6 meses.

Importante! Reduzem o PSA em cerca de 50%.

Exemplos:
- Finasterida: 5 mg/dia.
- Dutasterida: 0,5 mg/dia.

Outras opções medicamentosas:
- Anticolinérgicos
- Inibidor da fosfodiesterase-5

Fonte: Autoria própria.

Fluxos assistenciais

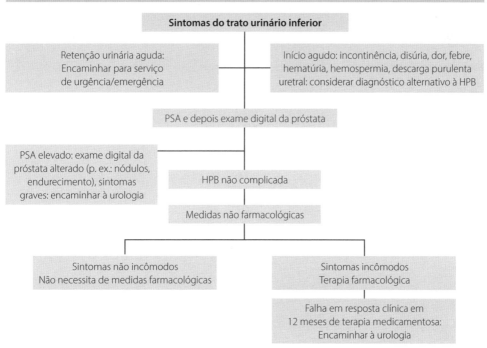

Fonte: Autoria própria.

SELO P4

- Não faça exames de rotina para câncer de próstata em homens assintomáticos, seja usando um teste de antígeno específico da próstata (PSA) ou exame de toque retal. Para homens que desejam o rastreamento, ele só deve ser realizado após o envolvimento em uma tomada de decisão compartilhada.
- Não solicite creatinina ou exames de imagem de modo rotineiro para pacientes com hiperplasia prostática benigna.

Fontes: Choosing Wisely https://www.choosingwisely.org/, Too Much Medicine https://www.bmj.com/too-much-medicine

Bibliografia

- American Urological Association. Management of Benign Prostatic Hyperplasia. AUA Journals [periódico na Internet]. 2014 [acesso em 27 out 2019]. Disponível em: https://www.auanet.org/guidelines/benign-prostatic-hyperplasia-(bph)-guideline/benign-prostatic-hyperplasia-(2010-reviewed-and-validity-confirmed-2014)
- Barry MJ, Fowler FJ Jr, O'Leary MP, Bruskewitz RC, Holtgrewe HL, Mebust WK, Cockett AT. The American Urological Association symptom index for benign prostatic hyperplasia. The Measurement Committee of the American Urological Association. J Urol. 1992 Nov;148(5):1549-57.
- Berger M, Luz Junior PN, Silva Neto B; Koff WJ. Validação estatística do escore internacional de sintomas prostáticos (I-PSS) na língua portuguesa. 1999 25(2): 225-34.
- Bosch JLHR, Hop WCJ, Kirkels WJ, Schroder FH. Natural history of benign prostatic hyperplasia: appropriate case definition and estimation of its prevalence in the community. Urology. 1995 Set;46(3 Suppl A):34-40.
- Kollling MG. Retenção Urinária, Encurtamento do Jato e Problemas Prostáticos. Em: Gusso G, Lopes JMC. Tratado de medicina de família e comunidade. Porto Alegre: Artmed, 2012.
- Simon, Everitt, van Dorp. Oxford Handbook of General Practice. Fourth edition, 2014.

23 | Hipercolesterolemia

Eduardo Picelli Vicentim
José Benedito Ramos Valladão Júnior

O colesterol é uma substância presente no organismo e importante para os processos de funcionamento celular. Portanto, níveis anormais de colesterol não representam uma doença, porém, representam fator de risco de doença cardiovascular. Especificamente, altos valores de LDL e baixos valores de HDL estão associados com aumento do risco de doença cardiovascular.

Durante a avaliação clínica da hipercolesterolemia, é importante observar a possibilidade de ser secundária a causas como: medicamentos (esteroides, tiazídicos, β-bloqueadores, anticoncepcionais, retinoides, antipsicóticos, antirretrovirais), obesidade, hipotireoidismo, diabetes, gestação, tabagismo ($\downarrow$HDL), etilismo, insuficiência renal, síndrome nefrótica, síndrome de Cushing.

Manejo

Terapia não farmacológica: mudanças do estilo de vida são uma parte central do manejo desses pacientes, sendo o tratamento de escolha e devendo ser instituído para todos os pacientes.

As orientações principais são: diminuição de peso (em pessoas com IMC $\geq$ 30 espera-se que uma redução de 10 kg gere uma $\downarrow$7% do LDL e $\uparrow$13% do HDL), dieta (ingesta de gordura < 30% da ingesta calórica diária, ingesta de pelo menos 5 porções de fruta e/ou vegetais ao dia e pelo menos 2 porções de peixe por semana), reduzir ingesta de álcool (< 3 unidades/dia), cessar o tabagismo, realizar atividade física regular (pelo menos 30 minutos 5 vezes por semana).

Terapia farmacológica: não depende do valor do colesterol, deve-se ser avaliado o risco cardiovascular, por meio de ferramentas, como o escore QRISK3, Framingham Risk Score (FRS) e o ASCVD (AHA/ACC) para verificar se existirá indicação de terapia medicamentosa para redução do colesterol total e LDL. Excetuando-se raros casos de hiperlipidemia familiar, não existe evidência que sustente a indicação de estatina meramente para melhorar índices laboratoriais de pessoas que possuam colesterol elevado sem apresentarem risco cardiovascular.

Prevenção primária: não deve ser realizada terapia medicamentosa para indivíduos de baixo risco cardiovascular, independentemente dos níveis de colesterol. Existe alguma evidência que os indivíduos com alto risco cardiovascular (≥ 20% em 10 anos), possam ter benefício superior aos riscos do uso da medicação. Assim, pode ser considerado o uso de estatinas nesses casos.

Prevenção secundária: todos indivíduos, com antecedente de doença cardiovascular, devem receber terapia medicamentosa com estatinas, independentemente dos níveis de colesterol (mesmo aqueles com índices normais).

Fluxos assistenciais

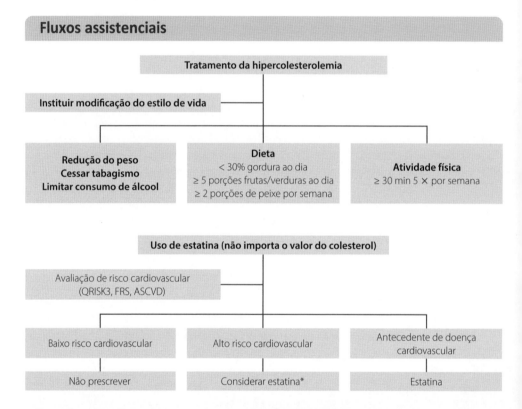

*Avaliar riscos e benefícios, preferências e valores da pessoa de maneira individualizada e fornecer informações ao paciente para decisão compartilhada sobre o uso de estatina.

Fonte: Autoria Própria.

SELO P4

- Não rastreie estenose da artéria carótida em pacientes adultos assintomáticos sem suspeita clínica, apenas por apresentar exame laboratorial com lípides elevados.
- Não use medicamentos caros, quando um medicamento igualmente eficaz e de custo mais baixo estiver disponível.
- Não prescreva rotineiramente medicamentos redutores de lipídios em indivíduos com uma expectativa de vida limitada.

Fontes: Choosing Wisely https://www.choosingwisely.org/, Too Much Medicine https://www.bmj.com/too-much-medicine

Hipercolesterolemia

Bibliografia

- Framingham Heart Study [homepage na Internet]. National Heart, Lung and Blood Institute. https://www.framinghamheartstudy.org/risk-functions/cardiovascular-disease/10-year-risk.php.
- QRisk [homepage na Internet]. University of Nottingham and EMIS. http://www.qrisk.org/
- Ray et al. Statins and All-Cause Mortality in High-Risk Primary Prevention: A Meta-analysis of 11 Randomized Controlled Trials Involving 65 229 Participants. Arch Intern Med, 2010; 170(12):1024-1031.
- Rose, Geoffrey. Estratégias da medicina preventiva. Porto Alegre: Artmed, 2010.
- Taylor F, Huffman MD, Macedo AF, et al. Statins for the primary prevention of cardiovascular disease. Cochrane Database Syst Rev. 2013 Jan 31;1:CD004816.

24 | Hipertrigliceridemia

Eduardo Picelli Vicentim
José Benedito Ramos Valladão Júnior

Os níveis de triglicerídeos (TG) são considerados elevados acima de 200 mg/dL e a hipertrigliceridemia é classificada como representado a seguir:

- Normal: < 150 mg/dL (1,7 mmol/L).
- Limítrofe: 150 a 199 mg/dL (1,7 a 2,2 mmol/L).
- Elevada: 200 a 499 mg/dL (2,3 a 5,6 mmol/L).
- Muito elevada: ≥ 500 mg/dL (≥ 5,7 mmol/L).
- Grave: > 1.000 mg/dL (11,3 mmol/L).

Mudanças do estilo de vida são uma parte central do manejo desses pacientes.

Em pacientes com hipertrigliceridemia leve a moderada (150 a 500 mg/dL) e mesmo em pacientes com níveis de triglicerídeos tão elevadas quanto 1.000 mg/dL, a principal indicação para a terapia medicamentosa é a redução do risco cardiovascular. Não sendo indicado, uso de terapia farmacológica, com o mero objetivo de melhorar índices laboratoriais de triglicerídeos em pacientes de baixo risco cardiovascular.

A terapia farmacológica para redução do risco cardiovascular foi melhor comprovada com o uso de estatina. Mesmo que as estatinas não sejam os medicamentos mais eficazes na redução dos níveis de triglicérides séricos, eles são os agentes hipolipemiantes mais eficazes na redução do risco cardiovascular e, como tal, devem ser a terapia de primeira linha em pacientes com hipertrigliceridemia em que o objetivo da terapia é a redução do risco cardiovascular.

Além disso, existe indicação de tratamento medicamentoso da hipertrigliceridemia em outras duas situações: hipertrigliceridemia familiar, prevenção de pancreatite aguda (TG > 1.000 mg/dL).

Recomendações frente à hipertrigliceridemia

- Instituir mudança do estilo de vida.
- Investigar causa secundária: hipotireoidismo, síndrome nefrótica, diabetes, obesidade, gestação, medicações (β-bloqueadores, antirretrovirais, estrógenos, corticoides, retinoides).
- Avaliar antecedente de doença cardiovascular e risco cardiovascular.
- Avaliar indicação de terapia medicamentosa.

Tratamento medicamentoso

Na presença de alto risco cardiovascular ou antecedente de doença cardiovascular, realizar terapia medicamentosa se:
- Hipertrigliceridemia ≥ 500 mg/dL.

Na ausência de alto risco cardiovascular, realizar terapia medicamentosa com o intuito de prevenção primária de pancreatite aguda se:
- Hipertrigliceridemia > 1.000 mg/dL.

Utilizar fibratos nos casos de:
- Intolerância a estatinas.
- Hiperlipidemia mista não controlada apenas com estatinas.
- Hipertrigliceridemia familiar.

Fluxos assistenciais

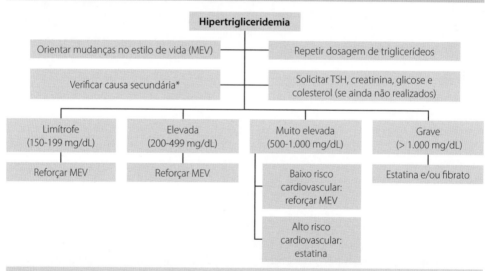

*Hipotireoidismo, síndrome nefrótica, diabetes, obesidade, gestação, etilismo, medicações (β-bloqueadores, antirretrovirais, estrógenos, corticoides, retinoides).

Fonte: Autoria própria.

SELO P4

- Não rastreie estenose da artéria carótida em pacientes adultos assintomáticos sem suspeita clínica, apenas por apresentar exame laboratorial com lípides elevados.
- Não use medicamentos caros, quando um medicamento igualmente eficaz e de custo mais baixo estiver disponível.
- Não prescreva rotineiramente medicamentos redutores de lipídios em indivíduos com uma expectativa de vida limitada.

Fontes: Choosing Wisely https://www.choosingwisely.org/, Too Much Medicine https://www.bmj.com/too-much-medicine

Bibliografia

- Ginsberg HN. Hypertriglyceridemia: new insights and new approaches to pharmacologic therapy. Am J Cardiol. 2001;87(10):1174.
- Gusso G, Lopes JMC. Tratado de Medicina de Família e Comunidade: princípios, formação e prática. Porto Alegre: Artmed; 2012.
- National Cholesterol Education Program (NCEP) Expert Panel on Detection, Evaluation, and Treatment of High Blood Cholesterol in Adults (Adult Treatment Panel III - ATPIII). Circulation 2002; 106:3143.
- NICE clinical guideline 181 (2014). Lipid modification: cardiovascular risk assessment and the modification of blood lipids for the primary and secondary prevention of cardiovascular disease.
- South-Paul JE, Matheny SC, Lewis EL. CURRENT. Medicina de família e comunidade - 3. ed. Porto Alegre: Artmed; 2014.

25 | Hipertensão

José Benedito Ramos Valladão Júnior
Renato Walch

A pressão arterial é uma variável fisiológica presente em todas as pessoas. A ocorrência de níveis pressóricos, persistentemente elevados em determinados indivíduos, não representa uma doença por si só, mas, sim, um fator de risco para doença cardiovascular.

Ao ponderarmos o início da terapia medicamentosa anti-hipertensiva para um paciente, devemos considerar a classificação da hipertensão e a presença de antecedente de doença cardiovascular.

Classificação da PA	PA sistólica (mmHg)	PA diastólica (mmHg)
Normal	< 140	< 90
Hipertensão leve	140-159	90-99
Hipertensão moderada	160-179	100-109
Hipertensão grave	≥ 180	≥ 110

Fonte: Eighth Joint National Committee (JNC 8).

Felizmente, a maioria dos hipertensos são leves (PAS 140-159 e/ou PAD 90-99) e sem antecedente de doença cardiovascular, ou seja, enquadram-se no grupo de prevenção primária de baixo risco cardiovascular. Para esses indivíduos, a terapia não farmacológica, por meio de mudanças no estilo de vida é o tratamento de escolha. Nesse grupo, não há evidência definitiva que determine superioridade de benefícios aos riscos do uso de medicações anti-hipertensivas.

Para os hipertensos moderados, graves ou com antecedente cardiovascular, o tratamento farmacológico com anti-hipertensivos deve ser acrescentado à terapia não farmacológica.

Tratamento não farmacológico	Recomendação
Redução do peso	Manter IMC entre 18,5 e 24,9 kg/m²
Dieta DASH (Dietary Approaches to Stop Hypertension)	Rica em grãos, frutas e vegetais; pobre em gorduras
Redução do consumo de sódio	Adição máx. de 4 g/dia (4 colheres de café rasas)
Atividade física	Realizar atividade física regular: 30 minutos, 5 vezes por semana

Continua...

Continuação

Tratamento não farmacológico	Recomendação
Consumo moderado de álcool	Homens: limitar o consumo para até 30 mL de etanol/dia (1 dose de destilado, 1 taça de vinho, 2 latas de cerveja) Mulheres e indivíduos de baixo peso: limitar o consumo para até 15 mL de etanol/dia
Redução do estresse	Realizar controle do estresse psíquico
Melhora do sono	Respeitar horas diárias fisiológicas de sono

Fonte: American Heart Association (AHA).

Tratamento farmacológico

Deve-se ter, especial cuidado, na escolha do melhor plano medicamentoso a ser implementado, de modo que garanta os melhores resultados no controle pressórico, prevenção de complicações/lesão de órgãos-alvo e garantia de aderência.

Dessa maneira, alguns aspectos devem ser levados em consideração.

Classes de fármacos com melhores desfechos e seus principais efeitos adversos

Anti-hipertensivos de primeira linha:

Diuréticos tiazídicos: hidroclorotiazida 25 mg 1 ×/dia, clortalidona 12,5-25 mg, 1 ×/dia:
- Principais efeitos colaterais: hipopotassemia, hiperuricemia, disfunção erétil
- Evidências: doses maiores não têm efeito adicional na redução da PA

Inibidores da enzima conversora de angiotensina (Ieca): enalapril 5-20 mg, 1-2 ×/dia, captopril 50-150 mg, 2-3 ×/dia:
- Principais efeitos colaterais: tosse seca, hiperpotassemia, alteração de paladar, erupções cutâneas, leucopenia, toxicidade fetal

Bloqueadores do receptor de angiotensina (BRA): losartana 50-100 mg, 1-2 ×/dia:
- Principais efeitos colaterais: hiperpotassemia, erupções cutâneas, toxicidade fetal, tontura

Antagonistas de canais de cálcio:
- **Diidropiridínicos:** anlodipina 2,5-10 mg, 1 ×/dia:
  - Principais efeitos colaterais: cefaleia, edema de tornozelos, rubor facial
- **Não diidropiridínicos:** verapamil 120-480 mg, 2-3 ×/dia, diltiazem 120-480 mg, 1-2 ×/dia:
  - Principais efeitos colaterais: bradicardia, bloqueio atrioventricular, constipação, depressão miocárdica
  - Evitar associação com β-bloqueador em função do risco de bradicardia/assistolia

Anti-hipertensivos de segunda linha:

β-bloqueadores: atenolol 25-100 mg, 1 ×/dia, propranolol 20-160 mg, 1-2 ×/dia, carvedilol 6,25-50 mg, 1-2 ×/dia:
- Principais efeitos colaterais: bradicardia, distúrbio de condução atrioventricular, vasoconstrição periférica, broncospasmo, insônia, astenia, disfunção sexual
- Contraindicações: bloqueio atrioventricular, asma, DPOC (na DPOC a contraindicação é muito relativa)
- Evidências: **não** são mais recomendados como terapia de primeira linha

α-bloqueadores: doxazosina 1-16 mg, 1 ×/dia:
- Principais efeitos colaterais: hipotensão ortostática, edema de tornozelos, palpitações, astenia

Vasodilatadores diretos: hidralazina 50-150 mg, 1-2 ×/dia:
- Principais efeitos colaterais: retenção hídrica, taquicardia reflexa

Inibidores adrenérgicos de ação central: alfametildopa 500-1.500 mg, 2-3 ×/dia, clonidina 0,2-0,6 mg, 2-3 ×/dia:
- Principais efeitos colaterais: hipotensão ortostática, boca seca, fadiga, sonolência, disfunção sexual

Fonte: Autoria própria.

Presença de comorbidades

A presença de comorbidades associadas pode guiar a farmacoterapia no sentido de favorecer a escolha de medicações que possam beneficiar as demais condições, evitando-se a polifarmácia e piora da aderência.

As seguintes condições mostram benefício ao uso das seguintes classes de anti-hipertensivos:
- **Diabetes:** tiazídico, iECA/BRA.
- **Insuficiência cardíaca:** iECA/BRA e β-bloqueador.
- **Angina:** antagonista de canais de Ca^{++}, β-bloqueador.
- **Pós-infarto agudo do miocárdio:** iECA/BRA e β-bloqueador.
- **Insuficiência renal:** iECA/BRA.
- **Enxaqueca:** β-bloqueador.
- **Cefaleia em salvas:** verapamil.
- **Hiperplasia prostática:** α-bloqueador.
- **Osteoporose:** tiazídico.
- **Gestantes:** pindolol ou α-metildopa.

Seguimento

O seguimento deve contemplar: avaliação de medidas para análise de controle pressórico, verificação de aderência medicamentosa, rastreamento de lesão de órgão-alvo e avaliação de risco cardiovascular.

Os exames importantes durante o seguimento para avaliação de comorbidades e lesão de órgão-alvo são: glicose, colesterol total e frações, creatinina, urina tipo 1 ou microalbuminúria em amostra isolada, potássio e eletrocardiograma. Recomenda-se frequência anual para realização de tais exames.

Outros exames (ecocardiograma, fundoscopia direta etc.) devem ser avaliados quanto a necessidade de maneira individualizada, pois não há evidência considerável de sua aplicação para todos os hipertensos.

Fluxos assistenciais

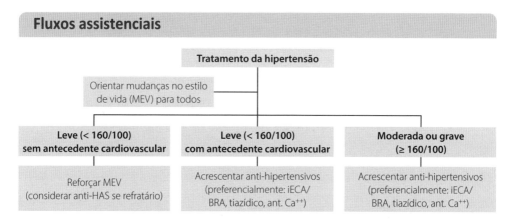

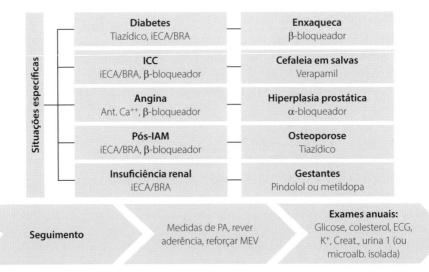

Fonte: Autoria própria.

SELO P4

- Não inicie o tratamento anti-hipertensivo em indivíduos ≥ 60 anos de idade para pressão arterial sistólica (PAS) < 150 mmHg ou pressão arterial diastólica (PAD) < 90 mmHg.
- Não rastreie estenose da artéria renal em pacientes sem hipertensão resistente e com função renal normal, mesmo se aterosclerose conhecida estiver presente.

Fontes: Choosing Wisely https://www.choosingwisely.org/, Too Much Medicine https://www.bmj.com/too-much-medicine

Bibliografia

- 2014 Evidence-Based Guideline for the Management of High Blood Pressure in Adults Report From the Panel Members Appointed to the Eighth Joint National Committee (JNC 8). JAMA. December 18, 2013.
- AHA/ACC guideline on lifestyle management to reduce cardiovascular risk: a report of the American College of Cardiology/American Heart Association task force on practice guidelines. Circulation. 2013.
- Diao D, Wright JM, Cundiff DK, Gueyffier F. Pharmacotherapy for mild hypertension. Cochrane Database Syst Rev. 2012 Aug 15;8:CD006742.
- Hedayati SS, Elsayed EF, Reilly RF. Non-pharmacological aspects of blood pressure management: what are the data? Kidney Int. 2011 May; 1061–1070.
- Hypertension: Clinical management of primary hypertension in adults [homepage na Internet]. National Institute for Health and Clinical Excellence.
- Valladão Júnior JBR, Gusso G, Olmos RD. Manual do Médico-Residente | Medicina de Família e Comunidade. Atheneu, 2017.
- Whelton PK, Carey RM, Aronow WS, et al. Guideline for the Prevention, Detection, Evaluation, and Management of High Blood Pressure in Adults: A Report of the American College of Cardiology/American Heart Association Task Force on Clinical Practice Guidelines. Hypertension. 2018 Jun;71(6):e13-e115.

26 | Hipotireoidismo

José Benedito Ramos Valladão Júnior
Amanda Arlete Ribeiro Firmino

O hipotireoidismo é o principal distúrbio tireoidiano no Brasil e no mundo. Decorre da subprodução dos hormônios tireoidianos T4 e T3. Acomete especialmente as mulheres, em uma proporção de 5 a 8 vezes maior do que nos homens. Além disso, ocorre mais comumente a partir da quinta década de vida.

O hipotireoidismo pode ser devido a:

- Hipotireoidismo primário: ocorre por disfunção tireoidiana.
- Hipotireoidismo secundário: devido a patologia hipofisária que afeta a produção de TSH.
- Hipotireoidismo terciário: fruto de etiologia hipotalâmica que altera a liberação de TRH.

O hipotireoidismo primário responde a quase totalidade dos casos (> 95%), enquanto o hipotireoidismo central (secundário ou terciário) ocorre raramente (< 5% dos casos).

As principais etiologias envolvidas são:

- Hipotireoidismo primário: tireoidite de Hashimoto (tireoidite autoimune crônica), outras formas de tireoidite (pós-parto, subagudas, de Riedel), grave deficiência de iodo, radioterapia, iodoterapia, tireoidectomia, ação de fármacos (antitiroidianos, lítio, amiodarona, contraste radiológico).
- Hipotireoidismo central (secundário/terciário): radioterapia de cabeça, neoplasias do hipotálamo ou hipófise, tumores do SNC (meningioma, glioma, metástases), necrose hipofisária (síndrome de Sheehan).

Diagnóstico

Os sinais e sintomas do hipotireoidismo compreendem múltiplas possibilidades de manifestação: fraqueza, fadiga, intolerância ao frio, mialgia, parestesias, constipação, ganho de peso, depressão, menorragia, rouquidão, pele seca, cabelos finos, língua grossa, edema palpebral, bradicardia, reflexos tendíneos atrasados, atraso puberal, atraso do crescimento. Entretanto, até metade dos pacientes pode ser assintomático ou apresentar sintomas frustros.

Dessa maneira, o diagnóstico de hipotireoidismo sempre deve ser confirmado por exames laboratoriais, uma vez que os sintomas são inespecíficos para concretizarem o diagnóstico por si só.

Na suspeita de hipotireoidismo, a dosagem de TSH deve ser o exame inicial. O intervalo normal do TSH é de 0,5 a 5 mUI/L (podendo haver variações em decorrência de diferentes métodos de análise e distintos valores de referência). Nos casos em que se identifica alteração de TSH, o exame deve ser repetido conjuntamente à dosagem de T4 livre.

> **Importante!**
> Nos casos de suspeita de hipotireoidismo central ou sintomas francos de hipotireoidismo, recomenda-se a realização inicial de dosagem de TSH e T4 livre.

No momento, não há evidências suficientes para recomendar, ou não, o rastreamento de tireoidopatia em adultos assintomáticos. Assim como, não há evidências de que o rastreamento na gestação, altere o desfecho da gravidez.

A dosagem de anticorpos contra tireoperoxidase e tireoglobulina não é recomendada de maneira rotineira, pois a grande maioria dos pacientes (mais de 90%) possui elevações desses marcadores devido a tireoidite crônica autoimune ser a causa responsável pela, quase totalidade, dos casos de hipotireoidismo primário e pelo fato de não modificar a condução clínica.

Adicionalmente, deve-se atentar para a ocorrência de alguns distúrbios orgânicos que podem ocorrer no paciente com hipotireoidismo: anemia de doença crônica (normo/normo), hipercolesterolemia, hiponatremia, hiperprolactinemia, hipoglicemia.

Manejo

O hipotireoidismo primário é diagnosticado por meio do resultado de TSH elevado e T4 livre diminuído, devendo ser implementada terapia de reposição hormonal.

A terapia de reposição hormonal é realizada com levotiroxina, devendo ser iniciada conforme o seguinte esquema:

- < 60 anos e sem comorbidades = iniciar com 50 µg ao dia (pode-se optar pelo início de dose plena de 1,6 µg/kg/dia em adultos jovens hígidos).
- > 60 anos e/ou com comorbidades = iniciar com 25 µg ao dia.

Deve-se avaliar acréscimos de 25 µg para ajuste medicamentoso, por meio da monitorização com dosagens seriadas de TSH, a cada 4-6 semanas. A dose de manutenção terapêutica situa-se em torno de 1,6 µg/kg/dia, porém, o ajuste deverá ser realizado por meio da dosagem TSH.

Pacientes que obtiveram controle adequado, durante o seguimento terapêutico de manutenção, podem ter sua reavaliação com dosagem de TSH espaçadas, paulatinamente, para 6 meses a 12 meses.

> **Importante!**
> O profissional deve ter o TSH como referência para o controle adequado do hipotireoidismo e orientar o paciente quanto a isso, pois os sintomas do hipotireoidismo demoram um maior período para se dissiparem completamente, podendo se manter ao redor de 3 meses, mesmo após obtenção de TSH normal.

Os casos, em que o TSH encontra-se elevado e o T4 livre é normal, caracterizam-se como hipotireoidismo subclínico, para o qual deve ser considerado tratamento com terapia de reposição hormonal em situações excepcionais: TSH > 10 mUI/L, gestantes, infertilidade, bócio, sintomas importantes.

Os casos, em que o TSH encontra-se normal e o T4 livre é diminuído, deve ser considerada a possibilidade de hipotireoidismo central, sendo recomendada a realização de ressonância magnética de crânio para investigação e encaminhamento para seguimento endocrinológico conjunto.

Além disso, os casos de hipotireoidismo refratários à terapia, com bócio volumoso ou nódulos também devem ter seu seguimento realizado em conjunto com um endocrinologista.

Fluxos assistenciais

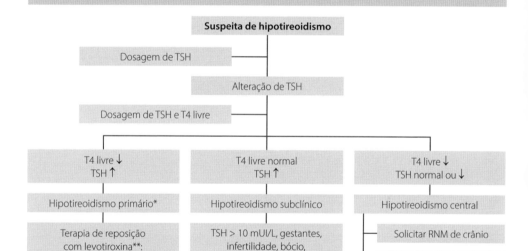

*Encaminhar ao endocrinologista: casos refratários, com bócio volumoso ou nódulos.
**Orientar o paciente ao uso da medicação pela manhã em jejum com água.

Fonte: Autoria própria.

SELO P4

- Não solicite múltiplos exames na avaliação inicial de um paciente com suspeita de doença tireoidiana. Solicite TSH inicialmente e, se anormal, siga com exames adicionais.
- Não solicite T3 (livre ou total) para avaliação do hipotireoidismo ou da dose de terapia com levotiroxina.
- Não realize pesquisa de anticorpos tireoidianos de maneira rotineira.
- Não solicite ultrassonografia de tireoide em pacientes com função tireoidiana alterada sem outras indicações para o exame.

Fontes: Choosing Wisely https://www.choosingwisely.org/, Too Much Medicine https://www.bmj.com/too-much-medicine

Bibliografia

- Hueton WJ. Treatment of hypothyroidism. Am Fam Physician. 2002; 65(12):2438.
- Jonklaas J, Bianco AC, Bauer AJ, et al. Guidelines for the treatment of hypothyroidism. American Thyroid Association Taskforce on thyroid hormone replacement. Thyroid 2014; 24:1670.
- Pearce SH, Brabant G, Duntas LH, Monzani F, Peeters RP, Razvi S, Wemeau JL. 2013 ETA Guideline: Management of Subclinical Hypothyroidism. Eur Thyroid J. 2013 Dec;2(4):215-28. Epub 2013 Nov 27.
- Roberts CG, Ladenson PW. Hypothyroidism. Lancet 2004; 363:793.
- Valladão Júnior JBR, Gusso G, Olmos RD. Manual do Médico-Residente | Medicina de Família e Comunidade. Atheneu, 2017.
- Vissenberg R, van den Boogaard E, van Wely M, et al. Treatment of thyroid disorders before conception and in early pregnancy: a systematic review. Hum Reprod Update. 2012;18:360-373.

27 | Incontinência Urinária

Thiago Boscher da Costa
José Benedito Ramos Valladão Júnior

- É a incapacidade de controlar a micção, havendo perda involuntária de urina e que pode ser causada por vários fatores.
- 27,6% de prevalência em mulheres e 10,5% em homens. É mais comum com o avanço da idade.
- Muitas vezes, apresenta-se como causa de várias outras condições clínicas importantes, como: dermatite perineal, infecção do trato urinário (ITU), quedas, ansiedade, depressão, declínio funcional, que podem, em muitos casos, ser a causa de base de um desfecho letal. O impacto social inclui isolamento, diminuição da atividade sexual, sobrecarga de cuidadores e aumento do risco de internações em residências terapêuticas.

Quatro tipos

- **Esforço (IUE):** causada pela deficiência esfincteriana ou pela hipermobilidade da uretra, causando perda da urina ao esforço (p. ex.: tosse, espirro, exercício). Não há vontade prévia de urinar e tampouco alteração do músculo detrusor.
- **Urgência (IUU):** secundária à instabilidade (contração involuntária) do músculo detrusor, associada a grande desejo miccional.
- **Mista (IUM):** associada à urgência e às situações de aumento da pressão intra-abdominal, sendo uma mistura das duas primeiras.
- **Transbordamento (IUT):** comum em pacientes idosos e debilitados que não percebem o desejo miccional após a capacidade vesical máxima ser ultrapassada. A pressão intravesical torna-se maior que a da uretra, mesmo que o esfíncter esteja competente.

Fatores de risco

Idade, obesidade, diabetes, paridade, tipos de parto, tabagismo, peso do recém-nascido, menopausa, cirurgias ginecológicas, cirurgias pélvicas, medicamentos, tumores, neoplasias, hiperplasia prostática benigna, neurológicas.

Exame físico

Direcionado de acordo com os fatores de risco de cada paciente e gênero.

Exames complementares

Urina tipo 1 e urocultura são mandatórios pela importância do diagnóstico diferencial com infecção do trato urinário.

Na suspeita de outras comorbidades, podem ser solicitados: glicose, ureia, creatinina, hemograma.

Ultrassonografia (USG) dos rins e vias urinárias pode ser útil em casos de suspeita de malformações e resíduo pós-miccional.

Estudo urodinâmico, cistoscopia e urografia excretora podem ser solicitados em casos específicos conforme indicação por especialistas focais.

Tratamento

- **Fisioterapia** para fortalecimento do assoalho pélvico (TMAP – treinamento muscular assoalho pélvico), sendo realizado com recursos como cinesioterapia, dispositivos intravaginais, eletroestimulação e *biofeedback*. Avaliação digital da função muscular do soalho pélvico deve ser realizada antes de iniciar o TMAP.
- **Treinamento vesical:** aumento programado do intervalo entre as micções de modo gradativo.
- **Intervenções do estilo de vida:** tabagismo, obesidade, atividade física, dieta.
- **Produtos de contenção** como fraldas não devem ser considerados, em detrimento das outras tentativas de intervenção terapêutica, mas, às vezes, tornam-se a única opção.
- **Tratar doenças de base** que possam estar associadas a IU.
- **Anticolinérgicos** como a oxibutinina 2,5 a 5 mg (liberação imediata) VO 2 a 3 × por dia (máximo 20 mg por dia) ou 5 mg (liberação lenta) 1 × por dia (máximo 30 mg por dia) podem ser associados para IUU e IUM. São a primeira escolha em casos de bexiga hiperativa. São utilizados em urgência miccional, aumento de frequência urinária e noctúria. Outras opções de anticolinérgicos são tolterodina, solifenacina, darifenacina, fesoterodina e tróspio.
- Outras opções como a pseudoefedrina 15-50 mg VO 3 × por dia, a imipramina 10-25 mg VO 1 × por dia e a duloxetina 80 mg por dia podem ser utilizadas em casos de IUE.
- **Tratamento cirúrgico:** conforme avaliação de especialista focal (urologista, ginecologista). Reservado para casos específicos com complicações, doenças associadas, refratariedade clínica.

Incontinência Urinária

Fluxograma assistencial

Algoritmo de avaliação e tratamento de IU em mulheres

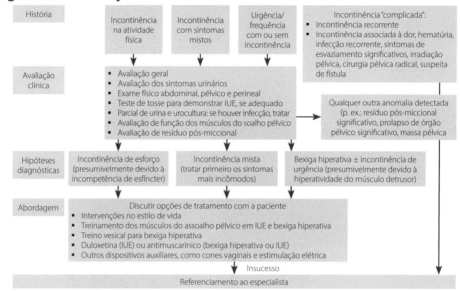

Fonte: Recomendações da European Association of Urology. EAU Guidelines. Edn. presented at the EAU Annual Congress Amsterdam, 2020. ISBN 978-94-92671-07-3.

Algoritmo de avaliação e tratamento de IU em homens

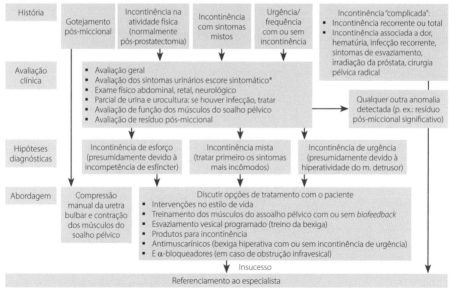

Fonte: Recomendações da European Association of Urology. EAU Guidelines. Edn. presented at the EAU Annual Congress Amsterdam, 2020. ISBN 978-94-92671-07-3.
*Barry MJ, et al (1992).

SELO P4

- Não realize ultrassonografia de rins e vias urinárias, estudo urodinâmico, cistoscopia ou urografia excretora de rotina para a avaliação de incontinência.
- Não utilize sondas vesicais de demora para incontinência, conveniência ou monitoramento em pacientes com doença não complicada.

Fontes: Choosing Wisely https://www.choosingwisely.org/, Too Much Medicine https://www.bmj.com/too-much-medicine

Bibliografia

- Barry MJ, Fowler FJ Jr, O'Leary MP, Bruskewitz RC, Holtgrewe HL, Mebust WK, Cockett AT. The American Urological Association symptom index for benign prostatic hyperplasia. The Measurement Committee of the American Urological Association. J Urol. 1992 Nov;148(5):1549-57.
- Bettez M, Tu le M, Carlson K, et al. 2012 update: guidelines for adult urinary incontinence collaborative consensus document for the canadian urological association. Can Urol Assoc J. 2012;6(5):354-363. doi: 10.5489/cuaj.12248.
- Nambiar AK, Bosch R, Cruz F, et al. EAU Guidelines on Assessment and Nonsurgical Management of Urinary Incontinence. Eur Urol. 2018;73(4):596-609. doi: 10.1016/j.eururo.2017.12.031.
- Recomendações da European Association of Urology. EAU Guidelines. Edn. presented at the EAU Annual Congress Amsterdam, 2020. ISBN 978-94-92671-07-3.
- Verdejo-Bravo C, Brenes-Bermúdez F, Valverde-Moyar MV, Alcántara-Montero A, Pérez-León N. Documento de consenso sobre vejiga hiperactiva en el paciente mayor [Consensus document on overactive bladder in older patients]. Rev Esp Geriatr Gerontol. 2015;50(5):247-256. doi: 10.1016/j.regg.2015.04.001.

28 | Infecção do Trato Urinário

Rodolfo Luciano Galeazzi
José Benedito Ramos Valladão Júnior

Trata-se de uma infecção do urotélio, em especial, bexiga e rim. Na vida adulta, tem incidência bem maior em mulheres (48% das mulheres apresentam pelo menos um episódio de infecção urinária ao longo da vida). Podemos classificar essas infecções em:

Cistite não complicada: infecção da bexiga (ITU baixa) em pacientes sem alterações anatômicas e funcionais, nem condições associadas, como: nefrolitíase e imunossupressão.

Principal causa: ascensão bacteriana de *E. coli* (75% a 95%), *Klebsiella pneumoniae*, *Proteus mirabilis*, dentre outras.

Investigação: não é necessário exames complementares. Exceto, falha terapêutica, recorrência precoce (< 30 dias) ou incerteza diagnóstica: urina 1 e urocultura.

Manejo: antibiótico empírico com nitrofurantoína 50 a 100 mg, de 6/6 h ou fosfomicina 3 g, dose única.

Fonte: Autoria própria.

Comentários

- Nitrofurantoína liberação imediata (100 mg 6/6 h 3-5 dias) e nitrofurantoína de liberação prolongada/mono-hidratada (100 mg 12/12 h 3-5 dias) têm eficácias superiores a Fosfomicina 3 g dose única.
- Não se trata bacteriúria assintomática (exceto em grávidas).
- Flora mista na urocultura é considerado contaminação.
- É esperado que mulheres em idade fértil tenham, em média, uma cistite por ano.

Cistite de repetição: pelo menos 2 episódios em 6 meses ou pelo menos 3 episódios em 12 meses, a maioria ocorre por reinfecção em vez de recidivas.

Fatores predisponentes: fatores genéticos, história familiar, primeiro episódio antes dos 15 anos, atividade sexual, anomalia anatômica, estenose, calculose, cistocele, incontinência urinária, bexiga neurogênica, refluxo vesicoureteral, resíduo pós-miccional ou uso de cateter vesical.

Exame complementares: apenas em situações especiais, como: bexiga neurogênica, hematúria, aumento da creatinina, recidivas, história de cálculo, ITU na infância.

Manejo: aumento da ingesta hídrica, higiene, micção pós-coito, estrogênio tópico (menopausa), profilaxia com antibiótico (contínuo ou pós-coito), Cranberry (divergência na literatura).

Fonte: Autoria própria.

Importante!
- Não se deve utilizar levofloxacina e ciprofloxacina no tratamento empírico de cistite não-complicada pelo risco de resistência e efeitos colaterais, como: tendinopatia, alteração neurológica, alteração glicêmica, entre outros.

Pielonefrite: infecção em rins (ITU alta) comumente por ascensão bacteriana, mas pode ser por via hematogênica ou linfática.

Sinais clínicos: febre, taquicardia, prostração, dor lombar e Giordano positivo.

Investigação: urocultura e antibiograma.

Manejo: antibiótico empírico por 7 a 14 dias com Levofloxacina 750 mg/dia ou Ciprofloxacino 500 mg 12/12 h ou Cefuroxima 500 mg 12/12 h ou Amoxicilina + Clavulanato 12/12 h.

Fonte: Autoria própria.

Comentários

- Sulfametoxazol-trimetoprima apresenta resistência superior a 20% em diversas regiões do Brasil.
- Beta-lactâmicos, Fosfomicina e Nitrofurantoína não concentram bem na pelve renal, possuindo utilidade limitada nos casos de pielonefrite.

Situações especiais:
- Investigar pielonefrite que, após 72 horas de tratamento com antibiótico adequado e sensível, persistem os sintomas e febre (referenciar se não tiver acesso a USG, CT ou cintilografia renal).
- Macrohematúria persistente após erradicação da infecção e sem causa aparente, necessita de cistoscopia.

Infecção do Trato Urinário

Fluxos assistenciais

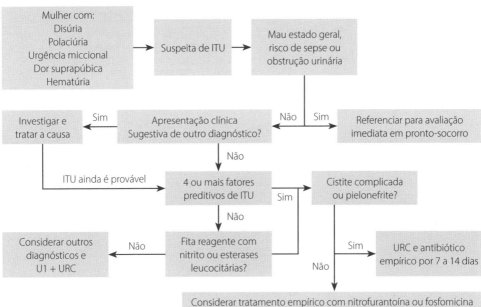

ITU em homens:
Sempre investigar com U1+ URC e considerar a possibilidade de comorbidades associadas:
- Obstrução urinária (cálculos, tumores, malformações congênitas, aumento da próstata).
- Corpos estranhos, como as sondas.
- Doenças neurológicas que favoreçam a estase urinária vesical por alterações na inervação.
- Infecções sexualmente transmissíveis (uretrite, descarga uretral).

Fonte: Autoria própria.

SELO P4

- Não usar antimicrobianos para tratamento de bacteriúria assintomática, a menos que existam situações específicas que o justifiquem.
- Evite solicitar culturas de urina de acompanhamento após o tratamento de uma infecção do trato urinário (ITU) não complicada em pacientes que apresentam evidências de resolução clínica da infecção.
- Evite usar fluoroquinolona para o tratamento de primeira linha de infecções não complicadas do trato urinário (ITUs) em mulheres.
- Não prescreva antimicrobianos para pacientes que usam cateterismo permanente ou intermitente da bexiga, a menos que haja sinais e sintomas de infecção urinária.

Fontes: Choosing Wisely https://www.choosingwisely.org/, Too Much Medicine https://www.bmj.com/too-much-medicine.

Bibliografia

- American College of Obstetricians and Gynecologists Practice Bulletin No. 91: Treatment of urinary tract infections in nonpregnant women. Obstetrics & Gynecology. 2008 Mar;111:785-94.

- Anger J, Lee U, Ackerman AL, Chou R, Chughtai B, Clemons JQ, Hickling D, Kapoor A, Kenton KS, Kaufman MR, Rondanina MA, Stapleton A, Stothers L, Chai TC. Recurrent Uncomplicated Urinary Tract Infections in Women: AUA/CUA/SUFU Guideline. 2019 Aug:202(2):282-89.
- Gupta K, Hooton TM, Naber K, Wullt B, Colgan R, Miller LG, Moran GJ, Nicolle LE, Raz R, Schaeffer AJ, Soper DE. International clinical practice guidelines for the treatment of acute uncomplicated cystitis and pyelonephritis in women: A 2010 Update by the Infectious Diseases Society of America and the European Society for Microbiology and Infectious Diseases. Clinical Infectious Diseases 2011 Mar;52(5):e103-e120.
- Nicolle LE, Bradley S, Colgan R, Rice JC, Schaeffer A, Hooton TM. Infectious Diseases Society of America, American Society of Nephrology, American Geriatric Society. Infectious Diseases Society of America guidelines for the diagnosis and treatment of asymptomatic bacteriuria in adults. Clin Infect Dis. 2005 Mar 1;40(5):643-54.
- US Food and Drug Administration. FDA Drug Safety Communication: FDA advises restricting fluoroquinolone antibiotic use for certain uncomplicated infections; warns about disabling side effects that can occur together, July 26 2016.

29 | Infertilidade

Olivia Ferreira Lucena
José Benedito Ramos Valladão Júnior

A infertilidade é uma condição médica, definida pela dificuldade de um casal conceber, após 1 ano de tentativa, com relações sexuais regulares, sem uso de contraceptivo de qualquer tipo, em mulheres com menos de 35 anos e após 6 meses em mulheres com 35 anos ou mais.

A infertilidade pode ter causas masculinas e femininas.

Infertilidade feminina: ocorre em uma incidência de 37%, nos casais inférteis, quando ocorre de maneira isolada e gira em torno 35%, quando combinada com a infertilidade masculina.

Causas: distúrbios ovulatórios (25%); endometriose (15%); adesões pélvicas (12%); bloqueio tubário (11%); outras anormalidades tubárias (11%) e hiperprolactinemia (7%).

Investigação: anamnese contendo tempo de tentativa de gestação, histórico patológico e ginecológico pregressos, incluindo histórico menstrual detalhado, tipo de métodos contraceptivos utilizados durante a vida e cirurgias submetidas, além do histórico familiar (casos de infertilidade na família, mutações genéticas etc.), e os hábitos de vida da tentante, associado ao exame físico, incluindo avaliação ginecológica, exames complementares laboratoriais e de imagem (ultrassonografia, videolaparoscopia diagnóstica e histerossalpingografia) solicitados de conforme o caso em investigação.

Manejo: iniciar investigação, tratar causas bases e referenciar ao especialista em infertilidade.

Fonte: Autoria própria.

Infertilidade masculina: corresponde a 8% de ocorrência de maneira isolada.

Causas: distúrbios endócrinos e sistêmicos (mais comum: hipogonadismo hipogonadotrófico – 2% a 5%); defeitos testiculares primários na espermatogênese (65% a 80%); distúrbio de transporte do esperma (5%) e infertilidade masculina idiopática (10% a 20%).

Investigação: anamnese completa questionando histórico de doenças ou situações que podem influenciar na espermatogênese (doenças infeciosas – como a parotidite epidêmica quando adulto, tuberculose e/ou sarcoidose, histórico de trauma, câncer ou irradiação, hipo/hipertireoidismo, uso de drogas, dentre outras questões relevantes), associado ao exame físico, exames laboratoriais e espermograma.

Manejo: iniciar investigação, tratar causas bases e referenciar ao especialista em infertilidade.

Fonte: Autoria própria.

CAPÍTULO 29

A avaliação básica do casal infértil deve conter avaliação do fator masculino, cujo rastreamento inicial é o espermograma, avaliação da cavidade uterina e do desenvolvimento folicular, por meio de USG endovaginal e/ou videolaparoscopia e dosagens hormonais e avaliação da permeabilidade tubária, por meio de histerossalpingografia.

Importante!
O papel mais importante do médico de família, nesse processo, é a identificação dos fatores de risco e hábitos de vida, que o paciente possui, que podem agravar a condição ou retardar a obtenção do resultado esperado nesse processo de investigação da infertilidade. Além disso, partes da avaliação da infertilidade pode ser iniciada pelo médico de família, com posterior referenciamento para o especialista focal para investigação minuciosa, incluindo testes terapêuticos e/ou invasivas para diagnóstico, além de esclarecer dúvidas referentes ao tratamento.

Não esqueça!
Para uma abordagem humanizada vem sendo utilizado o termo "casal subfértil" em vez de "casal infértil" para os tentantes em investigação.

Fluxos assistenciais

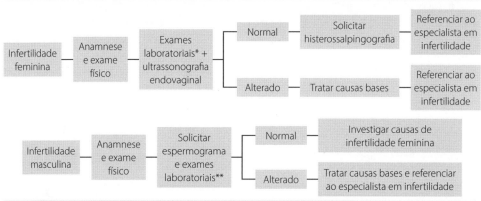

*Os exames laboratoriais devem ser individualizados para cada caso, porém, é indispensável a solicitação dos hormônios (progesterona, prolactina, LH, FSH, TSH e perfil androgênico – testosterona, androstenediona e sulfato de desidroepiandrosterona (S-DHEA) – se oligomenorreia e/ou irregularidade menstrual) e as sorologias para rastreamento de doenças infecciosas, incluindo pesquisa de clamídia.
**A avaliação laboratorial em homens deve ser feita nas seguintes condições: concentração espermática inferior ou igual a 5 milhões de espermatozoides, presença de disfunção erétil e/ou sinais ou sintomas clínicos de testosterona baixa.
***Além da avaliação clínica, a avaliação da saúde mental e o apoio emocional deve ser oferecido para o casal tentante por ser tratar de um momento delicado no ciclo de vida desses pacientes.

Fonte: Autoria própria.

SELO P4

- Não realize laparoscopia diagnóstica de rotina para a avaliação de infertilidade.
- Não realize dosagem de prolactina como parte da avaliação de infertilidade de rotina em mulheres com menstruação regular.
- Não realize testes avançados de função espermática, como penetração espermática ou ensaios hemizona, na avaliação inicial do casal infértil.

- Não realize teste pós-coito para avaliar a infertilidade.
- Não solicite testes de trombofilia de rotina para a avaliação de infertilidade.
- Não realize testes imunológicos como parte da avaliação de infertilidade de rotina.
- Não realize biópsia endometrial na avaliação de rotina da infertilidade.
- Não prescreva testosterona ou derivados de testosterona para homens em situação de tentativa de gestação de parceira ou perante infertilidade conjugal.

Fontes: Choosing Wisely https://www.choosingwisely.org/, Too Much Medicine https://www.bmj.com/too-much-medicine

Bibliografia

- Cunningham J. Infertility: A primer for primary care providers. JAAPA. 2017 Sep;30(9):19-25.
- Manual de Orientação: Reprodução Humana. Febrasgo 2011.
- Practice Committee of American Society for Reproductive Medicine. Definitions of infertility and recurrent pregnancy loss. Fertil Steril 2008; 90:S60.
- Practice Committee of American Society for Reproductive Medicine. Diagnostic evaluation of the infertile female: a committee opinion. Fertil Steril 2012; 98:302.

30 | Insuficiência Cardíaca

José Benedito Ramos Valladão Júnior
Bruna Calezane Storch

A insuficiência cardíaca é uma anormalidade da função cardíaca, caracterizada pela incapacidade do coração manter uma taxa de perfusão adequada às necessidades metabólicas dos tecidos.

Dentre as principais causas de insuficiência cardíaca, destacam-se: doença arterial coronariana, hipertensão arterial sistêmica, valvulopatias, miocardiopatias.

Os principais sintomas de manifestação da insuficiência cardíaca são: queixas de dispneia e cansaço. Também deve ser investigada a presença de outros sintomas e sinais típicos, como: ortopneia, dispneia paroxística noturna (DPN), tosse, edema de membros inferiores, palpitação, crepitações à ausculta pulmonar, estase jugular, refluxo hepatojugular, presença de B3 e/ou B4 à ausculta cardíaca, íctus aumentado à palpação.

A suspeita de insuficiência cardíaca deve ser especialmente realizada frente a pacientes idosos que possuem doença cardiovascular, pois as manifestações da insuficiência cardíaca apenas ocorrem de maneira mais exuberante após uma longa história natural assintomática, em que a atuação do médico de família na investigação da insuficiência cardíaca como resultado de lesão de órgão-alvo de doenças cardiovasculares é importante para sua identificação e início precoce de terapias de diminuição da progressão do remodelamento cardíaco.

Também é importante o conhecimento de fatores de descompensação da insuficiência cardíaca, que são os responsáveis pela sobrecarga adicional do coração e exacerbação dessa enfermidade: infecções, má aderência ao tratamento, efeito adverso de fármacos (especialmente AINEs), arritmias cardíacas, infarto agudo do miocárdio, embolia pulmonar, aumento do débito cardíaco (anemia, hipertireoidismo, gestação).

Diagnóstico

O diagnóstico de insuficiência cardíaca é eminentemente clínico. Na atenção primária, por exemplo, a identificação de manifestações típicas como ortopneia, dispneia paroxística noturna (DPN), edema de membros inferiores e crepitações à ausculta pulmonar associada ao julgamento clínico, garantem uma estimativa de probabilidade pós-teste de insuficiência cardíaca maior do que 95%.

Desse modo, o uso de exames complementares para avaliação da insuficiência cardíaca é utilizado especialmente como recurso para diagnóstico diferencial, prognóstico e acompanhamento clínico. Dentre os exames, é importante citar:

- Radiografia de tórax: pode demonstrar cardiomegalia, cefalização da trama vascular, linhas B de Kerley e congestão hilar.
- Eletrocardiograma: pode mostrar aumento de câmaras cardíacas, doenças cardíacas subjacentes (cardiopatia isquêmica, arritmias).
- Ecocardiograma: permite avaliação da fração de ejeção que é um importante marcador de disfunção sistólica quando diminuída, porém, até 50% dos pacientes apresenta insuficiência cardíaca com fração de ejeção normal (IC diastólica). Deve ser utilizado com parcimônia, pois sua realização rotineira para o seguimento dessa enfermidade pouco acrescenta no manejo do caso.
- Exames laboratoriais:
  - Peptídeo natriurético cerebral (BNP): útil no diagnóstico diferencial com doenças pulmonares. Valores superiores a 100 pg/mL definem o diagnóstico de falência ventricular.
  - Ureia, creatinina, sódio e potássio: devem ser realizados periodicamente, durante o seguimento, pois a insuficiência renal devido à baixa perfusão crônica é uma das principais causas de morbimortalidade na insuficiência cardíaca. Além disso, hipercalemia está associada ao uso de IECA/BRA e, especialmente, espironolactona, devendo sempre ser monitorado os níveis de potássio. A hiponatremia está relacionada com pior prognóstico e na sua identificação deve ser recomendada restrição hídrica.

Manejo

Para o adequado manejo da insuficiência cardíaca é importante o seu estadiamento e classificação funcional.

Estadiamento da insuficiência cardíaca (ACC/AHA)		
Estágio	*Descrição*	*Situações*
A (de risco)	Indivíduos com fatores de risco para IC, sem alteração funcional ou estrutural	HAS, DM, insuficiência coronariana, tabagistas, etilistas, história familiar
B (assintomática)	Indivíduos assintomáticos (sem alterações funcionais), mas com cardiopatia estrutural	Hipertrofia ou dilatação ventricular esquerda, valvulopatia, IAM
C (sintomática)	Pacientes sintomáticos ou assintomáticos na vigência de tratamento	Pacientes com insuficiência cardíaca compensada ou descompensada classificado em alguma das classes funcionais
D (refratária)	Sintomas acentuados em repouso, apesar de terapia máxima e que requerem intervenções especializadas	Pacientes refratários ao tratamento, com múltiplas descompensações e internações, em oxigenoterapia ou aguardando transplante

Fonte: American Heart Association (AHA).

A classificação por estágios é utilizada, basicamente, para avaliação de prognóstico, não se admitindo retorno do paciente para estágios anteriores.

Classificação funcional da New York Heart Association (NYHA)	
Classe I	Sem limitação: atividades habituais não causam sintomas Podem existir sintomas aos grandes esforços
Classe II	Limitação leve: confortável em repouso, mas médios esforços e atividades habituais causam sintomas
Classe III	Limitação importante: confortável em repouso, mas atividades mínimas causam sintomas
Classe IV	Incapacitante: sintomas em repouso

Fonte: New York Heart Association (NYHA).

A classificação funcional da NYHA é utilizada para definir o paciente em relação aos sintomas atuais e é utilizada para verificar resposta à terapêutica. Deve, assim, ser regularmente usada para guiar e ajustar as terapias voltadas ao controle da insuficiência cardíaca. Portanto, um paciente pode retornar de classe funcional, conforme compensação do quadro, por meio da obtenção de sucesso terapêutico.

Tratamento não farmacológico

O tratamento não medicamentoso da insuficiência cardíaca deve ser centrado em medidas de mudança de hábitos de vida, que garantam o controle de comorbidades associadas com a progressão e descompensação da IC (hipertensão, diabetes, dislipidemia, doença coronariana). Deve ser orientada a necessidade de dieta balanceada com ingesta máxima de até 4 g de sal por dia, obtenção/manutenção de peso adequado, prática de atividade física regular, cessação de tabagismo e etilismo, vacinação (influenza: anualmente, pneumococo: a cada 3 anos). A restrição hídrica só deve ser aconselhada em casos de IC grave com hiponatremia.

Tratamento farmacológico

O tratamento medicamentoso deve sempre compreender a prescrição de fármacos que aumentam a sobrevida ao inibir o remodelamento cardíaco (IECA/BRA, β-bloqueadores, espironolactona). Assim, a prescrição de IECA associado a β-bloqueador é recomendada para todos os pacientes com insuficiência cardíaca. O acréscimo de espironolactona deve ser feito naqueles com classe funcional III ou IV.

Medicações para alívio sintomático da insuficiência cardíaca podem ser usadas na vigência de sintomas, destacando-se os diuréticos (preferencialmente, furosemida) e digitálicos (contraindicados na presença de bradicardia ou boqueio cardíaco).

O uso de bloqueadores do receptor de angiotensina (BRA) é realizado na existência de intolerância aos IECA. Por sua vez, quando existe intolerância ao IECA e BRA (alergia, hipercalemia, insuficiência renal grave), a associação de hidralazina e nitrato é indicada em substituição.

Principais medicações envolvidas no manejo da insuficiência cardíaca

Medicamento	Dose inicial (mg/dia)	Dose-alvo (mg/dia)	Frequência diária	Efeitos colaterais principais
Inibidores da enzima conversora de angiotensina (IECA)				
Captopril	37,5-75	75-150	2-3 ×/dia	Tosse, hipotensão, diminuição da função renal, hipercalemia
Enalapril	5-10	20-40	1-2 ×/dia	
β-bloqueadores				
Bisoprolol	1,25-2,5	5-10	1 ×/dia	Bradicardia, hipotensão, fadiga, congestão
Metoprolol	12,5-25	100-200	1-2 ×/dia	
Carvedilol	6,25-12,5	50-100	2 ×/dia	
Antagonista do receptor de aldosterona				
Espironolactona	12,5	25-50	1 ×/dia	Hipercalemia, ginecomastia
Diuréticos				
Furosemida	20-40	20-160	1-3 ×/dia	Desidratação, hipocalemia, hipernatremia, hipocalcemia
Digitálicos				
Digoxina	0,125	0,125-0,5	1 ×/dia	Anorexia, náusea/vômito, diarreia, confusão mental, psicose
Bloqueadores do receptor de angiotensina (BRA)				
Losartana	25	100	1 ×/dia	Hipotensão, diminuição da função renal, hipercalemia
Outros vasodilatadores				
Hidralazina	50-100	200	4 ×/dia	Hipotensão postural, cefaleia
Dinitrato de isossorbida	30	120	3 ×/dia	

Fonte: Autoria própria.

Fluxos assistenciais

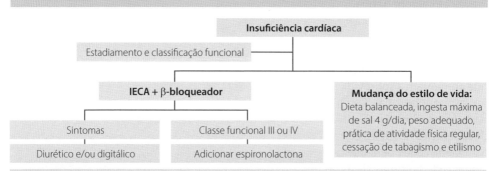

Seguimento:
- A farmacoterapia com drogas que aumentam a sobrevida (IECA, β-bloqueador, espironolactona) deve ter como alvo a maior dose tolerável pelo paciente.
- Deve ser realizado, regularmente, exame laboratorial com dosagem de creatinina, ureia, sódio e potássio (a cada 6-12 m).
- Recomenda-se a vacinação contra influenza anual e contra pneumococo a cada 3 anos.

Fonte: Autoria própria.

Insuficiência Cardíaca 141

SELO P4

- Não realize ecocardiograma de rotina na avaliação ou acompanhamento de pacientes com insuficiência cardíaca, a menos que exista dúvida diagnóstica ou piora do quadro, em que o resultado do exame lhe possa indicar uma mudança de condução clínica.
- Não utilize espironolactona no tratamento de pacientes em classe funcional I e II.
- Não mantenha o uso de diuréticos e/ou digitálicos frente a ausência de sintomas insuficiência cardíaca.

Fontes: Choosing Wisely https://www.choosingwisely.org/, Too Much Medicine https://www.bmj.com/too-much-medicine

Bibliografia

- Heran BS, Musini VM, Bassett K, Taylor RS, Wright JM. Angiotensin receptor blockers for heart failure. Cochrane Database of Systematic Reviews 2012, Issue 4. Art. No.: CD003040. DOI: 10.1002/14651858. CD003040.pub2.
- Ponikowski P, Voors AA, Anker SD, et al. 2016 ESC Guidelines for the diagnosis and treatment of acute and chronic heart failure: The Task Force for the diagnosis and treatment of acute and chronic heart failure of the European Society of Cardiology (ESC), Developed with the special contribution of the Heart Failure Association (HFA) of the ESC. Eur Heart J. 2016;37(27):2129-2200.
- Wang CS, FitzGerald JM, Schulzer M, Mak E, Ayas NT. "Does this dyspneic patient in the emergency department have congestive heart failure?" In Simel DL, Rennie D, Keitz SA, eds. The Rational Clinical Examination: Evidence-Based Clinical Diagnosis. NY: McGraw-Hill; 2008:195-208.
- Yancy CW, Jessup M, Bozkurt B, et al. 2017 ACC/AHA/HFSA Focused Update of the 2013 ACCF/AHA Guideline for the Management of Heart Failure: A Report of the American College of Cardiology/American Heart Association Task Force on Clinical Practice Guidelines and the Heart Failure Society of America. Circulation. 2017;136(6):e137-e161.

31 | Litíase Urinária

Natália de Souza Zinezi
Aline de Souza Oliveira

É definida pela presença de cálculo (depósito mineral cristalino) no sistema urinário. A maioria dos cálculos é composto por cálcio, principalmente, oxalato de cálcio e fosfato de cálcio. Outros tipos, principais, incluem cálculos de ácido úrico, estruvita e cistina.

A formação de cálculos pode ocorrer devido à supersaturação da urina por sais, como consequência de níveis elevados de solutos urinários e/ou níveis reduzidos de inibidores de cálculos. Volume urinário baixo e pH urinário anormal também contribuem para esse processo.

Epidemiologia

A prevalência varia de acordo com idade, sexo, etnia, localização geográfica e fatores ambientais. Aumenta com a idade e é maior nos homens em relação às mulheres, e nos brancos em relação aos negros, asiáticos e hispânicos.

Fatores de risco

- História pessoal e familiar de litíase urinária.
- Maior absorção entérica de oxalato de cálcio.
- Infecção urinária de repetição do trato superior.
- Obesidade.
- Gota.
- Diabetes *mellitus*.
- Hipertensão.
- Baixa ingesta de líquidos.
- Uso de medicamentos precipitadores.
- Urina persistentemente ácida (pH ≤ 5,5).

Clínica

Nem todo cálculo é sintomático. Quando presente, o sintoma mais comum é a DOR, que pode ter as seguintes características:
- Intensidade: leve a intensa.

- Intermitente.
- Localização: em região lombar, com ou sem irradiação.
- Irradiação: para flanco, testículo ipsilateral nos homens e lábio maior ipsilateral nas mulheres.
  Outros sintomas:
- Hematúria: também está presente na maioria dos casos, contudo, geralmente é microscópica.
- Náusea/vômitos: ocorre, especialmente, nos quadros de dor intensa.
- Sintomas urinários: disúria e urgência miccional.

Diagnóstico

Avaliação com exame de imagem deve ser realizada na suspeita diagnóstica para avaliação do tamanho e a da localização do cálculo, os quais são importantes para prever a probabilidade de passagem espontânea e orientar o manejo clínico.

- **Tomografia computadorizada (TC):** exame de maior acurácia, sem necessidade de contraste, porém, tem a desvantagem de exposição à radiação.
- **Ultrassonografia de rins e vias urinárias:** detecta a maioria dos cálculos, além de detectar, com confiabilidade, a hidronefrose e outras causas de dor abdominal.
- **Radiografia:** tem baixa acurácia quando utilizada isoladamente, pode ser utilizada para guiar a realização da ultrassonografia e para acompanhamento de cálculo identificado previamente.

Geralmente, a tomografia é solicitada quando a ultrassonografia e a radiografia são negativas para litíase urinária, associada à alta suspeita clínica. Sendo assim, a complementação diagnóstica com exame de imagem deve ser individualizada, levando em consideração alguns fatores, como presença ou impossibilidade de afastar gestação, risco de exposição à dose cumulativa de radiação, necessidade de maior acurácia diagnóstica, necessidade de planejamento terapêutico e disponibilidade do exame.

Manejo

Muitos pacientes com litíase renal aguda podem ser manejados, conservadoramente, com analgesia e hidratação, pois ocorrerá expulsão espontânea, pela grande maioria das pessoas, sem necessidade do risco de se submeter a procedimentos. Estima-se que cálculos de até 2 mm sejam eliminados por 95% das pessoas e que cálculos entre 2 a 4 mm sejam expulsos em pelo menos 76%-83%. O tempo para eliminação do cálculo é muito variável, sendo observada maior chance de eliminação mais precocemente, conforme menor o tamanho do cálculo. Estima-se que a eliminação ocorra em torno de 40 a 60 dias após a detecção, em cerca de 95% dos pacientes com cálculos de até 4 mm.

Dessa maneira, o tratamento é conservador é altamente indicado em cálculos urinários de até 6 mm sem sinais de complicações. Além disso, também pode ser uma opção em alguns cálculos não complicados entre 6 e 10 mm.

No entanto, como: cálculos maiores que 10 mm, infecção urinária, existência de sinais de sobrecarga do sistema urinário ou alteração de função renal.

Tratamento conservador

- **Analgesia:** anti-inflamatórios (são indicados, se não existir comprometimento do funcionamento do rim), analgésicos como paracetamol e dipirona, Buscopan® Composto, e, em crises mais fortes, medicações opioides como Tramal® e morfina. Os AINEs são tão eficazes quanto os opioides, causam menos efeitos colaterais e requerem menos analgesia de resgate.
- **Hidratação:** recomenda-se a ingesta de 2 a 3 litros de água ao dia.
- **Terapia expulsiva medicamentosa:** a nifedipina e os antagonistas α-adrenérgicos (tansulosina, terazosina e doxazosina) relaxam a musculatura dos ureteres e facilitam a eliminação dos cálculos. A droga mais comumente utilizada e com maior número de estudos é a tansulosina, sugerindo-se o uso na dose de 0,4 mg/dia, antes de deitar-se.

Tratamento cirúrgico

Existem situações em que há benefício da realização de algum procedimento para eliminação do cálculo urinário. Todos os pacientes com critérios de indicação para tratamento cirúrgico devem ser encaminhados ao urologista.

Indicações de tratamento cirúrgico
Cálculos > 10 mm
Cálculos < 10 mm persistentes
Dor intratável
Infecção urinária
Sinais de sobrecarga do sistema urinário
Alteração de função renal

Fonte: Adaptado de Zumstein V et al. (2018).

Critérios de transferência

Há necessidade de avaliação de emergência em pronto-socorro frente aos seguintes sinais de alarme:

Sinais de alarme
Urosepse
Oligúria ou anúria
Dor sem controle ambulatorial
Insuficiência renal aguda
Obstrução renal com hidronefrose

Fonte: Autoria própria.

Fluxos assistenciais

História clínica e exame físico: dor lombar com irradiação para flanco, testículo ou lábio maior ipsilateral. Outros sintomas incluem náusea, vômitos, disúria e urgência miccional. A dor à percussão renal está presente na maioria dos casos. Pesquisar sinais de sepse e de outras causas para dor abdominal.

Investigação: hemograma completo, urinálise, creatinina e exame de imagem. A escolha do exame de imagem deve ser individualizada. Análise metabólica (sérica e urinária) deve ser realizada após expulsão do cálculo ou após tratamento cirúrgico em pacientes com risco de recorrência.

Manejo inicial: compressa morna local, hidratação e analgesia medicamentosa. Não há superioridade dos opiáceos em relação aos AINEs. Os AINEs mais estudados são diclofenaco, cetorolaco e indometacina.

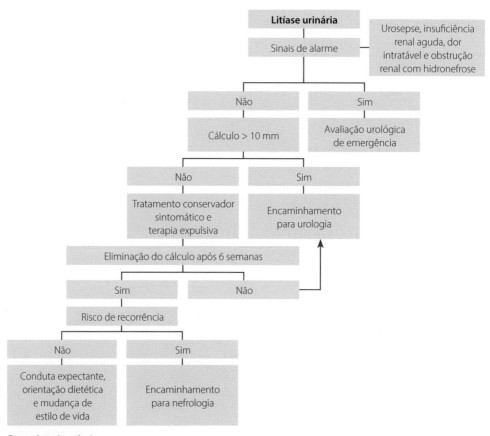

Fonte: Autoria própria.

SELO P4

- Evite realizar tomografia em adultos jovens (< 50 anos) com história já conhecida de litíase urinária, apresentando sintomas consistentes de cólica renal não complicada.

Fontes: Choosing Wisely https://www.choosingwisely.org/, Too Much Medicine https://www.bmj.com/too-much-medicine

Bibliografia

- Antonelli J, Maalouf N. Nefrolitíase. BMJ Best Practice. Reino Unido. 12 set 2018.
- Elton TJ, Roth CS, Berquist TH, Silverstein MD. A clinical prediction rule for the diagnosis of ureteral calculi in emergency departments. J Gen Intern Med 1993; 8:57. Disponível em: https://www.ncbi.nlm.nih.gov/pubmed?term=8441076
- Harzheim E, Oliveira EB, Rados DRV, Ribeiro GBS, Basso J, Agostinho MR, et al. Nefrologia - Protocolo de encaminhamento para nefrologia adulto. Porto Alegre: 2018. Disponível em: https://www.ufrgs.br/telessauders/documentos/protocolos_resumos/protocolos_encaminhamento_nefrologia_20180111_v003.pdf.
- Scales CD Jr, Smith AC, Hanley JM, Saigal, CS. Prevalence of kidney stones in the United States. Eur Urol 2012; 62:160. Disponível em: https://www.ncbi.nlm.nih.gov/pmc/articles/PMC3362665/.
- Singh P, Enders FT, Vaughan LE, Bergstralh EJ,.Knoedler JJ, AE Krambeck AE, et al. Stone Composition Among First-Time Symptomatic Kidney Stone Formers in the Community. Mayo Clin Proc 2015; 90:1356. Disponível em: https://www.ncbi.nlm.nih.gov/pmc/articles/PMC4593754/.
- Valladão Júnior JBR, Gusso G, Olmos RD. Manual do Médico-Residente | Medicina de Família e Comunidade. Atheneu, 2017.
- Zumstein V, Betschart P, Abt D, Schmid HP, Panje CM, Putora PM. Surgical management of urolithiasis - a systematic analysis of available guidelines. BMC Urol. 2018;18(1):25. Published 2018 Apr 10. doi:10.1186/s12894-018-0332-9.

32 | Menopausa e Climatério

José Benedito Ramos Valladão Júnior
Clarisse Malatesta Motomura

Menopausa é definida por cessação da menstruação, sendo considerada de fato, após 1 ano de amenorreia. A média de idade, em que as mulheres entram em menopausa, é entre 48 e 50 anos. Quando a menopausa ocorre antes dos 40 anos é considerada menopausa precoce e quando ocorre após os 55 anos é denominada de menopausa tardia.

O período precedente à menopausa é denominado de perimenopausa ou climatério. É importante essa separação, pois esse período de transição, até a parada definitiva da menstruação, ocorre progressiva diminuição da produção de estrógenos, acarretando, muitas vezes, sintomas que podem ser incômodos à mulher.

Os sintomas também podem se manifestar após a mulher já ter alcançado a menopausa, porém, em geral, observa-se que existe uma ocorrência mais proeminente de determinados sintomas em cada fase:

- **Sintomas do climatério:** alterações menstruais (irregularidade, que podem ser experimentados ciclos mais curtos, menorragia, ciclos longos), sintomas psicológicos (irritação/estresse, dificuldade de concentração, depressão/ansiedade, insônia), fogachos (ocorre em cerca de 80% das mulheres, muitas vezes associados à palpitação), sudorese excessiva.
- **Sintomas na menopausa:** disfunção sexual (diminuição de libido, ressecamento e atrofia vaginal gerando, muitas vezes, dispareunia e prurido), sintomas urinários (noctúria, incontinência e urgência urinária).

É importante que frente a tais sintomas, o médico descarte a possibilidade de serem resultantes de outra causa, sendo importante atentar para: doença tireoidiana, anemia, diabetes, efeitos colaterais de medicações, problemas psíquicos ou sociais. Assim, mesmo não existindo, na maior parte das vezes, necessidade de investigação complementar adicional; se houver dúvida, poderá solicitar testes adicionais orientados pelo seu raciocínio clínico.

Além disso, tratando-se de um quadro de menopausa precoce (< 40 anos) é mandatório avaliação investigativa de possíveis causas (idiopática, radioterapia ou quimioterapia, cirurgia ginecológica, gestação, doenças endócrinas como diabetes e hipotireoidismo), sendo recomendada a solicitação inicial de β-HCG, FSH/LH, prolactina, TSH, glicose.

Em caso de confirmação de menopausa precoce, recomenda-se realização de terapia de reposição hormonal (TRH) até os 50 anos, pois a menopausa precoce associa-se com aumento do risco de osteoporose, doença cardiovascular e de mortalidade por todas as causas.

Manejo

A abordagem dos sintomas do climatério e menopausa deve ocorrer de modo a considerar os valores e preferências da mulher, sendo importante orientar:

- **Mudanças no estilo de vida**: a prática de atividade física regular mostrou reduzir o índice de fogachos em até 50%, além disso, atividades de relaxamento, respiração profunda, uso de roupas leves e de fibras naturais (algodão), temperatura ambiente mais fria, diminuição do estresse, medidas de higiene do sono, perda de peso e evitar ingesta de alimentos desencadeantes (cafeína, condimentos, álcool) contribuem para melhoria dos sintomas.
- **Tratamentos medicamentosos**: devem ser oferecidos, especialmente, às mulheres com sintomas moderados e graves. Opcionalmente, podem ser oferecidos àquelas com sintomas leves refratários às mudanças de estilo de vida.
  - **Terapia de reposição hormonal:** permanece sendo o tratamento de escolha para os sintomas do climatério/menopausa, no entanto, recomenda-se evitar o uso indiscriminado, e oferecer criteriosamente para as mulheres com sintomas moderados a graves devido aos seus consideráveis efeitos colaterais. É bastante eficaz para o controle dos sintomas vasomotores, sintomas urogenitais e na prevenção de osteoporose. Como efeitos inconvenientes referidos pelas mulheres podem ocorrer: aumento das mamas, náusea, cefaleia, sangramento vaginal. É importante verificar a presença de contraindicações à reposição hormonal: histórico de trombose (familiar ou pessoal), sangramento genital não esclarecido, alto risco de câncer de mama/endométrio, doença aterosclerótica, doença hepática em atividade, porfiria. A prescrição deve ser realizada sempre na menor dose possível, que se obtém o controle dos sintomas e por menor período de tempo possível (2 a 3 anos, máximo 5 anos).
    - **Prescrição:** estrogênios equinos conjugados (EEC) 0,3 a 0,625 mg/dia VO (utiliza-se apenas estrogênios em histerectomizadas).
      - Uso cíclico: em mulheres perimenopausa (do 5º ao 25º dia).
      - Uso contínuo: em mulheres pós-menopausa.
      - Associar progestágeno: em mulheres com útero recomenda-se associar acetato de medroxiprogesterona (MDX) 5 mg/dia VO (do 14º ao 25º dia durante a perimenopausa e do 1º ao 14º dia durante a menopausa).
    - **Desprescrição:** deve ser tentada, anualmente, por meio da diminuição da dose pela metade a cada 1-2 meses, avaliando a manutenção de ausência de sintomas até a retirada total do medicamento.
  - **Terapias com progestágenos:** podem ser utilizados nos casos em que a mulher exista contraindicação à terapia com estrógenos. Opções com boa resposta são: megestrol 20 mg, 2 ×/dia, acetato de medroxiprogesterona 20 mg/dia.
  - **Tibolona:** esteroide sintético com ação estrogênica, progestagênica e androgênica; reduz os sintomas vasomotores, pode ser utilizado na dose de 1,25 a 5 mg/dia.
  - **Terapias não hormonais:** podem ser utilizados nos casos em que a mulher não deseje a terapia hormonal ou exista contraindicação.
    - Antidepressivos: venlafaxina 75-100 mg/dia (boa opção quando os sintomas ocorrem mais durante o dia), fluoxetina 20 mg/dia, paroxetina 10-20 mg/dia.

- Gabapentina: 300 mg, 1-3 ×/dia (boa opção quando os sintomas ocorrem mais durante a noite, sendo possível realizar apenas uma dose noturna, para evitar o efeito sedativo do anticonvulsivante durante o dia).
- Bloqueadores α-adrenérgicos: clonidina 0,5 mg, 2 ×/dia, metildopa (estudos mostram pouco ou nenhum benefício em comparação ao placebo).

- **Terapias alternativas:** fitoestrogênios (isoflavonas, cumestranos, lignanos), presentes em folha de amora, soja, lentilha, grão-de-bico, linhaça. Faltam evidências científicas que fortaleçam o seu uso, ao momento, não mostram ser superiores ao placebo.
- **Tratamento da atrofia urogenital:** recomenda-se o uso de estriol creme, com aplicação vaginal, de 1 a 2 vezes por semana (durante 3 a 6 meses), para as mulheres com sintomas urinários/vaginais.

Fluxos assistenciais

Climatério e menopausa

Mudanças no estilo de vida:
Exercícios regulares, perda de peso, roupas leves, ambientes frescos, relaxamento, evitar desencadeantes

Sintomas vasomotores leves

- Mudanças no estilo de vida
  - Se refratário: recomendar alguma das medidas realizadas para controle de sintomas moderados a graves

Sintomas vasomotores moderados a graves

- Terapia de reposição hormonal
  - **Pré-menopausa:** EEC do 5º ao 25º dia + MDX 5 mg/dia do 14º dia ao 25º dia
  - **Menopausa:** EEC contínuo + MDX 5 mg/dia do 1º ao 14º dia
  - **Histerectomizadas:** Apenas EEC contínuo
- Progestágeno apenas
  - MDX 20 mg/dia
  - Megestrol 20 mg, 2 ×/dia
- Não hormonais
  - Gabapentina (300 mg, 1-3 ×/dia)
  - Antidepressivos (venlafaxina 75-100 mg/dia ou fluoxetina 20 mg/dia ou paroxetina 10-20 mg/dia)

Sintomas urogenitais

- Estriol creme (1-2 ×/semana)

Menopausa precoce (< 40 anos) → β-HCG, prolactina, FSH/LH, TSH, glicose → Recomendada terapia de reposição hormonal até os 50 anos

EEC = estrógenos equinos conjugados (0,3 a 0,625 mg/dia).
MDX = acetato de medroxiprogesterona.

Fonte: Autoria própria.

SELO P4

- Não realize dosagem de níveis de hormônio folículo estimulante (FSH) de maneira rotineira em mulheres na faixa dos 40 anos para identificar a transição da menopausa como uma causa de sangramento menstrual irregular ou anormal.
- Não realize terapia de reposição hormonal em mulheres com sintomas leves de climatério/menopausa.

Fontes: Choosing Wisely https://www.choosingwisely.org/, Too Much Medicine https://www.bmj.com/too-much-medicine

Bibliografia

- Manson JE, Aragaki AK, Rossouw JE, et al. Menopausal Hormone Therapy and Long-term All-Cause and Cause-Specific Mortality: The Women's Health Initiative Randomized Trials. JAMA. 2017;318(10):927–938. doi:10.1001/jama.2017.11217.
- National Institute for Heath and Care Excellence. Menopause: diagnosis and management. NICE guidelines [NG23] Published date: November 2015.
- National Institutes of Health. National Institutes of Health State-of-the-Science Conference statement: management of menopause-related symptoms. Ann Intern Med 2005; 142:1003.
- Stuenkel CA, Davis SR, Gompel A, et al. Treatment of Symptoms of the Menopause: An Endocrine Society Clinical Practice Guideline. J Clin Endocrinol Metab 2015; 100:3975.
- The 2017 hormone therapy position statement of The North American Menopause Society. Menopause. 2018;25(11):1362-1387.
- The 2020 genitourinary syndrome of menopause position statement of The North American Menopause Society. Menopause. 2020;27(9):976-992.

33 | Micoses Cutâneas

Mariana Novo Cesarino
José Benedito Ramos Valladão Júnior

As principais micoses cutâneas, na atenção primária à saúde, são:

Tinea corporis: infecção cutânea fúngica superficial, conhecida popularmente por micose. Os principais agentes etiológicos são *Trichophyton*, *Microsporum* e *Epidermophyton*.

Característica da lesão: mancha(s) ou placa(s) eritematosa(s), bem delimitada(s), descamativa(s), de centro mais claro e bordos elevados. Podem ocorrer pápulas eritematosas ou pústulas. Lesões, geralmente, pruriginosas localizadas em tronco, face ou extremidades.

Investigação: exame a olho nu ou exame microscópico de raspagem cutânea, se dúvida diagnóstica.

Manejo: antifúngico tópico, ou sistêmico, se necessário.

Fonte: Autoria própria.

Pitiríase versicolor: infecção fúngica comum em adolescentes e adultos jovens. Típica de climas quentes e úmidos, associada à sudorese, uso de óleos na pele e imunossupressão.

Característica da lesão: máculas, manchas ou placas irregulares, não pruriginosas, em áreas de maior concentração de glândulas sebáceas (dorso, tórax, pescoço e face). As manchas não bronzeiam ao sol, podem apresentar descamação fina e cor variável.

Investigação: exame a olho nu ou exame microscópico de raspagem cutânea, se dúvida diagnóstica. A lâmpada de Wood tem sensibilidade inferior a 50%.

Manejo: antifúngico tópico, ou sistêmico, se necessário. Evitar excesso de óleos na pele, vestir roupas leves e minimizar a imunossupressão.

Fonte: Autoria própria.

Fluxo assistencial

| Lesões características de tinea corporis ou pitiríase versicolor | Diagnosticar e tratar | Encaminhar a dermatologia se insucesso terapêutico |

Fonte: Autoria própria.

Tratamento da *Tinea corporis*

Antifúngico tópico, 1-2 ×/dia, por 7-14 dias, após o desaparecimento da lesão. Cobrir toda a lesão e mais 2 cm de pele normal ao redor.

Antifúngicos tópicos para adultos e adolescentes (não incluir menores de 11 anos):
- Terbinafina creme 1%, 1-2 ×/dia, por 7-10 dias
- Butenafina creme 1%, 1 ×/dia – ciclopirox 0,77%, 2 ×/dia
- Econazol creme ou solução 1%, 1 ×/dia
- Cetoconazol creme 2%, 1 ×/dia

Antifúngicos tópicos para crianças e adultos:
- Oxiconazol 1%, 1-2 ×/dia
- Clotrimazol creme 1%, 2 ×/dia, por 4 semanas (recomendado para *Tinea cruris* em crianças > 2 anos) – miconazol 2% aerossol/pó/creme/loção, 2 ×/dia, por 2 semanas

Importante!
- Considerar antifúngicos orais para acometimento dermatológico difuso, extenso ou refratário aos antifúngicos tópicos.
- O afastamento dos contatos não é necessário, porque as taxas de transmissão são baixas, inferiores a 10%.

Fonte: Autoria própria.

Tratamento da pitiríase versicolor

Xampus
- Pirtionato de zinco a 1%, aplicado diariamente, por 5-10 min e removido após enxágue, por 2 semanas;
- Sulfeto de selênio a 2,5%, aplicado diariamente, por 5-10 min e removido após enxágue, por 1 semana;
- Cetoconazol, aplicado diariamente, por 5-10 minutos e removido após enxágue, por 1-4 semanas.

Cremes
- Derivados azólicos
- Terbinafina
- Ciclopirox

Antifúngicos orais, para casos extensos
- Itraconazol 200 mg/dia, por 7 dias (ou 100/14 dia)
- Fluconazol 300 mg/semana, por 2-4 semanas

Sulfeto de selênio no 1° e no 3° dia do mês, por 6 meses, após o término do tratamento, pode prevenir recorrência

Importante!
- Existe risco de toxicidade hepática e de outros eventos adversos com o uso de antifúngicos orais, especialmente em crianças. Preferir antifúngicos tópicos, já que ambos parecem apresentar a mesma eficácia.
- Existe risco alto de recorrência, 60% dos casos recorre em 1 ano, e, 80% em 2 anos
- As áreas de pele previamente infectadas podem permanecer hipopigmentadas, mesmo após o tratamento.

Fonte: Autoria própria.

Micoses Cutâneas 155

SELO P4

- Evite antifúngico oral a menos em casos extensos ou refratários.
- Não realize exame microscópico a menos que exista dúvida na avaliação dermatológica.
- Não realize biópsia de pele em lesões típicas de micose cutânea.

Fontes: Choosing Wisely https://www.choosingwisely.org/, Too Much Medicine https://www.bmj.com/too-much-medicine

Bibliografia

- Ely JW, Rosenfeld S, Seabury Stone M. Diagnosis and management of tinea infections. Am Fam Physician. 2014 Nov 15;90(10):702-10.
- Hu SW, Bigby M. Pityriasis versicolor: a systematic review of interventions. Arch Dermatol. 2010 Oct;146(10):1132-40.
- Kaushik N, Pujalte GG, Reese ST. Superficial Fungal Infections. Prim Care. 2015 Dec;42(4):501-16.
- Kelly BP. Superficial fungal infections. Pediatr Rev. 2012 Apr;33(4):e22-37.
- Sahoo AK, Mahajan R. Management of tinea corporis, tinea cruris, and tinea pedis: A comprehensive review. Indian Dermatol On-line J. 2016 Mar;7(2):77-86.
- Schwartz RA. Superficial fungal infections. Lancet. 2004 Sep 25-Oct 1;364(9440):1173-82.

34 | Náusea e Vômito

Olivia Ferreira Lucena
José Benedito Ramos Valladão Júnior

Náusea é uma sensação de iminência do ato de vomitar, que pode estar acompanhada, ou não, pelo vômito (expulsão reflexa forçada de conteúdo gástrico), ou de outros sintomas gastrintestinais.

Pode ser classificada em aguda e crônica (se persistente por mais de 1 mês). Pode decorrer de várias causas e, a maioria delas, pode ser identificada pela anamnese e pelo exame físico.

Tabela 34.1 Principais causas de náuseas e/ou vômitos					
Digestivas	Psiquiátricas	Endócrino-metabólicas	Infecciosas	Sistema nervoso central	Outros
Acalasia/estenose pilórica	Bulimia	Gravidez	Gastrenterite	Enxaqueca	Labirintite
Obstrução intestinal	Anorexia nervosa	Uremia	Parasitose Intestinal	Hipertensão intracraniana	Cinetose
Colelitíase/colecistite	Compulsão alimentar	Cetoacidose diabética	Intoxicação alimentar	Anomalias congênitas	Doença de Ménière
Pancreatite	Vômitos psicogênicos	Hipertireoidismo	Otite média	Tumor cerebral	Dores intensas
Hepatite		Hiperparatireoidismo	Sinusite	Acidente vascular cerebral	Infarto agudo do miocárdio
Gastroparesia		Hipoparatireoidismo	Septicemia	Hidrocefalia	Cólica nefrítica
Dispepsia funcional/vômitos idiopáticos		Doença de Addison	Meningite/abcesso cerebral		Uso de drogas lícitas/ilícitas

Fonte: Autoria própria.

Avaliação clínica

Na abordagem da náusea e do vômito, é imprescindível que se trate o sintoma do paciente, porém, pode haver necessidade de avaliação complementar, com exames laboratoriais e de imagem para melhor elucidar o diagnóstico, indicando o tratamento da causa base.

Investigação: anamnese e exame físico, associado à exames laboratoriais e de imagens, se necessário, de acordo com a hipótese diagnóstica.

Manejo: sintomáticos associado ao tratamento da causa base, referenciando ao especialista focal conforme a gravidade/necessidade do caso.

Fonte: Autoria própria.

Tratamento

As principais opções medicamentosas para o tratamento de náuseas e vômitos são:
- Ondansetrona:
  - Lactentes com peso maior que 8 kg ou 6 meses a 2 anos de idade: 0,2 a 0,4 mg/kg/dose (8/8 h) IM/EV.
  - Pacientes com peso > 30 kg: 4 mg/dose de 8/8 h, VO, SL, EV ou IM. Dose máxima = 8 mg/dose, podendo ser usado em gestantes com hiperêmese gravídica, sobretudo após avaliação do risco/benefício para a gestante no 1º trimestre de gestação.
- Dimenidrinato:
  - Crianças maiores de 2 anos: 5 mg/kg/dia VO ou EV divididos em 3 ou 4 tomadas.
  - Gestantes e adultos: 50-100 mg/dose VO ou EV de 6/6 h.
  - Obs.: em gestante, a melhor opção é administrar o dimenidrinato, associado a piro-doxina (vitamina B6).
- Metoclopramida:
  - Adultos e gestantes: 10 mg VO/EV de 8/8 h.
  - Crianças: 0,3-0,5 mg/kg/dia divididos em 3 tomadas, no entanto, recomenda-se não fazer o uso dessa medicação em pacientes de 1 a 18 anos, devido a alta incidência de efeitos extrapiramidais nessa faixa etária.
- Bromoprida:
  - Adultos: 10 mg VO, EV ou IM de 8/8 h.
  - Crianças: 0,5-1 mg/kg/peso VO, EV ou IM divididos em 3 tomadas.
- Meclizina:
  - 25-100 mg/dia VO, divididos em 3-4 tomadas.
  - Opção para uso em gestante.
- Clorpromazina:
  - Uso restrito na população geral, devendo ser usado como opção na náusea associada à quimioterapia e aos vômitos cíclicos na dose de 2 mg/kg/dia em 4 tomadas.
- Opções alternativas:
  - Acupuntura.
  - Gengibre em pó 250 mg VO, de 6/6 h.
  - Piridoxina isolada 10-25 mg VO, de 6/6 h.

Importante!
Na presença de vômito com hipovolemia, é necessário fazer reposição venosa de fluidos e corrigir hipoglicemia, se presente. Já, nos pacientes com sinais de desidratação leve, pode-se optar por hidratação oral após 30-40 minutos da administração do antiemético, conforme a tolerância do paciente.

Fluxos assistenciais

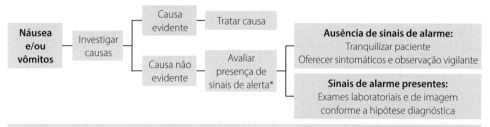

*Sinais de alerta: idade > 55 anos, perda de peso não intencional, disfagia progressiva, vômito persistente, evidência de sangramento gastrintestinal, história familiar de câncer gástrico, alteração do nível de consciência e/ou déficit neurológico focal, dor abdominal, vômitos fecais, desidratação, icterícia e/ou anemia.

Fonte: Autoria própria.

SELO P4

- Não realize exames complementares de rotina, a menos que exista suspeita de diagnóstico específico ou sinais de alarme.

Fontes: Choosing Wisely https://www.choosingwisely.org/, Too Much Medicine https://www.bmj.com/too-much-medicine

Bibliografia

- Bustos M, Venkataramanan R, Caritis S. Nausea and vomiting of pregnancy - What's new? Autonomic Neuroscience, 2017;202:62-72.
- Committee on Practice Bulletins-Obstetrics. ACOG Practice Bulletin No. 189: Nausea And Vomiting Of Pregnancy. Obstet Gynecol 2018; 131:e15.
- Gusso J, Gyuricza JV. Náuseas e vômitos. Tratado de Medicina de Família e Comunidade. SBMFC. Artmed 2019. 2ª edição. 1436-1443.
- Marx W, Kiss N, Isenring L. Is ginger beneficial for nausea and vomiting? An update of the literature. Current Opinion in Supportive and Palliative Care. 2015;9(2):189-195.
- Singh P, Yoon SS, Kuo B. Nausea: a review of pathophysiology and therapeutics. Therap Adv Gastroenterol 2016;9:98.
- Vasconcellos MC, Duarte MA, Machado MGP. Vômitos: abordagem diagnóstica e terapêutica. Rev Med Minas Gerais 2014; 24 (Supl 10): S5-S11
- Viljoen E, Visser J, Koen N, Musekiwa A. A systematic review and meta-analysis of the effect and safety of ginger in the treatment of pregnancy-associated nausea and vomiting. Nutr J 2014; 13:20.

35 | Nódulos Tireoidianos

Lívia Rodrigues
José Benedito Ramos Valladão Júnior

Os nódulos tireoidianos constituem achado comum na prática clínica do médico de família e comunidade. São identificados pelo paciente como aumento do volume cervical, palpados pelo médico durante exame físico ou achado incidental em exame de imagem. Estima-se que 30% são descobertos incidentalmente, por exames de imagem, e uma pequena parte desses são considerados malignos (5%-12%). No entanto, esses achados têm contribuído para o aumento da incidência de câncer de tireoide, que foi de 4,5% nos últimos 10 anos, mais rápido do que qualquer outro câncer, sem alteração correspondente na taxa de mortalidade.

> **Importante!**
> Não há recomendação de rastreamento de câncer de tireoide em adultos assintomáticos.

O desafio diante de um paciente com nódulo tireoidiano é a diferenciação entre uma lesão benigna e uma maligna, para que essa distinção seja realizada, adequadamente, será necessário considerar fatores de risco, sinais e sintomas, parâmetros laboratoriais e de imagem.

Características que sugerem maior probabilidade de malignidade:

- Crescimento rápido de massa cervical.
- Exposição à radiação ionizante na infância ou adolescência.
- Irradiação total recebida durante preparação para transplante de medula óssea.
- Histórico familiar de câncer de tireoide (familiares de primeiro grau).
- Nódulo endurecido e fixo a palpação.
- Rouquidão.
- Disfagia.
- Linfadenopatia cervical.

Avaliação

O primeiro passo da avaliação de nódulo tireoidiano é dosar hormônio estimulante da tireoide (TSH). Se a concentração de TSH sérica estiver baixa ou suprimida o paciente deve seguir investigação para hipertireoidismo e nódulo hiperfuncionante (nódulo quente) com realização de cintilografia de tireoide. A chance de um nódulo quente ser maligno é muito baixa, menor que 1%. Caso a dosagem de TSH seja normal ou elevada, devem ser avaliadas as características do nódulo para definir, se será necessária punção por agulha fina (PAAF) e encaminhar o paciente para esse procedimento (Tabela 35.1). Nos nódulos com indicação de PAAF, o material aspirado dos nódulos tireoidianos deverá ser avaliado, segundo a classificação de Bethesda (Tabela 35.2).

Nos casos de bócio com suspeita de neoplasia, sintomas compressivos importantes ou extensão intratorácica, o paciente deve ser encaminhado para cirurgia de cabeça e pescoço.

Tabela 35.1
Características ecográficas e indicação de PAAF

Padrão ecográfico de suspeição para malignidade	Características	Risco estimado de malignidade	Indicação de PAAF (considerar maior diâmetro do nódulo)
Alta	Nódulo sólido e hipoecoico Misto com componente sólido e hipoecoico mais uma das seguintes características: margens irregulares (infiltrativa ou microlobulada), microcalcificações, nódulo mais alto do que largo, calcificações da borda em padrão não contínuo sugerindo extrusão do tecido tumoral, evidência de extensão extra tireoidiana	> 70%-90%	≥ 1 cm
Intermediaria	Nódulo sólido e hipoecoico margens bem delimitadas, sem microcalcificações, sem evidência de extensão extra tireoidiana ou mais alto que o formato largo	10%-20%	≥ 1 cm
Baixa	Nódulo sólido isoecoico ou hiperecoico e sem microcalcificações, sem evidência de extensão extra tireoidiana ou mais alto que o formato largo	5%-10%	≥ 1,5 cm
Muito baixa	Nódulo espongiformes ou parcialmente císticos, sem nenhuma das características ultrassonográficas descritas em padrões de suspeita baixo, intermediário ou alto	< 3%	Considerar PAAF se ≥ 2 cm Obs.: sem PAAF também é uma escolha possível
Benigno	Nódulo puramente císticos (sem componente sólido)	< 1%	Não realizar PAAF

Fonte: Telessaúde RS-UFRGS (2018), Haugen (2015).

Tabela 35.2
Classificação de Bethesda para nódulo tireoidiano

Classe	Descrição	Conduta
I	Insatisfatória ou não diagnóstica	Repetir PAAF. Considerar risco de malignidade, padrão ecográfico. A decisão deverá ser compartilhada com paciente
II	Benigno	Em geral não é necessário prosseguir investigação
III	Atipia ou significado indeterminado ou lesão folicular de significado indeterminado	Considerar repetir PAAF. Considerar risco de malignidade, padrão ecográfico. A decisão deverá ser compartilhada com paciente
IV	Neoplasia folicular ou suspeito para neoplasia folicular	Encaminhar paciente – pode ser necessário realizar lobectomia como abordagem inicial
V	Suspeito de malignidade	Encaminhar paciente, alguns casos necessitam de lobectomia ou tireoidectomia total
VI	Maligno	Encaminhar paciente, em geral é necessário realizar tireoidectomia total

Fonte: Telessaúde RS-UFRGS (2018), Haugen (2015).

Acompanhamento

Durante o acompanhamento de pacientes com nódulo tireoidiano, é importante reconhecer o risco de malignidade, para se definir a necessidade de vigilância radiológica com ultrassonografia e frequência do exame (Tabela 35.3).

Tabela 35.3
Monitoramento do nódulo tireoidiano

Padrão ecográfico de suspeição para malignidade	Acompanhamento ecográfico do nódulo não puncionado
Alto	Repetir ecografia em 6 a 12 meses
Intermediaria ou baixa	Repetir ecografia em 12 a 24 meses
Muito baixa (> 1 cm padrão espongiforme ou puramente cístico)	A periodicidade não está bem estabelecida. Especialistas sugerem repetir em 24 meses, caso, em decisão compartilhada, seja optado pelo seguimento
Muito baixa (< 1 cm padrão espongiforme ou puramente cístico)	Não recomenda-se acompanhamento ecográfico
Caso o nódulo apresente crescimento, em 50% no volume, ou 20% em duas dimensões, encaminhar para PAAF (cálculo do volume do nódulo: altura × largura × profundidade × 0,52)	

Fonte: Telessaúde RS-UFRGS (2018), Haugen (2015).

Fluxos assistenciais

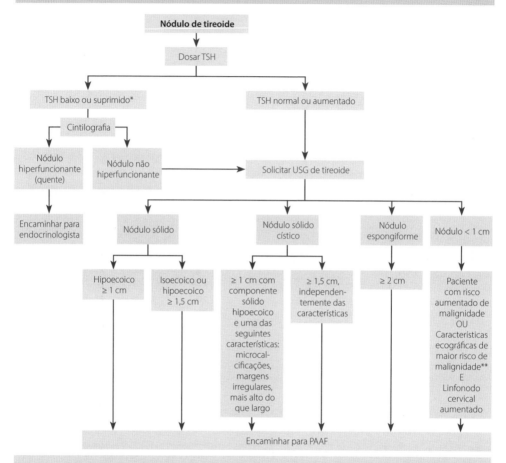

*Pacientes que não estejam em uso de levotiroxina.
**Nódulo hipoecoico, com microcalcificações, com vascularização aumentada (sobretudo central), margens irregulares, mais alto do que largo.

Fonte: Telessaúde RS-UFRGS (2018), Haugen (2015).

Outro sistema de classificação dos nódulos tireoidianos, que vem sendo muito usado, é o TIRADS.

	Classificação	Chance de câncer	Indicação de PAAF
TIRADS 1	Benigno	< 2%	Não
TIRADS 2	Não suspeito	< 2%	Não
TIRADS 3	Pouco suspeito	5%	Se nódulo ≥ 2,5 cm
TIRADS 4	Moderadamente suspeito	5-20%	Se nódulo ≥ 1,5 cm
TIRADS 5	Altamente suspeito	> 20%	Se nódulo ≥ 1 cm

Fonte: Tessler FN (2017).

SELO P4

- Não realize ultrassonografia de tireoide como rastreamento.
- Não realize ultrassonografia de tireoide de rotina para pacientes com hipotireoidismo sem que existam suspeitas para malignidade.
- Não realize ultrassonografia ou biópsia para nódulos tireoidianos incidentais encontrados em exames de imagem a menos que existam critérios ou suspeita para malignidade.

Fontes: Choosing Wisely https://www.choosingwisely.org/, Too Much Medicine https://www.bmj.com/too-much-medicine

Bibliografia

- Duncan, et al. Medicina ambulatorial: condutas de atenção primária baseadas em evidências. Porto Alegre: Artmed, 2013. p.1055-1057.
- Haugen BR. 2015 American Thyroid Association Management Guidelines for Adult Patients with Thyroid Nodules and Differentiated Thyroid Cancer: The American Thyroid Association Guidelines Task Force on Thyroid Nodules and Differentiated Thyroid Cancer. Thyroid [internet] New York; 2016 v. 26, n. 1, p. 1-133. Disponível em: https://www.ncbi.nlm.nih.gov/pmc/art cles/PMC4739132/pdf/thy.2015.0020.pdf.
- Ross DS, Cooper DS, Mulder JE. Diagnostic approach to and treatment of thyroid nodules [monografia na internet]. Walthman (MA): uptodate; 2019. Disponível em: https://www.uptodate.com/contents/diagnostic-approach-to-and-treatment-of-thyroid-nodules?search=nodulos%20tireoidianos&source=search_result&selectedTitle=1~150&usage_type=default&display_rank=1.
- Stack BC. Avaliação de massa tireoidiana In: BMJ Best Practice [Internet]. London: BMJ Publishing Group; 2019. Disponível em: https://bestpractice.bmj.com/topics/pt-br/1200.
- Tessler FN, Middleton WD, Grant EG, et al. ACR Thyroid Imaging, Reporting and Data System (TI-RADS): White Paper of the ACR TI-RADS Committee. J Am Coll Radiol. 2017;14(5):587-595.
- Universidade Federal do Rio Grande do Sul. Faculdade de Medicina. Programa de pós-Graduação em Epidemiologia. TelessaúdeRS – RegulaSUS. Telecondutas: Nódulos de tireoide [internet]. Porto Alegre: TelessaúdeRS-UFRGS; 2018. Disponível em: https://www.ufrgs.br/telessauders/documentos/telecondutas/tc_nodulostireoide.pdf.

36 | Obesidade

José Benedito Ramos Valladão Júnior
Danilo Hojo Navarro

A obesidade, além de predispor a comorbidades como diabetes *mellitus*, hipertensão, dislipidemia, apneia do sono e osteoartrose, constitui-se um importante fator de risco cardiovascular, sendo essencial sua abordagem clínica, com a finalidade de avaliação de riscos, prevenção e promoção de saúde. A seguir, classificações conforme o índice de massa corpórea (IMC) e a circunferência abdominal (CA).

Índice de massa corpórea (IMC)	
	IMC (kg/m^2)
Valor de referência	18,5-24,9
Sobrepeso	25-29,9
Obesidade I	30-34,9
Obesidade II	35-39,9
Obesidade III	≥ 40,0

Circunferência abdominal (CA)		
	CA (cm)	
	Homem	Mulher
Valor de referência	< 94	< 80
Alto	94-102	80-88
Muito alto	> 102	> 88

É importante aplicar o risco cardiovascular, segundo QRISK ou Framingham Risk Score, que agregam diversas informações, além do peso e circunferência abdominal.

Tratamento

	Circunferência abdominal			Comorbidades
IMC	Desejável	Aumentada	Muito alta	Presentes
Sobrepeso	Mudança do estilo de vida	Dieta e atividade física	Dieta e atividade física	Dieta e atividade física; considerar medicação
Obesidade I	Dieta e atividade física	Dieta e atividade física	Dieta e atividade física	Dieta e atividade física; considerar medicação

Continua...

Continuação

	Circunferência abdominal			Comorbidades
IMC	Desejável	Aumentada	Muito alta	Presentes
Obesidade II	Dieta e atividade física; considerar medicação	Dieta e atividade física; considerar medicação	Dieta e atividade física; considerar medicação	Dieta e atividade física; considerar medicação; considerar cirurgia
Obesidade III	Dieta e atividade física; considerar medicação; considerar cirurgia	Dieta e atividade física; considerar medicação; considerar cirurgia	Dieta e atividade física; considerar medicação; considerar cirurgia	Dieta e atividade física; considerar medicação; considerar cirurgia

Fonte: Autoria própria.

Dieta (diretrizes gerais)

- Ingesta deve ser menor que gasto.
- Sugere-se fracionar e evitar excesso de carboidratos.
- Sugere-se 600 kcal/dia a menos do que o habitual.
- Seguir a mesma dieta por no máximo 12 semanas e depois trocar.
- Descartar distúrbios alimentares.

Atividade física (diretrizes gerais)

- Moderada a intensa: 150 minutos por semana, divididos, em no máximo, 5 dias, sendo que cada atividade deve durar, ao menos 10 minutos.

Medicação

A terapia medicamentosa pode ser considerada como adjuvante da dieta e do exercício (nunca como monoterapia). A farmacoterapia tem uma eficácia reduzida em curto prazo, uma alta taxa de desgaste e uma falta de eficácia em longo prazo.

Alguns dados sobre as principais medicações estudadas para o tratamento da obesidade:

Orlistate (120 mg por via oral, 3 ×/dia, com refeições contendo gordura, por até 4 anos) apresenta efetividade modesta (cerca de 5% de perda de peso corporal), quando combinado somente com dieta e exercícios, efeitos colaterais gastrintestinais são comuns.
Liraglutida (0,6 mg por via subcutânea, 1 ×/dia, inicialmente, aumentar a dose de acordo com a resposta em intervalos semanais, máximo de 3 mg/dia) demonstrou alguma eficácia em redução de peso.
Sibutramina (10 a 15 mg ao dia)
Lorcasserina (10 mg, 2 ×/dia)

Fonte: Autoria própria.

Devido à carência de experiência e estudos clínicos, nesses casos, recomenda-se ao médico de família, encaminhar o paciente ao endocrinologista, para que ele avalie a associação, ou não, de uma medicação ao tratamento da obesidade.

Obesidade

Informações importantes na avaliação da indicação cirúrgica

- IMC.
- Circunferência abdominal.
- Presença de comorbidades (listadas acima).
- Orientação dietética.
- Orientação de atividade física.
- Uso das medicações indicadas.
- Participação de grupos de promoção à saúde (Grupo Bari, Passaporte da Saúde).
- Número de consultas com os seguintes profissionais, que não pertencem a equipe de indicação da cirurgia bariátrica (essa segunda equipe deve ser definida e deve ser a mesma, tanto para a indicação, quanto para o acompanhamento após o procedimento):
  – Médico de família.
  – Nutricionista.
  – Endocrinologista.
  – Psicólogo.

Critérios para indicação da cirurgia bariátrica

- Presença obrigatória de todas as seguintes condições:
  – Acompanhamento por no mínimo 6 meses e pelo menos 4 consultas com nutricionista e com psicólogo.
  – Falha na terapêutica clínica considerada em avaliação por endocrinologista.
  – IMC acima de 40 ou IMC acima de 35 na presença de comorbidades significativas (por exemplo, alto risco cardiovascular) após todas as tentativas não cirúrgicas terem se esgotado.

Fluxos assistenciais

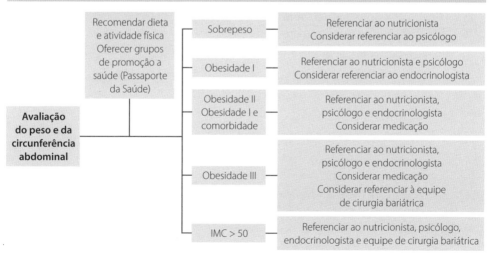

Fonte: Autoria própria.

SELO P4

- Não indique a utilização de medicações voltadas a perda de peso de maneira isolada, sem que exista um programa terapêutico robusto com dieta, atividade de física e mudança comportamental.
- Não prescreva medicações voltadas a perda de peso em pacientes com obesidade leve sem comorbidades.
- Não deixe de realizar avaliação e acompanhamento multiprofissional aos pacientes obesos com nutricionista e psicólogo.

Fontes: Choosing Wisely https://www.choosingwisely.org/, Too Much Medicine https://www.bmj.com/too-much-medicine

Bibliografia

- Apovian CM, Aronne LJ, Bessesen DH, et al. Pharmacological management of obesity: an endocrine Society clinical practice guideline. J Clin Endocrinol Metab 2015; 100:342.
- Colquitt JL, Pickett K, Loveman E, Frampton GK. Surgery for weight loss in adults. Cochrane Database Syst Rev 2014; 8:CD003641.
- Jensen MD, Ryan DH, Apovian CM, et al. 2013 AHA/ACC/TOS guideline for the management of overweight and obesity in adults: a report of the American College of Cardiology/American Heart Association Task Force on Practice Guidelines and The Obesity Society. Circulation 2014; 129:S102.
- Nice Clinical Guideline 189. Obesity: identification, assessment and management. NICE guidelines [CG189] Published date: November, 2014.
- Snow V, Barry P, Fitterman N, et al. Pharmacologic and surgical management of obesity in primary care: a clinical practice guideline from the American College of Physicians. Ann Intern Med 2005; 142:525.

37 | Olho Vermelho

Rosiane Aparecida Turim Gomes Pinho
José Benedito Ramos Valladão Júnior

O "olho vermelho" é uma das queixas oftalmológicas mais prevalente na APS, sendo que, na maioria das vezes, pode ser manejado pelo médico de família e comunidade. Em uma pequena porcentagem dos casos, no entanto, esse sintoma pode indicar uma urgência ou emergência oftalmológica – o que torna fundamental, o reconhecimento precoce e referenciamento adequados dessa condição.

Avaliação

Anamnese: dor (presença e intensidade), duração dos sintomas, fotofobia, alterações visuais, tipo e quantidade de secreção, história de trauma, sensação de corpo estranho, uso de lentes de contato, presença de alergias ou comorbidades.

Exame físico: inspeção ocular, forma e reflexos pupilares, padrão e localização da hiperemia, presença e tipo de secreção, acuidade visual*, alterações corneanas (inspeção + colírio de fluoresceína, se disponível – instilar 1 gota e observar, com auxílio de lanterna, se alguma área se cora de verde, o que indica ruptura do epitélio corneano).

Sinais de alarme: dor intensa, fotofobia, sinais de acometimento corneano, diminuição da acuidade visual, alterações em forma ou reflexo pupilares, sensação ou presença de corpo estranho**, trauma ocular.

*Uma alternativa prática para avaliar grosseiramente a acuidade visual, na ausência da tabela de Snellen, é pedir para que o paciente leia algo disponível no consultório.
**A sensação de corpo estranho deve ser encarada como sinal de alarme, somente caso haja evidências objetivas (ex.: não conseguir abrir o olho ou mantê-lo aberto espontaneamente).
Fonte: Autoria própria.

Diagnósticos diferenciais

Condição	Acuidade	Sensação de CE	Fotofobia	Secreção	Sinais cardinais
Conjuntivite	Normal	± (sensação subjetiva)	±	Mucopurulenta	Secreção todo o dia/edema palpebral
Bacteriana	Normal ou baixa			Mucosserosa	–
Viral				Mucosserosa	
Alérgica	Normal				Prurido

Continua...

CAPÍTULO 37

Continuação

Condição	Acuidade	Sensação de CE	Fotofobia	Secreção	Sinais cardinais
Córnea Abrasão Corpo estranho	Normal ou baixa	+	+	Lacrimejamento Mucosserosa	História/trauma; cora com a fluoresceína História/trauma
Ceratite Bacteriana Viral	Normal ou baixa	+ (com blefarospasmo)	+	Mucopurulenta Lacrimejamento	Manchas brancas na córnea coradas pela fluoresceína Lesão dendrítica/ opacificidade corneana, que pode corar com a fluoresceína
Episclerite	Normal	–	–	Ausente ou lacrimejamento	Hiperemia setorial/dor leve
Esclerite	Normal ou baixa	–	+	Ausente ou lacrimejamento	Dor intensa, com irradiação para face ipsilateral
Uveíte anterior (irite/ iridociclite)	Normal ou baixa; visão pode estar turva	–	+ (inclusive no olho não envolvido)	Quando há secreção = aquosa	Injeção ciliar/pupila miótica (mas responsiva)/ pode-se observar hipópio/ dor que piora à palpação
Glaucoma agudo	Baixa, visão pode estar turva	–	±	Ausente	Dor intensa (pode acompanhar náuseas ou vômitos)/injeção ciliar/olho tenso à palpação/midríase média paralítica ou pupila hiporreativa
Hemorragia subconjuntival	Normal	–	–	Ausente	Área bem delimitada de sangue extravasado
Olho seco	Oscila	+	–	Se presente: mucoide, pequena quantidade	Ardência ocular, sensação (subjetiva) de CE

Fonte: Adaptada de Jacobs (2010), Cronau (2010), Frings (2017).

Manejo na atenção primária

Conjuntivite viral	Compressas geladas de SF 0,9%. Orientar higiene de mãos e atestar o paciente até a cessação da secreção, caso haja risco de contaminação em massa. Referenciar para avaliação oftalmológica, caso não haja melhora em 7 a 10 dias ou se houver acometimento da córnea.
Conjuntivite bacteriana	Limpeza com SF 0,9% Se não melhorar espontaneamente em 3 dias = colírio de tobramicina, ofloxacina ou ciprofloxacina, 4-5 ✕/dia, por 7 dias. Medidas de higiene e afastamento são as mesmas da conjuntivite viral.
Conjuntivite alérgica	Compressa gelada com SF 0,9%, colírio de cromoglicato dissódico (2% ou 4%) 8/8 h, por 14 dias, ou olopatadina 0,1%, de 12/12 h ou 0,2%, de 24/24 h, por 30 dias.

Continua...

Olho Vermelho **173**

Continuação

Episclerite	Compressas frias e lubrificantes oculares. Em episódio único, não é necessária a investigação sistêmica; em episódios recorrentes, realizar investigação clínica (em 32% dos casos está associada a doenças sistêmicas)
Olho seco	Lubrificantes oculares
Hemorragia subconjuntival	Conduta expectante. Orientar o paciente de que o quadro é benigno, sem consequências visuais, e que o sangue será reabsorvido pelo organismo.
Abrasão corneana	Teste da fluoresceína – instilação ocular de 1 gota de colírio anestésico e irrigação do olho com SF 0,9%, seguida de instilação de 1 gota de colírio de atropina a 1% ou cloridrato de ciclopentolato a 1%. Se a lesão for pequena (menor de 9 mm³), pode-se fazer tratamento com pomada antibiótica 3 ×/dia, por 5 dias. Nas lesões maiores, fazer a aplicação da pomada seguida de oclusão ocular por 24 horas.
Corpo estranho	Instilar uma gota de colírio anestésico e proceder à irrigação do globo ocular com jato fino de SF 0,9%, lembrando-se de everter a pálpebra superior. Se for possível a visualização do CE, pode-se tentar removê-lo com o auxílio de um cotonete (tentar apenas uma vez). Deve-se fazer a oclusão do olho após aplicação de pomada oftalmológica antibiótica e referenciar ao serviço de oftalmologia.
Queimadura ocular	Física (radiação ultravioleta): fazer o teste da fluoresceína (colírio)/aplicar 1 gota de colírio anestésico e, em seguida, fazer a oclusão ocular após aplicação de pomada antibiótica. Se a dor for muito intensa, pode-se instilar uma gota de atropina a 1% (colírio) antes da oclusão do olho afetado. Normalmente, o epitélio corneano se regenera em 48 a 60 horas. Química: irrigar imediata e abundantemente com SF 0,9% ou água limpa corrente. Fazer a oclusão com pomada oftálmica contendo antibiótico + corticoide e referenciar urgentemente ao serviço de oftalmologia.
Ceratites infecciosas	Bacteriana: referenciar para avaliação oftalmológica no mesmo dia (emergência). Viral: referenciar em 1 a 2 dias (urgência).
Esclerite	Referenciar ao oftalmologista. Obs.: alta associação com doença sistêmica (75% dos casos).
Uveíte anterior	Referenciar com urgência ao oftalmologista (pode-se instilar 1 gota de atropina colírio para alívio da dor).
Glaucoma agudo	Referenciar ao oftalmologista (emergência).

Fonte: Adaptada de Jacobs (2010), Cronau (2010), Frings (2017), Cardozo (2019).

Atenção!
Referenciar, também, qualquer sintoma agudo (diminuição de acuidade visual, dor ou secreção) em paciente que usa lente de contato, devido ao maior risco de ceratite.

Oftalmia neonatal

Conjuntivite purulenta do recém-nascido, geralmente contraída no parto, a partir do contato com secreções genitais maternas contaminadas. Há eritema e edema palpebral e conjuntival, e a secreção, quando presente, é mucopurulenta, sendo mais abundante na infecção gonocócica.

Conjuntivite por clamídia: início de 5 a 14 dias após o parto → tratamento com eritromicina (estearato) 50 mg/kg/dia VO, de 6/6 h, por 14 dias.

Conjuntivite gonocócica: início após 2 a 5 dias de vida → referenciar para tratamento parenteral hospitalar.

Fluxos assistenciais

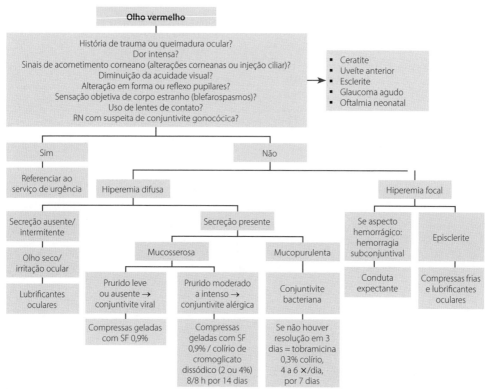

Fonte: Autoria própria.

SELO P4

- Não prescreva antibióticos para a conjuntivite viral.
- Não solicite exames de imagem de rotina para pacientes sem sintomas ou sinais de doença ocular significativa.

Fontes: Choosing Wisely https://www.choosingwisely.org/, Too Much Medicine https://www.bmj.com/too-much-medicine

Bibliografia

- Brasil. Ministério da Saúde. Acolhimento à demanda espontânea: queixas mais comuns na Atenção Básica. 2012; 28(2): 207-216.
- Cardozo AV, Dalla MDB. Olho Vermelho. In: Gusso G, Lopes JMC, Dias, LC (Orgs.). Tratado de medicina de família e comunidade: princípios, formação e prática. 2. ed. Porto Alegre: Artmed, 2019. Vol 2, p. 1632-1638.
- Cronau H, Kankanala RR, Mauger T. Diagnosis and Management of Red Eye in Primary Care. American Family Physician. 2010; 81(2): 137-144.
- Frings A, Geerling D, Schargus M. Red Eye: A Guide for Non-specialists. Deutsches Arzteblatt International. 2017; 114(17): 302–312.
- Jacobs DS. Evaluation of the red eye. Waltham, UpToDate, 2010.
- Kilduff C, Lois C. Red eyes and red-flags: improving ophthalmic assessment and referral in primary care. BMJ Open Quality. 2016 [acesso em 13 out. 2019]. Disponível em: https://bmjopenquality.bmj.com/content/5/1/u211608.w4680.info.

38 | Osteoartrose

José Benedito Ramos Valladão Júnior
Aline de Souza Oliveira

É uma condição mecânica, que atinge cerca de 10%, da população adulta, em ambos os sexos, principalmente a partir dos 45 anos.

Configura-se como uma das principais causas de incapacidade locomotora, acarretando impactos na qualidade de vida, no humor e no exercício de atividades pessoais e ocupacionais.

Afeta articulações de carga (joelho, quadril, coluna, mão) sem ocorrer manifestação extra-articular.

O curso é crônico insidioso,, com crises de agudização da osteoartrose (osteoartrite), porém, manifestando-se com menos flogisto do que as demais artrites.

Fatores de risco: obesidade, desalinhamentos do joelho e quadril (geno varo/vago, assimetria de membros), história familiar (especialmente, osteoartrose de mãos em mulheres).

Associação ocupacional: agricultores (OA quadril), mineradores e empregadas domésticas (OA joelhos).

Sintomas: dor articular que piora com movimento (dor mecânica), dificuldade de iniciar movimento (dor protocinética) com rigidez matinal < 30 minutos. Podem existir deformidades ósseas em quadros crônicos.

Manifestação em mãos

Nódulos de Bouchard: acomete articulações interfalangianas proximais.
Nódulos de Heberden: acomete articulações interfalangianas distais.
Rizartrose: acomete a base do polegar.

Manifestação em joelhos

Presença de crepitação e dor que pode gerar dificuldade para deambular.

Manifestação em quadril

Pode apresentar dor em região inguinal, coxa, nádega.
Ao exame, observa-se dor à rotação interna do quadril.

Manifestação em coluna

Acomete principalmente coluna lombar e cervical.
Cronicamente, há degeneração de discos intervertebrais e formação de osteófitos.
Além da dor com limitação das atividades, pode gerar estenose do canal medular com neuropatia.

Fonte: Autoria própria.

Diagnóstico = clínico!

- \> 45 anos.
- Dor articular associada à atividade.
- Não possui rigidez matinal > 30 minutos.

Radiografia: pode evidenciar diminuição de espaço articular, osteófitos, cisto e esclerose subcondral. Útil para avaliar presença de deformidades que indiquem procedimento cirúrgico.

Tratamento

- **Não farmacológico:** fornecer orientações sobre cuidados e medidas a serem realizados, reforçando a necessidade de realizar perda de peso, calor/gelo local, alongamentos, exercícios de força, equilíbrio, mobilidade e condicionamento físico, praticar atividades físicas de baixo impacto, seguimento multiprofissional com fisioterapia e terapia ocupacional. Além disso, é importante garantir aconselhamento sobre situações de afastamento e direitos laborais, quando necessário.
- **Farmacológico:** deve ser realizada terapia escalonada para a dor, por meio de analgésicos comuns, opioides, anti-inflamatórios (apenas em quadro agudo de osteoartrite e por pequeno período). Infiltração de corticoide articular (triancinolona 3 a 5 mL + lidocaína 2 mL) pode ser realizada em caso de refratariedade ao tratamento medicamentoso por via oral.
- **Adjuvantes:** medicamentos (antidepressivos), acupuntura, bandagens elásticas, uso de órteses e meios auxiliares.
- **Cirurgia:** recomenda-se cirurgia, com colocação de prótese de joelho, em casos de dor persistente refratária a medicamentos e que gera incapacidade.

Medidas não recomendadas: glucosamina, condroitina, infiltração articular de ácido hialurônico (carecem de mais estudos com evidências claras do benefício).

Fluxos assistenciais

Diagnóstico de osteoartrose:
Dor articular em indivíduo > 45 anos, sem rigidez > 30 min

Terapia não farmacológica: fortalecimento muscular, perda de peso, calor/gelo local, cuidados de fisioterapia e TO

Osteoartrose crônica
- Analgésicos comuns
- Opioides
- Adjuvantes (antidepressivos, acupuntura, órteses e meios auxiliares)

Osteoartrose agudizada (osteoartrite)
- AINEs (na menor dose e período suficientes para melhora)
- Analgésicos

Dor intensa, incapacidade, refratariedade ao tratamento
- Opioides e analgésicos comuns
- Infiltração articular de joelho com corticoide (triancinolona 3-5 mL + lidocaína 2 mL)
- Na ausência de resposta: encaminhar para ortopedista avaliar indicação cirúrgica

Fonte: Autoria própria.

SELO P4

- Não realize drenagem ou lavagem articular para tratar pacientes com osteoartrose sintomática do joelho.
- Não prescreva glucosamina e condroitina para tratar pacientes com osteoartrose.
- Não realize viscossuplementação por meio de infiltração de ácido hialurônico ou derivados, pois não existem evidências suficientes, na atualidade, que justifiquem a sua indicação para qualquer cenário de osteoartrose, incluindo a gonartrose.

Fontes: Choosing Wisely https://www.choosingwisely.org/, Too Much Medicine https://www.bmj.com/too-much-medicine

Bibliografia

- Bannuru RR, Schmid CH, Kent DM, et al. Comparative effectiveness of pharmacologic interventions for knee osteoarthritis: a systematic review and network meta-analysis. Ann Intern Med 2015; 162:46.
- Hochberg MC, Altman RD, April KT, et al. American College of Rheumatology 2012 recommendations for the use of nonpharmacologic and pharmacologic therapies in osteoarthritis of the hand, hip, and knee. Arthritis Care Res, 2012; 64:465.
- Jordan KM, Arden NK, Doherty M, et al. EULAR Recommendations 2003: an evidence based approach to the management of knee osteoarthritis: Report of a Task Force of the Standing Committee for International Clinical Studies Including Therapeutic Trials (ESCISIT). Ann Rheum Dis 2003; 62:1145.
- Osteoarthritis: care and management. NICE guidelines [CG177] Published date: February 2014.
- Towheed TE, Maxwell L, Judd MG, et al. Acetaminophen for osteoarthritis. Cochrane Database Syst Rev 2006; CD004257.

39 | Osteoporose

Lucas Bastos Marcondes Machado
Ítalo Facella de Oliveira

Osteoporose é uma condição definida como perda de massa óssea e alteração da sua microarquitetura, aumentando o risco de fraturas. Sendo assim, a osteoporose é um **fator de risco** para fraturas, e não uma doença em si, temos que manter isso em mente devido a chance de **sobrediagnóstico** e **sobretratamento** dessa condição. O foco do médico de família e comunidade deve ser a **prevenção de fraturas de fragilidade** e isso envolve, em especial, a prevenção de quedas.

Atualmente, a osteoporose é diagnosticada por meio da densitometria óssea. Um T escore igual ou inferior a -2,5 é definido como osteoporose. Um resultado de T escore entre -1,0 e -2,5 é definido como osteopenia. O risco de fraturas pode ser avaliado por meio de calculadoras e escores de risco.

Rastreamento de osteoporose com densitometria óssea em indivíduos assintomáticos

Existe divergência entre recomendação de rastreamento de osteoporose com densitometria óssea.

- A USPSTF recomenda rastreamento com densitometria óssea em mulheres acima de 65 anos de idade ou em mulheres mais jovens com risco aumentado para fraturas.
- Em revisão de 2013, atualizada em 2019, o grupo responsável por rastreamentos do Reino Unido não indica o rastreamento para osteoporose.
- Porém, o *guideline* NICE, também do Reino Unido, recomenda avaliação do risco de fratura sem uso de densitometria para mulheres acima de 65 anos e homens acima de 75 anos.

Importante!
Existem apenas dois ensaios clínicos randomizados publicados sobre rastreamento de osteoporose. Um ensaio inglês, de 2013, revelou que uma estratégia de rastreamento com calculadora de risco e densitometria **não** mudou desfecho de todas fraturas osteoporóticas e **não** mudou mortalidade ou fraturas clínicas, porém encontrou pequena redução de fraturas de quadril.
Um estudo dinamarquês, de 2018, também não encontrou diferenças significativas no desfecho primário de todas fraturas osteoporóticas maiores.

Avaliação do risco de fratura

Fatores de risco para fratura: fratura de fragilidade prévia, uso contínuo de corticosteroides sistêmicos, história de quedas, história familiar de fratura de quadril, IMC < 18,5, tabagismo, consumo de álcool > 14 unidades por semana, para mulheres e >21 unidades por semana, para homens.

Métodos de avaliar e investigar risco: pode-se utilizar diferentes calculadoras de risco para estimar o risco de fratura e auxiliar na decisão junto ao paciente. A densitometria óssea pode ser utilizada em alguns casos e complementar a avaliação do risco de fratura. Exames laboratoriais podem ser solicitados para descartar outras causas de osteoporose, quando apropriado.

Manejo: reduzir risco de quedas do paciente. Em casos selecionados pode-se considerar o uso de bisfosfonatos.

Fonte: Autoria própria.

Sugestões de calculadoras para estimar risco de fratura do paciente
A *Osteoporosis Self-Assessment Tool* é uma ferramenta simples e que pode predizer osteoporose de maneira equivalente a instrumentos mais complexos. A fórmula é a seguinte:
Peso em kg – idade em anos, se < 10 é alto risco de osteoporose e pode-se considerar densitometria óssea
Calculadora Qfracture = https://qfracture.org/
Calculadora FRAX = https://www.sheffield.ac.uk/FRAX/tool.aspx?country=55

Manejo do paciente com risco de fratura alto

O tratamento farmacológico de osteoporose está indicado nos casos de prevenção secundária, após uma primeira fratura osteoporótica. Nos casos de prevenção primária deve ser restrito a pacientes com alto risco de fratura, em conjunto com outras medidas para redução de quedas e acidentes e após decisão compartilhada com o paciente sobre os benefícios e riscos do remédio.

Importante!
Considerando os critérios de tratamento da National Osteoporosis Foundation, dos EUA, que sugere tratar pacientes com história prévia de fratura, osteoporose na densitometria óssea ou risco em 10 anos de fratura de quadril > 3% e de fratura osteoporótica maior >20%, cerca de 72%, das mulheres brancas americanas, maiores de 65 anos de idade e 93%, das maiores de 75 anos de idade, se enquadrariam nos critérios.

Tratamento não medicamentoso: exercício físico e fortalecimento muscular, reduzir risco de quedas com medidas comportamentais, auxílio de equipe multiprofissional e também de prescrição de medicações, que possam ocasionar quedas; cessação de tabagismo; redução do uso de álcool.

Tratamento medicamentoso: medicações da classe dos bisfosfonatos são a primeira linha de tratamento farmacológico. Outras medicações, de segunda linha, são o ranelato de estrôncio, teriparatida e calcitonina. Cálcio e vitamina D podem aumentar discretamente a densidade óssea, porém tem pouco efeito no número de fraturas.

Pausa da medicação: após 3 a 5 anos de terapia com bisfosfonato pode-se pausar a medicação, sem aumento no risco de fratura, para a maioria dos pacientes. Quando reiniciar a terapia é uma área de incerteza.

Fonte: Autoria própria.

Revisão Cochrane encontrou redução significativa de fraturas com uso de alendronato em prevenção secundária, porém, em prevenção primária não encontrou redução em fraturas de punho e quadril, as mais importantes e relevantes para o paciente. Importante lembrar que os pacientes têm baixa adesão aos bisfosfonatos e efeitos colaterais a essas medicações são comuns, em especial dispepsia. Outros efeitos colaterais estão descritos na Tabela 39.1.

Tabela 39.1		
Resumo de benefícios e riscos dos medicamentos bisfosfonatos		
Evento	Redução do risco absoluto por ano	Aumento do risco absoluto por ano
Fratura de quadril	0,3%	–
Fratura de punho	0,4%	–
Fraturas atípicas de fêmur	–	0,1%
Osteonecrose de mandíbula	–	0,1%
Lesão em esôfago	–	0,1%-1,5%
Câncer de esôfago	–	0,02%

Fonte: Wells GA (2008).

Fluxos assistenciais

Rastreamento de osteoporose – indivíduos assintomáticos sem fratura prévia

Lembrar de que existem poucas evidências para o rastreamento populacional com uso de densitometria

Considerar avaliação de risco de fratura para pacientes com fatores de risco para fratura ou mulheres > 65 anos e homens > 75 anos com alguma ferramenta como:
- Qfracture - https://qfracture.org/
- FRAX - https://www.sheffield.ac.uk/FRAX/tool.aspx?country=55
- *Osteoporosis Self-Assessment Tool* = peso em kg – idade em anos, se < 10 é alto risco de osteoporose e pode-se considerar densitometria óssea

Fatores de risco para fratura:
- Fratura de fragilidade prévia
- Uso contínuo de corticosteroides sistêmicos
- História de quedas
- História familiar de fratura de quadril
- IMC < 18,5, tabagismo
- Consumo de álcool > 14 unidades por semana para mulheres e > 21 unidades por semana para homens

CAPÍTULO 39

Todos pacientes	Pacientes com fratura de fragilidade prévia ou muito alto risco de fratura
Orientar exercícios físicos e fortalecimento muscular Orientar cessação de tabagismo Orientar sobre excesso de ingesta de álcool Reduzir risco de quedas: • Abordagem comportamental e do ambiente domiciliar • Acionar equipe multiprofissional • Desprescrição de remédios potencialmente inadequados, como anti-hipertensivos e antidiabéticos em excesso, anti-histamínicos de uso contínuo, benzodiazepínicos e outros	Considerar o uso de bisfosfonatos após decisão compartilhada: • Alendronato 70 mg/semana, via oral • Risendronato 35 mg/semana ou 150 mg, por mês, via oral • Ibandronato 150 mg, semana, via oral • Ácido zoledrônico 5 mg, por ano, intravenoso Orientar sobre efeitos colaterais: • Vitamina D e cálcio sem efeitos importantes sobre fraturas clínicas nas últimas revisões

Após 3-5 anos pode-se pausar o remédio, sem aumento no risco de fraturas

Importante!

A osteoporose pode ser um bom exemplo de *disease mongering* – a mercantilização da doença – e de transformação de um fator de risco em doença. Devemos estar atentos para o sobretratamento e sobrediagnóstico. Existem grupos que alertam para esse risco, como o Show More Espine – http://showmorespine.com/

Fonte: Autoria própria.

SELO P4

- Não realize rastreamento de osteoporose com densitometria óssea em mulheres abaixo dos 65 anos de idade ou homens abaixo dos 70 anos de idade que não apresentem fatores de risco.
- Não realize densitometria óssea com frequência maior do que uma vez a cada 2 anos.
- Não realize rastreamento *(check-up)* de deficiência de vitamina D.

Fontes: Choosing Wisely https://www.choosingwisely.org/, Too Much Medicine https://www.bmj.com/too-much-medicine

Bibliografia

- Black DM, Rosen CJ. Postmenopausal Osteoporosis [Internet]. Solomon CG, editor. Vol. 374, The New England journal of medicine. Massachusetts Medical Society; 2016 [cited 2020 Mar 8]. p. 254-62. Available from: http://www.nejm.org/doi/10.1056/NEJMcp1513724
- Bolland MJ, Leung W, Tai V, Bastin S, Gamble GD, Grey A, et al. Calcium intake and risk of fracture: Systematic review. BMJ. 2015;351(July).
- Curry SJ, Krist AH, Owens DK, Barry MJ, Caughey AB, Davidson KW, et al. Screening for osteoporosis to prevent fractures us preventive services task force recommendation statement. JAMA - J Am Med Assoc. 2018 Jun 26;319(24):2521–31.
- Donaldson MG, Cawthon PM, Lui LY, Schousboe JT, Ensrud KE, Taylor BC, et al. Estimates of the proportion of older white women who would be recommended for pharmacologic treatment by the new U.S. national osteoporosis foundation guidelines. J Bone Miner Res. 2009 Apr;24(4):675–80.
- Järvinen TLN, Michaëlsson K, Aspenberg P, Sievänen H. Osteoporosis: The emperor has no clothes. J Intern Med. 2015;277(6):662-73.
- Järvinen TLN, Michaëlsson K, Jokihaara J, Collins GS, Perry TL, Mintzes B, et al. Overdiagnosis of bone fragility in the quest to prevent hip fracture. BMJ. 2015;350(May):h2088.

Osteoporose

- Kolber MR, Sadowski CA, Korownyk C. Bisphosphonates: forever or 5 years and stop? Can Fam Physician [Internet]. 2015 May [cited 2020 Mar 8];61(5):443. Available from: http://www.ncbi.nlm.nih.gov/pubmed/25971760.
- Korownyk C, Ccfp MD, Mccormack J, Allan PGM. Who should receive bone mineral density testing? [Internet]. Vol. 61, Canadian Family Physician • Le Médecin de famille canadien |. 2015 [cited 2020 Mar 8]. Available from: https://www.ncbi.nlm.nih.gov/pmc/articles/PMC4501605/
- National Institute for Health and Care Excellence (NICE). Osteoporosis : assessing the risk of fragility fracture – Clinical Guideline (CG146). 2012;(August):1–14. Available from: https://www.nice.org.uk/guidance/cg146/resources/osteoporosis-assessing-the-risk-of-fragility-fracture-pdf-35109574194373.
- Reid IR, Bolland MJ, Grey A. Effects of vitamin D supplements on bone mineral density: A systematic review and meta-Analysis. Lancet [Internet]. 2014;383(9912):146–55. Available from: http://dx.doi.org/10.1016/S0140-6736(13)61647-5.
- Rubin KH, Rothmann MJ, Holmberg T, Høiberg M, Möller S, Barkmann R, et al. Effectiveness of a two-step population-based osteoporosis screening program using FRAX: the randomized Risk-stratified Osteoporosis Strategy Evaluation (ROSE) study. Osteoporos Int [Internet]. 2018 Mar 1 [cited 2020 Mar 9];29(3):567–78.
- Shepstone L, Lenaghan E, Cooper C, Clarke S, Fong-Soe-Khioe R, Fordham R, et al. Screening in the community to reduce fractures in older women (SCOOP): a randomised controlled trial. Lancet. 2018 Feb 24;391(10122):741-7.
- Solutions for Public Health. Screening for osteoporosis in postmenopausal women - External review against programme appraisal criteria for the UK National Screening Committee. London; 2019.
- Therapeutics Initiative. A Systematic Review of the Harms of Bisphosphonates [Internet]. 2011 Nov [cited 2020 Mar 8]. Available from: www.ti.ubc.ca
- Valladão Júnior JBR, Gusso G, Olmos RD. Manual do Médico-Residente | Medicina de Família e Comunidade. Atheneu, 2017.
- Wells GA, Cranney A, Peterson J, Boucher M, Shea B, Robinson V, et al. Alendronate for the primary and secondary prevention of osteoporotic fractures in postmenopausal women. Cochrane Database Syst Rev. 2008;(1):1-37.

40 | Otites

Lucas Bastos Marcondes Machado
José Benedito Ramos Valladão Júnior

Otite média aguda

A otite média aguda (OMA) tem alta incidência e é uma das infecções mais comuns da infância. A maioria das crianças tem pelo menos um episódio de OMA durante sua vida. A OMA é definida como presença de efusão no ouvido médio associado a sinais e sintomas de inflamação, como dor, hiperemia, febre e irritabilidade. Apenas casos selecionados se beneficiam de antibióticos, apesar disso, a OMA persiste como um dos principais motivos de prescrição de antibióticos no mundo todo.

Causas: infecções virais e bacterianas (predominantemente *Streptococcus pneumoniae*, *Moraxella catarrhalis* e *Haemophilus influenzae*). Pico entre 6-12 meses de idade. Uso de chupeta, frequentar creche e tabagismo passivo são fatores que aumentam o risco da criança.

Investigação: anamnese associada ao exame físico. Como visto na Tabela 40.1 coloração normal da membrana timpânica faz com que o diagnóstico seja improvável, e sinais associados a efusão em orelha média, como abaulamento, opacidade e rigidez são preditivos de OMA.

Manejo: em 60% dos casos, a dor associada a OMA melhora em 24 horas e cerca de 82% das crianças melhora sem tratamento. Analgésicos podem ser usados para dor e antibióticos em alguns casos selecionados.

Fonte: Autoria própria.

Importante!
Anti-histamínicos, descongestionantes e miringotomia não apresentaram benefícios no tratamento da OMA em ensaios randomizados.

Tabela 40.1
Razão de verossimilhança, especificidade e sensibilidade de dados de anamnese e otoscopia para OMA

	RVP+	RVP-	S	E
Anamnese				
Otalgia	3	0,6	–	–
Prurido local	3,3	0,7	–	–
Suspeita dos pais de otite	3,4	0,4	–	–
Otoscopia				
Opacificação	34	–	74%	93%
Abaulamento	51	–	51%	97%
Rigidez	31	–	95%	85%
Hiperemia evidente	8,4	0,2	–	–

RVP+ = razão de verossimilhança positiva; RVP- = razão de verossimilhança negativa; S = sensibilidade; E = especificidade.
Fonte: Adaptada de Rothman R, Owens T, Simel DL.

Otite média com efusão

A otite média com efusão (OME) é a presença de líquido na orelha média, porém, sem sintomas de infecção e inflamação aguda. Pode afetar todas as crianças, mas, geralmente, é assintomática. Algumas crianças podem apresentar redução de audição e desconforto. A indicação de timpanotomia com colocação de tubo de ventilação gera muitas dúvidas, e deve-se ter em mente que apenas alguns casos terão indicação cirúrgica.

Causas: pode ocorrer após episódio de rinossinusite aguda, ou como consequência de uma OMA. Mesmos fatores de risco associados a OMA estão implicados na OME.

Investigação: o diagnóstico pode ser feito com exame físico, na otoscopia será observada membrana timpânica opaca, rígida.

Manejo: observação e controle de fatores de risco. Antibióticos e corticosteroides não têm efeito a longo prazo. Cirurgia de timpanotomia pode ser considerada em casos específicos.

Fonte: Autoria própria.

Otite externa

Diferencial importante para quadro de OMA. Também é muito prevalente: 10% da população terá um episódio de otite externa ao longo da vida.

Otites 187

Causas: infecções virais e bacterianas, fatores de risco são: natação, trauma local e uso de dispositivos auriculares.

Investigação: otalgia intensa, dor a mobilização do pavilhão auricular ou compressão do trágus. A otoscopia observa-se hiperemia e edema do conduto auditivo. Pode existir secreção seropurulenta. Membrana timpânica normal.

Manejo: antibiótico tópico otológico. Pode-se associar corticosteroide tópico para redução de sintomas.

Fonte: Autoria própria.

Fluxos assistenciais

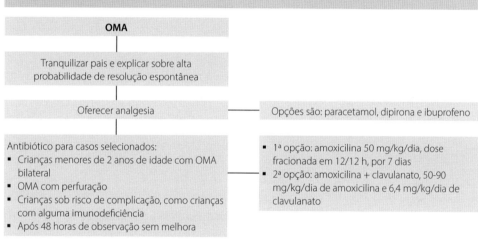

Importante!
Alguns pais podem ficar inseguros e preferir a prescrição de um antibiótico. Nesse caso, pode-se tentar a abordagem "*wait and see*", em que é fornecida a receita do antibiótico, porém, com a orientação de só a usar se sintomas persistirem por mais de 48 horas. Essa abordagem reduz uso de antibiótico em até dois terços.

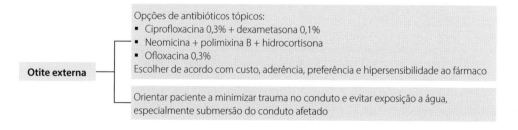

OME

- Tranquilizar pais e explicar sobre alta probabilidade de resolução espontânea.
- Orientar sobre controle de fatores de risco como tabagismo passivo e uso de chupetas.

Observar por 3 a 6 meses

Fatores que diminuem o limiar para encaminhamento da criança:

- Criança em risco para atraso de desenvolvimento (lábio palatino, síndrome de Down, transtorno espectro autista, atrasos de fala ou linguagem, déficit cognitivo, transtorno de déficit de atenção e hiperatividade)
- Atraso ou alteração de linguagem
- OMA recorrente
- Ambiente desfavorável para melhora
- Qualidade de vida prejudicada por sintomas

Comentário

Ensaios randomizados, focados no efeito de tubos de ventilação na audição, não demonstraram benefícios a longo prazo. O mesmo ocorre para desfechos relacionados a desenvolvimento e linguagem. Desfechos cirúrgicos positivos, provavelmente, ocorrem mais frequentemente, se o procedimento for bem indicado, e para isso, deve-se levar em conta sintomas da criança, seu desenvolvimento e não apenas a presença de efusão em orelha média.

Fonte: Autoria própria.

SELO P4

- Não utilize antibióticos para otite média em crianças de 2 a 12 anos com sintomas não graves, onde a opção de observação é o recomendado.
- Não utilize antibióticos orais para otite externa aguda não complicada.

Fontes: Choosing Wisely https://www.choosingwisely.org/, Too Much Medicine https://www.bmj.com/too-much-medicine

Bibliografia

- Morris PS, Leach AJ. Managing otitis media: An evidence-based approach. Vol. 32, Australian Prescriber. Australian Government Publishing Service; 2009. p. 155-9.
- Rothman R, Owens T, Simel DL. Does this child have acute otitis media? JAMA [Internet]. 2003 Sep 24 [cited 2019 Oct 20];290(12):1633-40.
- Rovers MM, Schilder AG, Zielhuis GA, Rosenfeld RM. Otitis media. Lancet [Internet]. 2004 Feb [cited 2019 Oct 18];363(9407):465-73.
- Schaefer P, Baugh RF. Acute Otitis Externa: An Update. Vol. 86. 2012.
- Venekamp RP, Sanders S, Glasziou PP, Del Mar CB, Rovers MM. Antibiotics for acute otitis media in children. In: Venekamp RP, editor. Cochrane Database of Systematic Reviews [Internet]. Chichester, UK: John Wiley & Sons, Ltd; 2013.

41 | Paralisia Facial Periférica

Gustavo Kang Hong Liu
José Benedito Ramos Valladão Júnior

A causa mais comum de paralisia facial é a paralisia de Bell. Na avaliação da pessoa com paralisia facial, é importante avaliar se há sinais de alarme que indiquem a necessidade de investigação ou tratamento de outras etiologias. O diagnóstico de paralisia de Bell é de exclusão.

Causas de paralisia facial

- Neurológicas: acidente vascular cerebral.
- Neoplásicas: neoplasias cerebrais, de pele da região de cabeça e pescoço, de parótida, linfoma ou metastáticas.
- Otológicas: otite média aguda ou crônica, otite externa maligna ou necrotizante, colesteatoma, neuroma do acústico.
- Traumáticas: fratura de osso temporal, dano iatrogênico ao nervo facial.
- Infecciosas: vírus herpes-zóster (síndrome de Ramsay Hunt), mastoidite.
- Idiopática: paralisia de Bell.
- Causas incomuns: síndrome de Guillain-Barré, esclerose múltipla, miastenia *gravis*, caxumba, doença de Lyme (a depender da epidemiologia local), hanseníase, HIV, sífilis, sarcoidose, lúpus eritematoso sistêmico, barotrauma ótico.

Paralisia de Bell – características

Ocorre perda aguda, parcial ou total, dos movimentos de um lado da face, inclusive da testa, por acometimento difuso do nervo facial. O início do quadro é agudo, podendo evoluir em minutos a horas, podendo progredir em até 2 dias.

Podem, ou não, estar presentes: diminuição do paladar nos dois terços anteriores da língua; aumento ou diminuição na secreção das glândulas lacrimais e salivares; pródromo de otalgia ou sensibilidade aumentada a sons.

Com relação ao prognóstico, de 80%-85% das pessoas, com paralisia de Bell, não tratadas têm recuperação completa e espontânea em até 3 meses. Cerca de 15% a 20% mantêm algum grau de sequela: fraqueza facial, contratura, espasmo ou sincinesias, sendo que para 5%, as sequelas podem ser consideradas graves.

Pessoas com paralisia incompleta do nervo facial à apresentação, mantendo movimento residual e fechamento parcial da pálpebra, têm bom prognóstico: 94% de chance de recuperação total; enquanto pessoas com paralisia completa têm 61%.

O diagnóstico de paralisia de Bell é questionável se não houver nenhuma melhora da função facial em 4 meses.

Tabela 41.1
Pontos importantes para avaliar na história e exame físico

Ponto a avaliar	Motivo
Tempo de evolução do quadro	A paralisia de Bell normalmente evolui em minutos a horas, na maioria dos casos atingindo o ápice da paralisia em até 48 horas. Evolução mais lenta e gradual sugere causa neoplásica ou infecciosa.
Exame da mímica facial	Definir se padrão é central ou periférico
Exame físico neurológico	Procurar sinais que indiquem causa central ou outras causas, como hemiparesia e/ou parestesia, ataxia, nistagmo, alteração visual ou em equilíbrio.
Otoscopia	Verificar sinais de otite externa maligna; otite média; colesteatoma. Vesículas em membrana timpânica, conduto auditivo, cavidade oral indicando herpes-zóster ótico (síndrome de Ramsay Hunt).
Alterações na audição/zumbido	Na paralisia de Bell, pode haver hiperacusia (aumento da sensibilidade a sons). Perda auditiva condutiva pode estar associada à otite média e a colesteatoma. Perda auditiva neurossensorial pode estar associada a síndrome de Ramsay Hunt e a lesões centrais.
História ou sinais de trauma ou cirurgia em região de cabeça e pescoço	Possibilidade de fratura de base de crânio, ou causa iatrogênica.
Inspeção e palpação de cabeça e pescoço	Buscar sinais de neoplasias (especialmente de pele e de parótida), e de mastoidite.
Antecedente pessoal de neoplasia	Investigar possibilidade de acometimento neoplásico.
Sinais sistêmicos e de infecção	Para descartar sinais de alarme e outras causas.

Fonte: Autoria própria.

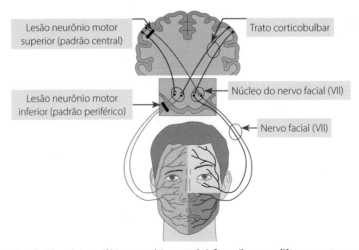

Figura 41.1 – Paralisia facial: padrão periférico × padrão central. A figura ilustra as diferenças entre a paralisia facial de padrão periférico (acomete hemiface inteira) e de padrão central (poupa testa). Fonte: Adaptada de Holland e Weiner.

Sinais de alarme para encaminhamento

- Paralisia facial bilateral.
- Padrão central da paralisia facial.
- História de trauma.
- Progressão lenta dos sintomas.
- Perda auditiva ou zumbido.
- Tontura.
- Otorreia crônica.
- Outras alterações no exame neurológico, como: paresia ou parestesia de membros, diplopia, ataxia.
- Achado sugestivo de câncer em exame de cabeça e pescoço.
- Sintomas sistêmicos ou de infecção.

Classificação da paralisia facial periférica

Feito o diagnóstico de paralisia de Bell, pode-se utilizar o sistema de House-Brackmann para classificar a gravidade e, também, registrar a informação, para facilitar reavaliação e seguimento (Tabela 41.2).

Tabela 41.2	
Classificação da paralisia facial segundo o sistema de House-Brackmann	
Grau I: normal Função facial normal em todas as áreas	**Grau IV: disfunção moderadamente importante** Geral: fraqueza óbvia e/ou assimetria importante No repouso: simetria e tônus normais
Grau II: disfunção leve Geral: leve fraqueza notável apenas à inspeção muito próxima; pode haver sincinesia muito discreta No repouso: simetria e tônus normais Ao movimento 　Testa: função boa a moderada 　Olho: fechamento completo com mínimo esforço 　Boca: leve assimetria	Ao movimento 　Testa: nenhum movimento 　Olho: fechamento incompleto 　Boca: assimetria com o máximo esforço
	Grau V: disfunção importante Geral: apenas uma movimentação discretamente perceptível No repouso: assimetria
Grau III: disfunção moderada Geral: diferença óbvia, mas não desfigurante entre os dois lados; sincinesia e/ou espasmo facial notável, mas não graves No repouso: simetria e tônus normais Ao movimento 　Testa: movimento moderado a leve 　Olho: fechamento completo com esforço 　Boca: levemente fraca com o máximo esforço	Ao movimento 　Testa: nenhum movimento 　Olho: fechamento incompleto 　Boca: movimento discreto
	Grau VI: paralisia total Nenhum movimento

Fonte: House e Brackmann (1985).

Fluxos assistenciais

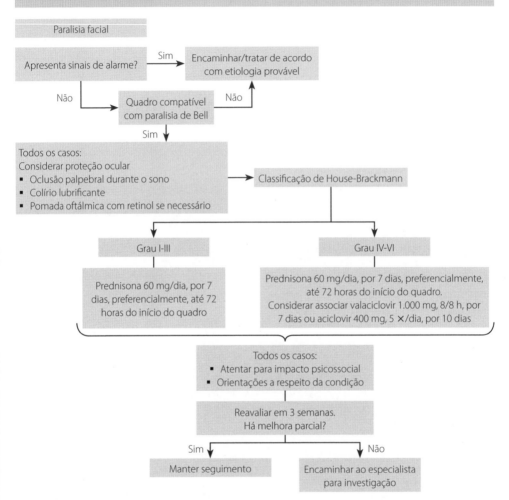

Fonte: Autoria própria.

No seguimento, quando encaminhar:
- Se não apresenta alguma melhora após 3 semanas, a partir do início do quadro
- Surgimento de novos sinais ou sintomas neurológicos, ou piora da paralisia/fraqueza
- Para tratamento de sequelas importantes (p. ex.: tarsorrafia ou aplicação de toxina botulínica)

SELO P4

- Não realize exame de neuroimagem, de maneira rotineira, frente a uma paralisia facial periférica.
- Não use antiviral isoladamente, exceto em casos de contraindicação de corticoides.

Fontes: Choosing Wisely https://www.choosingwisely.org/, Too Much Medicine https://www.bmj.com/too-much-medicine

Bibliografia

- Gagyor I, Madhok VB, Daly F, Sullivan F. Antiviral treatment for Bell's palsy (idiopathic facial paralysis). Cochrane Database of Systematic Reviews. 2019(9).
- Holland J, Bernstein J. Bell's palsy. BMJ clinical evidence. 2011.
- Holland NJ, Weiner GM. Recent developments in Bell's palsy. BMJ. 2004;329:553.
- House JW, Brackmann DE. Facial nerve grading system. Otolaryngol Head Neck Surg 1985;93(2):146-47.
- Masterson L, Vallis M, Quinlivan R, Prinsley P. Assessment and management of facial nerve palsy. BMJ. 2015 Sep 16;351:h3725.
- Phan NT, Panizza B, Wallwork B. A general practice approach to Bell's palsy. Australian family physician. 2016 Nov;45(11):794-797.
- Röpke MVR, Castilhos RM. Paralisia facial. In: Gusso G, Lopes JMC, Dias LC, organizadores. Tratado de medicina de família e comunidade: princípios, formação e prática. 2ª ed. Porto Alegre: Artmed; 2019. p. 1944-1949.
- Simon C, Everitt H, Van Dorp F, Burke M. Oxford handbook of general practice. 4th ed. Oxford University Press; 2014. p. 538.

42 | Pré-Natal

José Benedito Ramos Valladão Júnior
Luciana Vitorino Araújo

A assistência pré-natal tem como objetivo, prover à mulher o melhor conjunto de medidas e informações clínicas, com a finalidade de prevenção e promoção de saúde, avaliação de riscos e tratamento precoce de intercorrências materno-fetais, que garantam as melhores condições para o parto. Assim, é importante a atenção clínica para os seguintes aspectos.

Abordagem pré-concepcional

- Sempre revisar as medicações em uso pela gestante: suspender/substituir medicações que gerem mais risco do que benefícios materno-fetais.
- Realizar atualização do estado vacinal: avaliar especialmente o *status* vacinal contra rubéola, pois a vacina é contraindicada durante a gestação.
- Podem ser antecipados os exames sorológicos de rastreamento do 1º trimestre.
- Realizar orientações quanto ao estilo de vida: preferir engravidar dentro da faixa de peso normal e em vigência de controle adequado de comorbidades (se presente), cessar uso de álcool, tabaco ou outras drogas, realizar atividade física regularmente e dieta balanceada.
- Identificar mulheres que possam necessitar de cuidados adicionais.

Profilaxias

- Profilaxia de defeito do tubo neural: recomenda-se o uso de 0,4 mg, ao dia, de ácido fólico, a partir do desejo de gestação até 12 semanas:
  - Não estão indicadas outras profilaxias ou suplementos.

Importante!
Profilaxia com sulfato ferroso: **não** indicada (efeitos colaterais superam os benefícios).

Vacinação

- Vacinas com componentes vivos estão **contraindicadas** na gestação: sarampo, caxumba, rubéola, febre amarela, BCG.

- Hepatite B: as gestantes vacinadas não necessitam reforço. Em caso de vacinação incompleta ou não vacinadas, deverão ser realizadas 3 doses.
- Tétano: as gestantes vacinadas têm o reforço antecipado em 5 anos. As gestantes não vacinadas nos últimos 10 anos, deverão realizar 2 doses.

Orientações

- Amamentação: idealmente, deve ser realizada de maneira exclusiva até os 6 meses.
- Atividade física: manter atividade física regular de leve a moderada intensidade.
- Dieta: manter alimentação balanceada e fracionada em 6 refeições ao longo do dia, com vigilância para se evitar o ganho excessivo de peso.
- Direção: não se recomenda dirigir veículos após 36 semanas.
- Drogas: cessar tabagismo, uso de álcool ou outras drogas.
- Sexo: deve ser evitado apenas em situações especiais (rotura prematura de membranas ovulares ou trabalho de parto prematuro).
- Sono: a melhor posição para dormir é o decúbito lateral esquerdo (especialmente, a partir do 3º trimestre, com o aumento do volume uterino).
- Viagens: são seguras até 4 semanas antes da data prevista para o parto. Em caso de trajetos longos, devem ser usadas meias elásticas, de média compressão, em membros inferiores.

Exame clínico

- Aferição de pressão arterial.
- Medida de altura, peso e cálculo do índice de massa corpórea: vigilância para não exceder o ganho de peso esperado na gestação.

Índice de massa corpórea (IMC)	Aumento de peso no 2º e 3º trimestre	Aumento total de peso na gestação
Baixo peso	500-600 g/semana	12,5-18 kg
Peso adequado	400-500 g/semana	11,5-16 kg
Sobrepeso	200-300 g/semana	7-11,5 kg
Obesidade	200-300 g/semana	5-9 kg

Fonte: Autoria própria.

- Altura uterina: espera-se que o fundo uterino seja palpável a partir de 12 semanas, na altura da sínfise púbica; com 16 semanas, a meia distância entre a sínfise púbica e a cicatriz umbilical; com 20 a 22 semanas, na cicatriz umbilical; depois, espera-se que a altura uterina seja compatível com a idade gestacional até 37 semanas.
- Batimentos cardíaco-fetais: espera-se que se encontre frequência entre 120-160 bpm, rítmicos e sendo possível detectar com sonar doppler a partir de 10-12 semanas.
- Palpação fetal: avaliação de situação e apresentação fetal.
- Avaliação de edema: permite verificar presença de edema patológico.

Exames complementares

- Tipagem sanguínea e fator Rh: realizar no 1º trimestre.
  - Se gestante Rh negativo, testar Coombs indireto no 1º trimestre e repetir mensalmente, após 28 semanas, além de administrar imunoglobulina Rh com 28 semanas e a cada 12 semanas ou se sangramento, procedimento invasivo e no pós-parto se recém-nascido for Rh positivo.
- Hemograma: 1º e 3º trimestre.
- Glicose: 1º trimestre.
- Teste oral de tolerância à glicose de 75 g: entre 24 e 28 semanas.
- HIV e sífilis: solicitar sorologia no 1º e 3º trimestre.
- Hepatite B: solicitar sorologia 1º trimestre e vacinar se susceptível.
- Toxoplasmose: solicitar sorologia no 1º trimestre.
  - Imune: sem necessidade de novo rastreamento.
  - Susceptível: realizar sorologia trimestral, orientar evitar ingesta de carne cura ou vegetais mal lavados e evitar contato com solo ou fezes de gatos.
- Urina I e urocultura: solicitar no 1º e 3º trimestre.
- Pesquisa de Streptococcus do grupo B (SGB): coleta anal e vaginal entre 35-37 semanas.
- Ultrassonografia (USG):
  - Entre 11 e 14 semanas: finalidade de datação e avaliação de translucência nucal.
  - 20 semanas: exame morfológico para detecção de malformações.

> **Importante!**
> **Hepatite C: não** deve ser oferecida, por não existir vacina que previna transmissão vertical ou tratamento, nem mudança na via de parto ou evidência de transmissão pela amamentação.
> **Citomegalovírus (CMV): não** deve ser oferecida, por não existir intervenção efetiva conhecida.

Seguimento

- Consultas: recomenda-se a realização de consultas alternadas entre médico de família e enfermagem, além de um mínimo de 8 consultas durante o pré-natal.
- Periodicidade: sugere-se a realização de consultas mensais no 1º e no 2º trimestre, quinzenais no 3º trimestre e semanais a partir de 37 semanas.

> **Importante!**
> Ao atingir 41 semanas, a gestante deve ser encaminhada para seguimento obstétrico com finalidade de vigilância de perfil biofísico fetal.

Fluxos assistenciais

- **Pré-concepcional**
  - Consulta médica/enfermagem: atualizar vacinas, oferecer antecipação de exames do 1º trimestre e ácido fólico, realizar dosagem de β-HCG conforme atraso menstrual, recomendar substituição de medicações contraindicadas na gestação.

- **1º trimestre**
  - 1º mês – consulta de enfermagem
  - 2º mês – consulta com médico de família
  - 3º mês – consulta de enfermagem

- **2º trimestre**
  - 4º mês – consulta com médico de família
  - 5º mês – consulta de enfermagem
  - 6º mês – consulta com médico de família

- **3º trimestre**
  - Seguimento quinzenal com médico de família e enfermagem alternadamente
  - A partir de 37 semanas – consultas semanais com médico de família
  - 41 semanas – encaminhar para seguimento obstétrico

1º trimestre: ácido fólico 0,4 mg, ao dia, até 12 semanas, atualizar estado vacinal, suspender/substituir medicações contraindicadas.
- **Exames:** tipagem e fator Rh, glicose, hemograma, sorologias (hepatite B, HIV, sífilis, toxoplasmose), urina 1, urocultura e USG entre 11-14 semanas.

2º trimestre:
- **Exames:** USG com 20 semanas, teste oral de tolerancia a glicose de 75 g com 24 semanas e sorologia de toxoplasmose se susceptível.

3º trimestre:
- **Exames:** hemograma, urina 1, urocultura, sorologias (HIV, sífilis), toxoplasmose se susceptível, pesquisa SGB entre 35-37 semanas.

Fonte: Autoria própria.

SELO P4

- Não realize rastreamento de gestantes assintomáticas para hipotireoidismo.
- Não solicite sorologia materna para citomegalovírus ou rubéola como parte dos exames pré-natais de rotina.
- Não realize coagulograma de rotina em gestantes ou investigação de trombofilia hereditária para mulheres com histórico de perdas gestacionais, restrição de crescimento intrauterino, pré-eclâmpsia, descolamento prematuro de placenta.
- Não solicite testes antenatais como perfil biofísico fetal ou cardiotocografia em mulheres com diagnóstico de diabetes gestacional que estão bem controladas com dieta e sem outras indicações para testagem.
- Não realize ultrassom pré-natal para fins não médicos, por exemplo, apenas para criar vídeos ou fotografias de lembrança.
- Não realize ecocardiograma fetal de rotina durante o pré-natal sem que hajam riscos que o justifiquem.

Fontes: Choosing Wisely https://www.choosingwisely.org/, Too Much Medicine https://www.bmj.com/too-much-medicine

Bibliografia

- Bricker L, Medley N, Pratt JJ. Routine ultrasound in late pregnancy (after 24 weeks' gestation). Cochrane Database of Systematic Reviews 2015, Issue 6.
- National Institute for Heath and Care Excellence. Antenatal care. NICE guideline. Published update: November 2014.
- National Institute for Heath and Care Excellence. Weight management before, during and after pregnancy. NICE guideline. Published update: July 2010.
- Valladão Júnior JBR, Gusso G, Olmos RD. Manual do Médico-Residente | Medicina de Família e Comunidade. Atheneu, 2017.
- Walch R, Cardoso LF, Valladão Júnior JBR, Medicina de família e comunidade: fundamentos e prática. 1. ed. - Rio de Janeiro: Atheneu, 2019.

43 | Polifarmácia e Desprescrição

Deoclecio Avigo
José Benedito Ramos Valladão Júnior

Não há uma definição clara sobre polifarmácia, porém, aceita-se que o uso de mais de 5 medicações já possa caracterizá-la. Desse modo, recomenda-se que indivíduos que realizam tratamento, com mais de 5 fármacos, devem ter sua prescrição, regularmente, revista por seu médico, a fim de avaliar a real necessidade de manter todas as medicações e aumentar o risco de interações e efeitos colaterais, que com frequência, superam os possíveis benefícios das medicações.

Existem ferramentas que, também, permitem acessar a existência de polifarmácia e o seu risco, guiando pessoas e profissionais em saúde a realizar revisões sobre as medicações prescritas. Uma ferramenta útil é o *RxISK Polypharmacy Index*, que tem a vantagem de agrupar mais características do que apenas a avaliação usual da quantidade de fármacos utilizadas pelo paciente. O questionário e pontuação estão expostos e recomendados na área de fluxos assistenciais e também no site: http://rxisk.org/tools/polypharmacy-index/.

Identificada polifarmácia, deve-se proceder à desprescrição. As fases do processo de desprescrição compreendem cinco etapas conforme proposta **ARMOR**:

- *Assess* (Acessar): compreende a avaliação dos medicamentos (forma, dose, período de uso, motivo), comparação com ferramentas que sugerem medicações de uso parcimonioso (*Beers Criteria*, STOPP).
- *Review* (Revisar): avaliar a real aderência medicamentosa, a influência de aspectos físico e socioeconômicos, checar os benefícios de cada medicamento, seus efeitos colaterais (http://www.thennt.com/) e as possíveis interações medicamentosas (http://rxisk.org/tools/interaction-checker/).
- *Minimize* (Minimizar): selecionar as medicações com benefício pequeno e ausente para se propor a desprescrição, bem como aquelas que são prescritas, automaticamente, sem evidência científica clara ou de maneira supérflua. O uso de ferramentas *on-line* (http://medstopper.com/) pode auxiliar na prioridade de escolha da medicação a ser retirada e a maneira de desprescrição (gradual, abrupta).
- *Optmize* (Otimizar): ajustar doses de fármacos que serão mantidos na prescrição (por exemplo, conforme função renal, hepática), otimizar ação de medicação para eventualmente substituir o efeito benéfico de um fármaco retirado.
- *Reassess* (Reavaliar): monitorar a evolução após a desprescrição, dar apoio ao paciente, observar ocorrência de sintomas ou descontrole de doenças, avaliar o benefício em se reduzir efeitos colaterais e ressaltar os resultados junto ao paciente.

CAPÍTULO 43

A desprescrição deve ser realizada em um ritmo adaptado às possibilidades reais e considerando as preferências, valores e aceitação do paciente.

Mensagens finais
- Considerar, sempre que possível, tratamento não farmacológico.
- Exercitar a cautela e ceticismo em relação a novos medicamentos (não se seduzir por novas tecnologias, avaliar com precaução resultados mostrados em desfechos intermediários, considerar os vieses).
- Adiar início de medicamentos não urgentes.
- Manter vigilância sobre efeitos adversos.
- Não ceder automaticamente à solicitação de medicações pelos pacientes.
- Considerar não aderência antes de adicionar uma nova droga.

STOPP – Screening Tool of Older Persons' potentially inappropriate Prescriptions
(Prescrições potencialmente inapropriadas em pessoas com idade ≥ 65 anos de idade)

Sistema cardiovascular

1. Digoxina por longo prazo em doses > 125 µg/dia em pacientes com comprometimento da função renal (eGFR < 50 mL/min).
2. Diurético de alça para edema gravitacional no tornozelo em pacientes sem sinais clínicos de insuficiência cardíaca.
3. Diurético de alça como monoterapia para a hipertensão.
4. Diurético tiazídico em pacientes com história de gota.
5. β-bloqueador não cardiosseletivo em pacientes com doença pulmonar obstrutiva crônica.
6. β-bloqueadores em combinação com verapamil.
7. Uso de diltiazem ou verapamil na insuficiência cardíaca Classe III ou IV (NYHA).
8. Bloqueadores dos canais de cálcio em pacientes com constipação crônica.
9. Uso de aspirina e varfarina em combinação sem antagonista do receptor H2 de histamina (exceto cimetidina por causa da interação com varfarina) ou inibidor da bomba de prótons.
10. Dipiridamol como monoterapia para a prevenção secundária de evento cardiovascular.
11. Aspirina em pacientes com histórico de úlcera péptica, sem uso de antagonista do receptor de histamina H2 ou inibidor da bomba de prótons.
12. Aspirina em doses > 150 mg/dia.
13. Aspirina sem história de sintomas coronarianos, cerebrais, vasculares periféricos ou evento oclusivo.
14. Aspirina para tratar tontura não claramente atribuível à doença cerebrovascular.
15. Varfarina para a primeira trombose venosa profunda descomplicada por > 6 meses.
16. Varfarina para o primeiro quadro de embolia pulmonar não complicada por > 12 meses.
17. Aspirina, clopidogrel, dipiridamol ou varfarina em pacientes com risco de sangramento por distúrbio de coagulação.

Sistema nervoso central e drogas psicotrópicas

1. Antidepressivos tricíclicos (ADT) em pacientes com demência.
2. ADT em portadores de glaucoma.
3. ADT em portadores de anormalidades de condução cardíaca.
4. ADT em pacientes com constipação.
5. ADT associado com opiáceo ou bloqueador do canal de cálcio.
6. ADT em portadores de prostatismo ou história prévia de retenção urinária.
7. Uso de longo prazo (> 1 mês) de benzodiazepínico de ação prolongada (clordiazepóxido, flurazepam, nitrazepam, clorazepato) e com metabólitos de longa ação (diazepam).
8. Uso de longo prazo (> 1 mês) de neurolépticos como hipnóticos de longa duração.
9. Uso de longo prazo de neurolépticos em pessoas com parkinsonismo.
10. Fenotiazinas em pacientes com epilepsia.
11. Anticolinérgicos para tratar efeitos extrapiramidais de medicamentos neurolépticos.
12. Inibidores seletivo da recaptação de serotonina (ISRS) em pacientes com história de hiponatremia clinicamente significativa.
13. Uso prolongado (> 1 semana) de anti-histamínicos de primeira geração (difenidramina, ciclizina, clorfeniramina, prometazina).

Continua...

Continuação

STOPP – Screening Tool of Older Persons' potentially inappropriate Prescriptions (Prescrições potencialmente inapropriadas em pessoas com idade ≥ 65 anos de idade)

Sistema gastrintestinal

1. Difenoxilato, loperamida ou fosfato de codeína para o tratamento de diarreia de causa desconhecida.
2. Difenoxilato, loperamida ou codeína fosfato para o tratamento da gastrenterite infecciosa grave, ou seja, diarreia com sangue, febre ou toxicidade sistêmica.
3. Proclorperazina ou metoclopramida em pessoas com parkinsonismo.
4. Inibidor da bomba de prótons para úlcera péptica em dose dobrada por período > 8 semanas.
5. Anticolinérgicos antiespasmódicos em pessoas com constipação crônica.

Sistema respiratório

1. Teofilina como monoterapia para a DPOC.
2. Corticosteroides sistêmicos em vez de corticosteroides inalatórios para o tratamento de manutenção em pacientes com DPOC moderada a grave.
3. Nebulização com ipratrópio em portadores de glaucoma.

Sistema musculoesquelético

1. Anti-inflamatórios não esteroidais (AINEs) em pessoas com história de úlcera péptica ou hemorragia gastrintestinal, a não ser com o uso concomitante de antagonista do receptor H2, inibidor da bomba de prótons ou misoprostol.
2. AINEs em portadores de hipertensão moderada a grave.
3. AINEs em portadores de insuficiência cardíaca.
4. Uso prolongado de AINEs (> 3 meses) para alívio dos sintomas de osteoartrite leve.
5. Uso de varfarina e AINEs juntos.
6. AINEs em portadores de insuficiência renal crônica (eGFR < 50 mL/min).
7. Uso de corticosteroides por longo prazo (> 3 meses) como monoterapia para artrite reumatoide ou osteoartrite.
8. Uso de AINEs ou colchicina de maneira prolongada para o tratamento crônico de gota onde nenhuma contraindicação existe ao uso do alopurinol.

Sistema urogenital

1. Antimuscarínicos vesicais em pacientes com demência.
2. Antimuscarínicos em portadores de glaucoma crônico.
3. Antimuscarínicos em pacientes com constipação crônica.
4. Antimuscarínicos em pacientes com prostatismo crônico.
5. α-bloqueadores em homens com incontinência frequente.
6. α-bloqueadores em pacientes com cateter urinário de longa duração.

Sistema endócrino

1. Glibenclamida ou clorpropamida em portadores de DM tipo 2.
2. β-bloqueadores em pessoas com DM e episódios de hipoglicemia frequentes.
3. Estrogênios em pacientes com história de câncer de mama ou tromboembolismo venoso.
4. Estrogênios sem progestágeno em pacientes com útero intacto.

Drogas que afetam negativamente pacientes propensos a quedas

1. Benzodiazepínicos.
2. Neurolépticos.
3. Anti-histamínicos de primeira geração.
4. Vasodilatadores associados com hipotensão postural persistente.
5. Opiáceos de longa duração.

Continua...

Continuação

STOPP – Screening Tool of Older Persons' potentially inappropriate Prescriptions (Prescrições potencialmente inapropriadas em pessoas com idade ≥ 65 anos de idade)

Analgésicos

1. Utilização de opiáceos potentes de longa duração, por exemplo, morfina ou fentanil como terapia da dor leve a moderada.
2. Opiáceos por > 2 semanas em pacientes com constipação crônica sem uso de laxante.
3. Uso de opiáceos por longo prazo em pessoas com demência a menos que esteja indicado para cuidados paliativos ou tratamento de dor crônica moderada ou grave.

Duplicidade de classes de drogas

1. Qualquer duplicidade de classes de drogas na prescrição, p. ex., opiáceos, AINEs, ISRS, diuréticos de alça ou inibidores da ECA prescritos de maneira simultânea.

Fonte: Gallagher P, O'Mahony D (2008).

START – Screening Tool to Alert doctors to Right Treatment (Medicamentos que devem ser considerados para as pessoas ≥ 65 anos de idade)

Sistema cardiovascular

1. Varfarina na presença de fibrilação atrial crônica.
2. Aspirina na presença de fibrilação atrial crônica, em que a varfarina é contraindicada.
3. Aspirina ou clopidogrel em pacientes com história de doença vascular aterosclerótica coronariana, cerebral ou periférica e com ritmo cardíaco sinusal.
4. Terapia farmacológica anti-hipertensiva em pacientes com pressão arterial sistólica persistentemente acima de 160 mmHg.
5. Terapia com estatina em pacientes com história de doença vascular coronariana, cerebral ou periférica, nos quais o estado funcional permanece independente para as atividades da vida diária e a expectativa de vida é maior do que 5 anos.
6. Enzima conversora da angiotensina (ECA) em portadores de insuficiência cardíaca crônica.
7. Inibidor da ECA após infarto agudo do miocárdio.
8. β-bloqueadores em portadores de angina estável crônica.

Sistema nervoso central e drogas psicotrópicas

1. L-DOPA na doença de Parkinson idiopática com prejuízo funcional e incapacidade.
2. Antidepressivo em pacientes com depressão moderada a grave.

Sistema gastrintestinal

1. Inibidor da bomba de prótons em portadores de DRGE grave ou estenose péptica requerendo dilatação.
2. Suplemento de fibra para a doença diverticular crônica com sintomas de constipação.

Sistema respiratório

1. β2-agonista ou anticolinérgico inalatório para Asma ou DPOC leve a moderada.
2. Corticosteroide inalatório para Asma ou DPOC moderada a grave.
3. Início de oxigênio domiciliar contínuo na insuficiência respiratória tipo 1 ou 2.

Sistema musculoesquelético

1. Drogas antirreumáticas modificadoras da doença (DMARDs) em portadores de doença reumatoide ativa com duração > 12 semanas.
2. Bisfosfonatos em doentes em terapêutica de manutenção com corticosteroides.

Sistema endócrino

1. Metformina em portadores de diabetes tipo 2.
2. Inibidor da ECA ou bloqueador do receptor de angiotensina em portadores de diabetes com nefropatia, ou seja, proteinúria ou microalbuminúria.
3. Terapia antiplaquetária em pacientes com diabetes *mellitus* se presença fatores de risco cardiovasculares coexistentes.
4. Terapia com estatina em pacientes com diabetes *mellitus* se presença de fatores de risco cardiovascular coexistentes.

Fonte: Barry PJ, Gallagher P, Ryan C, O'mahony D. (2007).

Polifarmácia e Desprescrição 205

Avaliação da polifarmácia (*RxISK polypharmacy index*)
1. Você é portador de mais de 3 condições médicas? • SIM (1) • NÃO (0)
2. Você utiliza 5 ou mais medicamentos regularmente? • Menos de 5 medicações (0) • Entre 5 e 11 medicações (1) • 12 ou mais medicações (2)
3. Você usa 12 ou mais doses de medicação diariamente? • SIM (1) • NÃO (0)
4. Quantos profissionais de saúde realizam prescrições para você? • Apenas 1 profissional (0) • Entre 2 e 4 profissionais (1) • 5 ou mais profissionais (2)
5. Você teve mais de 3 alterações aos seus medicamentos no último ano? • SIM (1) • NÃO (0)
6. Quando foi a última consulta em que foi realizada reavaliação global de todos os seus medicamentos? • Dentro dos últimos 5 anos (0) • Há mais de 5 anos (1) • Nunca (2)
7. Você já se perguntou se você está experimentando efeitos colaterais dos medicamentos? • SIM (1) • NÃO (0)
8. Você tem mais de 65 anos de idade? • SIM (1) • NÃO (0)
9. Algum dos seus medicamentos precisa de acompanhamento com exames de sangue? (Exemplos: varfarina, digoxina, carbamazepina, lítio, fenitoína etc.) • SIM (1) • NÃO (0)
10. Você toma medicamentos não prescritos (incluindo analgésicos ou suplementos) regularmente? • SIM (1) • NÃO (0)

Pontuação:

0-4 pontos	Baixo risco	A necessidade de qualquer revisão medicamentosa ou a diminuição da dose deve fazer parte da discussão em consultas regulares.
5-8 pontos	Risco intermediário	É provável que exista benefício de uma revisão medicamentosa seguida por desprescrição.
≥ 9 pontos	Alto risco	Há forte benefício em se realizar revisão medicamentosa seguida por desprescrição.

Fonte: RxISK Polypharmacy Index.

Fluxos assistenciais

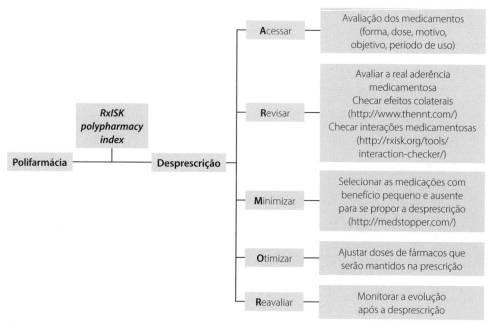

Fonte: Autoria própria.

SELO P4

- Não prescreva nova medicação para pacientes que tomam 5 ou mais medicamentos, sem uma revisão abrangente dos medicamentos existentes para determinar se algum deve ou pode ser descontinuado.
- Não inicie medicamentos para tratar sintomas, sem determinar se uma terapia existente está causando efeitos colaterais, eventos adversos, interações medicamentosas ou falta de adesão, e se uma redução da dosagem ou descontinuação de um medicamento é mais justificada.
- Não continue uma prescrição com base apenas no histórico de medicamentos, realize uma revisão crítica que busque justificar a manutenção de cada fármaco.
- Evite medicamentos anti-inflamatórios não esteroides (AINEs) em indivíduos com hipertensão ou insuficiência cardíaca ou doença renal de todas as causas, incluindo diabetes.
- Evite usar estimulantes de apetite ou suplementos vitamínicos e afins para o tratamento de anorexia ou caquexia em idosos; em vez disso, otimize o suporte social, descontinue medicamentos que possam interferir na alimentação, forneça alimentos e assistência alimentar atraentes e esclareça os objetivos e expectativas do paciente.
- Não prescreva opioides para dor lombar aguda ou crônica antes de uma avaliação completa, consideração de teste com outros medicamentos e tratamentos alternativos e discussão dos riscos da terapia com opioides.
- Não use medicamentos caros quando um medicamento igualmente eficaz e de custo mais baixo estiver disponível.
- Não prescreva rotineiramente medicamentos com finalidade preventiva (AAS, estatina, bisfosfonatos, dentre outros) em indivíduos com uma expectativa de vida limitada.

Fontes: Choosing Wisely https://www.choosingwisely.org/, Too Much Medicine https://www.bmj.com/too-much-medicine

Bibliografia

- Barry PJ, Gallagher P, Ryan C, O'mahony D. START (screening tool to alert doctors to the right treatment) – an evidence-based screening tool to detect prescribing omissions in elderly patients. Age Ageing. 2007 Nov;36(6):632-8. doi: 10.1093/ageing/afm118. Epub 2007 Sep 19. PMID: 17881418.
- Gallagher P, O'Mahony D. STOPP (Screening Tool of Older Persons' potentially inappropriate Prescriptions): application to acutely ill elderly patients and comparison with Beers' criteria. Age Ageing. 2008 Nov;37(6):673-9. doi: 10.1093/ageing/afn197. Epub 2008 Oct 1. PMID: 18829684.
- Gnjidic D, Couteur DG, Kouladjian L, Hilmer SN. Deprescribing Trials: Methods to Reduce Polypharmacy and the Impact on Prescribing and Clinical Outcomes. Clin Geriatr Med 28 (2012) 237-253.
- Haque R. ARMOR: A tool to evaluate polypharmacy in elderly persons. Annals of Long-Term Care. 2009:17(6), 26-30.
- Kaur S, Mitchell G, Vitetta L, Roberts MS. Interventions that can reduce inappropriate prescribing in the elderly: a systematic review. Drugs Aging. 2009;26(12):1013-28. doi: 10.2165/11318890-000000000-00000. PMID: 19929029.
- RxISK Polypharmacy Index. Disponível em: http://rxisk.org/tools/polypharmacy-index/.
- Schiff GD, Galanter WL, Duhig J, Lodolce AE, Koronkowski MJ, Lambert BL. Principles of conservative prescribing. Arch Intern Med. 2011 Sep 12;171(16):1433-40. doi: 10.1001/archinternmed.2011.256. Epub 2011 Jun 13. PMID: 21670331.
- Valladão Júnior JBR, Gusso G, Olmos RD. Manual do Médico-Residente | Medicina de Família e Comunidade. Atheneu, 2017.

44 Problemas Anais e Perianais

Lilian Hupfeld Moreno
José Benedito Ramos Valladão Júnior

Exame proctológico

- Inspeção anossacrococcígea.
- Toque retal.
- Anuscopia.
- Retossigmoidoscopia.
  Toque retal (posição):
- Sims (decúbito lateral esquerdo com flexão de coxa direita).
- Genupeitoral (prece maometana).
- Litotomia modificada (decúbito dorsal com pernas abertas).

Hemorroidas

Definição: descolamento dos coxins anais causando dilatação das veias dos plexos hemorroidários.

Faixa etária: 45-65 anos.

Fatores de risco:
- Sexo feminino.
- Constipação crônica.
- Dieta pobre em fibras.
- Sedentarismo.
- Força ao evacuar.

Características	Hemorroidas internas	Hemorroidas externas
Localização	Acima da linha pectínea	Abaixo da linha pectínea
Inervação	Visceral	Somática
Dor	Normalmente indolores	Dor aguda, súbita
Sangramento	Vermelho vivo	Escuro e coagulado
Sintomas	Prurido e irritação perianal	Normalmente assintomáticas
	Sensação de plenitude perianal	Massa perianal sensível à palpação

Fonte: Autoria própria.

Tratamento
- Alívio da constipação.
- Correção de hábitos (evitar longos períodos sentados no vaso).
- Preparações tópicas (com corticosteroides, AINEs, anestésicos tópicos):
  - Controle sintomático temporário, baixa evidência científica.

Quando encaminhar?
- Hemorroidas internas ou mistas que persistem após tratamento conservador por 2 meses.
- Hemorroidas internas grau III ou IV.

Fissura anal

Definição: úlcera longitudinal na mucosa anal.
Faixa etária: 15-40 anos.
Fatores de risco:
- Constipação.
- Penetração anal.
- Parto vaginal.
- Diarreia prolongada.

Sintomas

Fezes raiadas de sangue
Dor à evacuação

Fissura anal → dor → retenção fecal → fezes ressecadas → dor

Fonte: Autoria própria.

- Amolecer fezes: ingesta hídrica, dieta laxativa.
- Banhos de assento: 3-6 ×/dia.
- Atenção com papel higiênico: preferir lenços umedecidos.

> **Atenção!**
> Múltiplas fissuras em crianças são sugestivas de abuso.

Tratamento
- Água morna.
- Analgésicos.
- Amolecedores de fezes.
- Dieta rica em fibras.
- Agentes tópicos cicatrizantes:
  - lidocaína + hidrocortisona + óxido nítrico + alumínio: aplicar 3-4 ×/dia com aplicador, durante 2-3 semanas.

Problemas Anais e Perianais **211**

Quando encaminhar?

- Fissura recorrente/refratária ao tratamento clínico conservador por 2 meses.
- Fissura anal com comorbidade orificial cirúrgica (fístula).

Fístula anal

Definição: comunicação anômala entre canal anorretal e a pele da região perianal.

Quando surge?

- Abscessos de repetição.
- Primeira manifestação da doença de Crohn.

Tratamento:

- Dieta laxativa.
- Banho de assento após evacuações 7 dias.
- Curativo até 6 ×/dia: limpeza rigorosa + analgésico tópico, hidrocortisona/lidocaína + gaze.
- Antibiótico → amoxicilina + clavulanato 1.500-1.750 mg/dia, por 7 dias.
  Alternativa: ciprofloxacino 500 mg, 12/12 h + metronidazol 400 mg, 8/8 h, por 7 dias.

Quando encaminhar?

- Caso suspeito → secreção perianal persistente, abcessos anorretais recorrentes.
- Diagnóstico de fístula anorretal.

Abscesso anal

Etiologia: trauma, doença de Crohn, imunodeficiência ou imunossupressão por uso de corticoides.

Sintomas:

- Febre.
- Desconforto/dor perianal:
  - Não sangra.

> **Atenção!**
> Trata-se de urgência proctológica, sendo mandatório encaminhar ao pronto-socorro.

Tratamento

- Compressas quentes.
- Dieta laxativa.
- Drenagem imediata → risco de sepse!
- Antibióticos se sinais sistêmicos:
  - Amoxicilina + clavulanato 1.500-1.750 mg/dia, por 7 dias.

Fluxograma assistencial

Hemorroidas

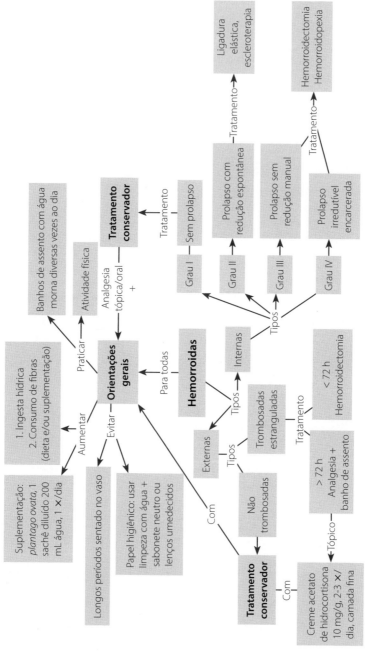

Fonte: Autoria própria.

Fissura anal

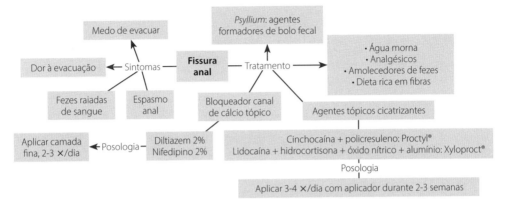

Fonte: Autoria própria.

Abscesso e fístula anal

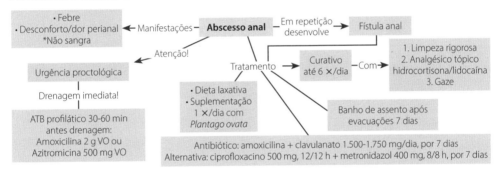

Fonte: Autoria própria.

SELO P4

- Não realize colonoscopia sem ter feito avaliação clínica por meio do exame proctológico.
- Frente a suspeita de doenças orificiais, não deixe de realizar o exame de toque retal para observar a presença de hemorroida interna, fístula, abscesso, gravidade.

Fontes: Choosing Wisely https://www.choosingwisely.org/, Too Much Medicine https://www.bmj.com/too-much-medicine

Bibliografia

- Davis BR, Lee-Kong SA, Migaly J, Feingold DL, Steele SR. The American Society of Colon and Rectal Surgeons Clinical Practice Guidelines for the Management of Hemorrhoids. Diseases of the Colon & Rectum. 2018;61(3):284-92.
- Gusso G, Lopes JMC. Tratado de Medicina de Família e Comunidade. Editora Artmed, 2012.
- Limura E. Modern management of anal fistula. World Journal of Gastroenterology. 2015;21(1):12.
- Migaly J, Sun Z. Review of Hemorrhoid Disease: Presentation and Management. Clinics in Colon and Rectal Surgery. 2016;29(01):022-9.

- Ministério da Saúde Secretaria Estadual da Saúde do Rio Grande do Sul, Universidade Federal do Rio Grande do Sul. Protocolos de encaminhamento da atenção básica para a atenção especializada; v. 7 - Proctologia. Ministério da Saúde, 2016.
- Monson JRT. Anal Fissure [Internet]. BMJ Best Practice, 2018.
- Stewart DB, Gaertner W, Glasgow S, Migaly J, Feingold D, Steele SR. Clinical Practice Guideline for the Management of Anal Fissures. Diseases of the Colon & Rectum. 2017;60(1):7-14.
- Vogel JD, Johnson EK, Morris AM, Paquette IM, Saclarides TJ, Feingold DL, et al. Clinical Practice Guideline for the Management of Anorectal Abscess, Fistula-in-Ano, and Rectovaginal Fistula. Diseases of the Colon & Rectum. 2016;59(12):1117-33.

45 | Rastreamento

Lucas Bastos Marcondes Machado
José Benedito Ramos Valladão Júnior

O rastreamento de uma condição é uma intervenção que incide em pessoas assintomáticas. Desse modo, uma consequência inerente a qualquer método de rastreamento é que necessariamente irá causar dano a alguém, pois, por mais seguro que seja o método, sempre haverá um risco presente e é impossível fazer com que alguém assintomático sinta-se melhor. Portanto, é previsível que apenas para pouquíssimas condições, de fato, o rastreamento resultará em maior benefício, do que riscos. Para tanto, deve existir um compromisso ético-científico dos profissionais de saúde em fundamentar qualquer intervenção de rastreamento em evidências científicas definitivamente bem estabelecidas e atualizadas. Além disso, qualquer método de rastreamento deve respeitar um conjunto mínimo de condições para ser válido:

Critérios para rastrear
1. A doença deve representar um importante problema de saúde.
2. A história natural da doença ou do problema clínico deve ser bem conhecida.
3. Deve existir estágio pré-clínico (assintomático) bem definido, durante o qual a doença possa ser diagnosticada.
4. O benefício da detecção e tratamento precoce com o rastreamento deve ser maior do que se a condição fosse tratada no momento habitual de diagnóstico.
5. Os exames que detectam a condição clínica no estágio assintomático devem ser disponíveis, aceitáveis e confiáveis.
6. O rastreamento e tratamento deve ser viável e custo-efetivo.
7. O rastreamento deve ser um processo contínuo e sistemático.

Fonte: Adaptada de Wilson & Jungner (WHO).

Levando em conta tais considerações é possível chegarmos a uma revisão atualizada sobre indicações de métodos de rastreamento que compreenda dados de ensaios randomizados controlados e evite vieses que possam acarretar mais danos do que benefícios aos pacientes.

O conjunto das melhores evidências científicas da atualidade, permite-nos chegar as seguintes recomendações sobre os métodos de rastreamento na população geral adulta.

CAPÍTULO 45

Condição	Recomendação
Câncer de mama	• População-alvo = mulheres entre 50 e 70 anos. • Teste de rastreamento = mamografia. • Periodicidade = a cada 2 anos. • Mulheres com antecedente familiar de câncer de mama podem ter benefício de iniciar o rastreamento aos 40 anos. **Importante:** não se recomenda fazer o autoexame de mamas! <div align="right">(INCA, USPSTF)</div>
Câncer colorretal	• População-alvo = indivíduos entre 50 e 75 anos. • Teste de rastreamento = pesquisa de sangue oculto nas fezes (2 amostras). • Periodicidade = anual. • Situações específicas: – Presença de histórico familiar sem síndrome genética identificável – iniciar o rastreamento com colonoscopia aos 40 anos ou 10 anos antes da idade mais precoce de diagnóstico em familiar próximo, repetir a cada 5 anos. – Indivíduos comprovadamente portadores da síndrome HNPCC – iniciar rastreamento com colonoscopia aos 25 anos, repetindo a cada 2 anos e anualmente após os 40 anos. – Família de portadores da síndrome da polipose adenomatosa familiar – testagem genética em crianças a partir de 10 anos, comprovando-se também ser portadora de PAF, recomenda-se desde então realizar sigmoidoscopia flexível ou colonoscopia anualmente e seguimento com gastrocirurgião para avaliar indicação de colectomia eletiva a partir dos achados. <div align="right">(INCA, USPSTF, CTFPHS)</div>
Câncer de colo uterino	• População-alvo = mulheres entre 25 e 70 anos. • Teste de rastreamento = colpocitologia oncótica (Papanicolaou). • Periodicidade = a cada 3 anos. <div align="right">(CTFPHS, INCA)</div>
Câncer de próstata	• É **contraindicado** o rastreio para câncer de próstata com PSA, toque retal ou qualquer outro teste. <div align="right">(AAFP, CTFPHS, INCA, UK-NHS)</div>
Osteoporose	• Não recomendado o rastreamento na população geral. • Avaliar situações específicas de risco para indicação de densitometria óssea por meio de escores validados (Frax, Sapori), que levam em consideração fatores de risco como: idade, peso, tabagismo atual, atividade física, cor branca, fratura prévia, terapia de reposição hormonal, uso de corticoides. (UK-NHS) * Ferramentas para cálculo de risco: http://www2.unifesp.br/dmed/reumato/sapori • Considerar realização de DMO para os pacientes com Escore de SAPORI ≥ 0. https://www.shef.ac.uk/FRAX/tool.aspx?country=55 • Considerar realização de DMO para os pacientes com: – Risco de fratura osteoporótica ≥ 20% em 10 anos ou risco de fratura do quadril ≥ 3% em 10 anos.
Hipertensão	• População-alvo = adultos • Teste de rastreamento = aferição da pressão arterial • Periodicidade = bianual se PA < 120/80 mmHg e anual, se PA entre 120-139/80-89 mmHg. <div align="right">(Ministério da Saúde, 7º JNC)</div>

Continua...

Continuação

Condição	Recomendação
Diabetes	- População-alvo = adultos entre 40 e 70 anos. - Teste de rastreamento = glicemia em jejum. - Periodicidade = a cada 3 anos. **Importante:** iniciar rastreamento mais precocemente se história familiar em primeiro grau de diabetes. (UPSTF)
Dislipidemia	- População-alvo = homens acima de 40 anos e mulheres acima de 50 anos. - Teste de rastreamento = colesterol total e frações associado a avaliação do risco cardiovascular da pessoa. - Periodicidade = a cada 5 anos. **Importante:** iniciar rastreamento mais precocemente se risco aumentado de doença cardiovascular (presença de pelo menos 1 fator de risco: diabetes, doenças cardiovasculares prévia, tabagismo, hipertensão, obesidade). (Simplified Lipids Guidelines – CFP)
Tabagismo	- População alvo = todos adultos, incluindo gestantes. - Questionar sobre uso de tabaco e oferecer intervenções para cessação. - Periodicidade = não definida. (Ministério da saúde, USPSTF)
Sorologia para hepatite B e C	**Não** recomendado o rastreamento na população geral. (AAFP, CDC, USPSTF)
Sorologia para sífilis	**Não** recomendado o rastreamento na população geral. (AAFP, CDC, USPSTF)
Sorologia para HIV	- População-alvo = indivíduos da população geral, entre 15 e 65 anos, com vida sexual ativa. - Teste de rastreamento = sorologia para HIV. - Periodicidade = 1 exame de rastreamento (sem evidência sobre necessidade de repetição se não houver exposição a risco). (AAFP, CDC, USPSTF)
Doenças sexualmente transmissíveis	- População-alvo = população de alta vulnerabilidade (profissionais do sexo, transgêneros, homens que têm relação sexual com homens, portador de DST, contato sexual de portador de DST, relação sexual ocasional desprotegida, usuários de drogas endovenosa, indivíduos em situação de rua, presidiários). - Teste de rastreamento anual = sorologia para HIV, sífilis, hepatite C, hepatite B (AgHBs e anti-HBc). (AAFP, CDC, USPSTF)
Parasitoses intestinais	**Não** recomendado em crianças, adultos ou gestantes. (CDC)

Importante!

O processo de rastreamento deve ser discutido junto ao paciente, compreendendo seus benefícios e riscos, bem como os valores, medos, preocupações e riscos de cada indivíduo.

CAPÍTULO 45

Fluxos assistenciais

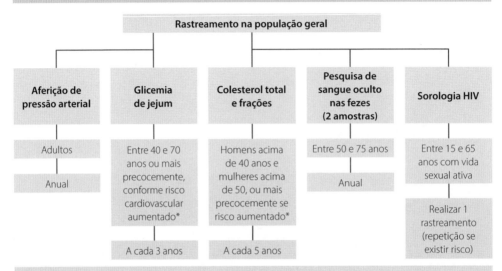

* Risco aumentado para doenças cardiovasculares = pelo menos 1 fator de risco dos seguintes: diabetes, doenças cardiovasculares prévia, tabagismo, hipertensão, obesidade.

Mulheres

- 25 a 70 anos: papanicolau a cada 3 anos.
- 50 a 70 anos: mamografia a cada 2 anos.

Rastreamento de DST em população de alta vulnerabilidade**

- Sorologias: HIV, sífilis, hepatite C e hepatite B (AgHBs e anti-HBc) anualmente. (**População de alta vulnerabilidade para DST: profissionais do sexo, transgêneros, homens com relação sexual com homens, portador de DST, contato sexual de portador de DST, relação sexual ocasional desprotegida, usuários de drogas endovenosa, indivíduos em situação de rua, presidiários.)

Fonte: Autoria própria.

SELO P4

- Evite a realização de *check-up* ou exames de rotina, pois em pouquíssimas situações (como as apresentadas) eles poderão oferecer algum benefício que potencialmente supere seus riscos inerentes.
- Não realize exames pré-operatórios de rotina antes de procedimentos cirúrgicos de baixo risco.
- Não realize colpocitologia oncótica em mulheres com menos de 25 anos ou que fizeram histerectomia por doença não cancerosa.
- Não repita o rastreamento do câncer colorretal (por qualquer método) por 10 anos após uma colonoscopia de alta qualidade que não detecta neoplasia.
- Não realize qualquer exame de rastreamento em pacientes com baixa expectativa de vida.

Fontes: Choosing Wisely https://www.choosingwisely.org/, Too Much Medicine https://www.bmj.com/too-much-medicine

Bibliografia

- Allan GM, Lindblad AJ, Comeau A, Coppola J, Hudson B, Mannarino M, et al. Simplified lipid guidelines: Prevention and management of cardiovascular disease in primary care. Can Fam Physician
- American Academy of Family Physicians (AAFP) http://www.aafp.org/dam/AAFP/documents/patient_care/clinical_recommendations/cps-recommendations.pdf
- Brasil. Ministério da Saúde. 29 - Rastreamento. Vol. 29, Cadernos de Atenção Básica. 2010. 95 p.
- Canadian Task Force on Preventive Health Care (CTFPHC) http://canadiantaskforce.ca/ctfphc-guidelines/overview/
- Centers for Disease Control and Prevention (CDC) http://www.cdc.gov/std/tg2015/screening-recommendations.htm
- Instituto Nacional do Câncer (INCA) http://www2.inca.gov.br/wps/wcm/connect/inca/portal/home
- Nakama H, Yamamoto M, Kamijo N, Li T, Wei N, Fattah AS, Zhang B. Colonoscopic evaluation of immunochemical fecal occult blood test for detection of colorectal neoplasia. Hepatogastroenterology. 1999 Jan-Feb;46(25):228-31.
- National Osteoporosis Foundation. Clinician's Guide to Prevention and Treatment of Osteoporosis. Washington, DC: National Osteoporosis Foundation; 2010.
- Quintero E, Castells A, Bujanda L, Cubiella J, Salas D, Lanas Á. Colonoscopy versus Fecal Immunochemical Testing in Colorectal-Cancer Screening. N Engl J Med 2012; 366:697-706.
- UK National Screening Committee. Screening for Osteoporosis in Postmenopausal Women. 20 March 2013.
- UnitedKingdomNationalHealthService(UK-NHS)https://www.gov.uk/topic/population-screening-programmes
- United States Preventive Services Task Force (USPSTF) http://www.uspreventiveservicestaskforce.org/
- Wilson JMG, Jungner G. Principles and practice of screening for disease. WHO Chronicle Geneva: World Health Organization (1968), 22(11):473.

46 | Transição de Gênero

Caio Cesar Portela dos Santos
José Benedito Ramos Valladão Júnior

A transição de gênero refere-se a um conjunto de estratégias assistenciais voltadas para as modificações da expressão de gênero. O objetivo é promover a aproximação da pessoa trans com as características socialmente construídas e aceitas para o gênero com o qual se identifica.

Glossário

- **Gênero:** construção social que delimita características físicas, psíquicas e comportamentais esperadas para homens/figuras masculinas e mulheres/figuras femininas em determinada época e local.
- **Identidade de gênero:** percepção que o indivíduo tem de si em relação ao gênero:
  - Cisgênero (cis): indivíduo que se identifica com aspectos físicos, psicológicos e comportamentais relacionados ao seu gênero atribuído ao nascer.
  - Transgênero (trans): indivíduo que não se identifica com aspectos físicos, psicológicos e comportamentais relacionados ao seu gênero atribuído ao nascer.
  - Identidade de gênero binária: identidades de gênero que se encontram nos polos homem e mulher.
  - Identidade de gênero não binária: identidades de gênero que se encontram no espectro existente entre ser homem e ser mulher, em um terceiro gênero.
  - Gênero fluido: indivíduos que não encontram identificação permanente com um gênero, binário ou não, e fluem pelo espectro.
  - Agênero: indivíduo que não se identifica ou não se sente pertencente a nenhum gênero.
- **Expressão de gênero:** maneira como o indivíduo expressa um gênero. É um conceito que abrange comportamento, vestimentas e interações, sendo, portanto, a interpretação de terceiros sobre o gênero de uma pessoa com base em estereótipos compartilhados.
- **Sexo biológico:** determinado pela anatomia, cromossomos e função endócrina do indivíduo.
- **Intersexo:** pessoas que nascem com anatomia reprodutiva ou sexual e/ou um padrão de cromossomos que não permitem a classificação biológica em masculino ou feminino.

- **Sexualidade:** conjunto de construções socioculturais ligadas a atração sexual, erotismo, desejo, afeto, sensações, emoções, experiências, modelos e fantasias.
- **Orientação afetivo-sexual:** refere-se ao padrão de atração emocional, afetiva ou sexual de um indivíduo por outras pessoas. A definição sempre ocorre considerando a relação entre o gênero da pessoa e o gênero da pessoa alvo do afeto (e não o sexo biológico):
    - Assexual: indivíduo que não sente atração ou desejo sexual por outras pessoas.
    - Bissexual: indivíduo que se relaciona afetiva e sexualmente com pessoas de mais de um gênero.
    - Heterossexual: indivíduo que se relaciona afetiva e sexualmente com pessoas de um gênero diferente do seu.
    - Homossexual: indivíduo que se relaciona afetiva e sexualmente com pessoas do mesmo gênero que o seu.
    - Pansexual: indivíduo que se relaciona afetiva e sexualmente com pessoas, desconsiderando a noção de gênero.

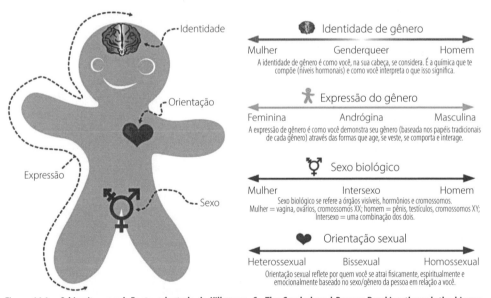

Figura 46.1 – O biscoito sexual. Fonte: adaptada de Killerman, S., The Genderbread Person; Breaking through the binary: gender explained using continuums. Chicago, 2018.

Considerações legais

A Política Nacional de Saúde Integral LGBT garante acesso no Sistema Único de Saúde (SUS) ao processo de transição de gênero, que abrange: a integralidade e humanização da atenção, atendimento livre de discriminação, hormonoterapia, procedimentos cirúrgicos e atendimento por equipe interdisciplinar e multiprofissional (psicologia, enfermagem, assistência social e especialidades médicas – psiquiatria, clínica médica, medicina de família e comunidade, ginecologia, urologia e endocrinologia).

As cirurgias para redesignação sexual são autorizadas pelo Conselho Federal de Medicina, em estudos desde 1997, mas apenas em 2002, por meio da Resolução 1.652/2002, algumas cirurgias, como a neocolpovulvoplastia, perderam o *status* de experimentais e puderam ser realizadas fora de estudos. A partir de 2008, o Ministério da Saúde, por meio da Portaria 457/2008, criou o Processo Transexualizador do SUS, focado em mulheres trans. Em 2013, pela Portaria 2.803/2013, ampliou o acesso aos procedimentos às mulheres travestis e homens trans.

Incongruência de gênero × disforia de gênero

A incongruência de gênero e a disforia de gênero estiveram, conceitualmente, atreladas durante muito tempo. Hoje, entende-se que não são a mesma coisa e tampouco estão condicionadas.

Disforia de gênero é sinônimo de sofrimento ligado à condição de gênero e possui critérios definidos pelo DSM-5. Esses critérios estão ligados à transtornos físicos, psíquicos, sociais, relacionais e funcionais ocasionados pela transexualidade.

A incongruência de gênero, por sua vez, está definida no CID-11, como uma marcante e persistente experiência individual de incongruência, entre identidade de gênero e sexo biológico, que não raramente conduz o indivíduo a um desejo de transição, objetivando viver e ser aceito como uma pessoa do gênero experimentado.

Nem todos as pessoas trans, portanto, sofrem de disforia. Além disso, aquelas que o fizerem poderão experimentar graus diferentes desse sofrimento em diferentes fases da vida.

Cuidado integral

Ao atendermos uma pessoa trans, a integralidade deve ser parte obrigatória da assistência, respeitando os princípios norteadores do SUS. O indivíduo não deve ser reduzido à transexualidade e, portanto, uma abordagem global se faz necessária.

O acolhimento deve respeitar a identidade de gênero e nome social, ainda que não exista retificação civil. O nome social, inclusive, deverá estar presente em todos os documentos preenchidos no serviço, como prontuário, receituário e etiquetas. Esse direito é garantido pela Portaria 1.820/2009 do Ministério da Saúde.

É interessante, ainda, que se registre a permissão para contato telefônico e as observações pertinentes a ele, como melhor horário e nome a ser utilizado, especialmente, caso o número fornecido seja compartilhado por outras pessoas da família.

A escuta ativa e qualificada possibilitará o entendimento da demanda daquele usuário e a sua inclusão no fluxo adequado às suas necessidades e vontades. Nem todos desejarão modificações corporais, por exemplo, e estarão satisfeitos com outras maneiras de performar o seu gênero. Aqueles que desejarem, podem satisfazer-se com a hormonização e os caracteres sexuais secundários obtidos por meio dela. Alguns, ainda, desejarão intervenções cirúrgicas.

Quanto maior o grau de disforia, maior a chance da pessoa se submeter a tratamentos sem supervisão e mais agressivos. A sensibilidade nesse acolhimento, a instituição da terapêutica e as orientações no acompanhamento longitudinal não podem desconsiderar isso e, por vezes, exigirão estratégias de contenção de danos. O bom vínculo possibilitará conversas sinceras, entendendo a expectativa daquele sujeito com o processo (e se elas são realistas ou não). Os riscos dos tratamentos, tanto cirúrgicos, quanto hormonais, também devem estar claros para o paciente. Os riscos de submeter-se a procedimentos cirúrgicos fora do ambiente adequado, como a colocação de silicone industrial, por exemplo, devem ser trazidos à consulta.

Com relação à saúde mental, deve ser analisada a psicodinâmica do indivíduo, com especial atenção ao fato de que esse paciente experimenta algum grau de estresse de minorias, definido como o estresse crônico resultante da estigmatização somada às expectativas de rejeição e discriminação. Há, ainda, as questões sociais possivelmente existentes, dados os fatores que confluem para a colocação dessas pessoas à margem. Deve ser oferecido, portanto, acompanhamento psicoterápico ao paciente. O fluxo de encaminhamento aos níveis secundário e terciário em psiquiatria, segue os mesmos critérios da população geral, o que significa que, por si só, a transexualidade não indica acompanhamento focal. Não é, tampouco, necessária avaliação psiquiátrica anterior à hormonoterapia ou intervenções cirúrgicas. A exploração das questões ligadas ao gênero está no escopo da atenção primária à saúde.

> **Importante!**
> Ainda é comum a prescrição de terapia hormonal e a realização de cirurgias destinadas a alterar a aparência e funcionalidade da genitália em indivíduos intersexo, muitas vezes, ainda na primeira infância. Contudo, é frequente que pessoas intersexo submetidas a esse processo relatem que não se adaptaram ou rejeitaram o sexo designado pelos pais. Não se recomenda, portanto, qualquer tratamento ou intervenção cirúrgica passível de adiamento até que a pessoa possa participar da tomada da decisão.

Hormonoterapia

A hormonoterapia deve ser iniciada em decisão compartilhada, em um processo centrado na pessoa e que busque melhora de aspectos biopsicossociais, maximizando satisfação e bem-estar. Vale notar que, tão importante quanto considerar os riscos do tratamento é considerar os riscos de não fazê-lo. Aqueles que encontram muitas barreiras no serviço de saúde, acabam optando pelo uso sem prescrição, acompanhamento e monitoramento de efeitos colaterais, se colocando em risco.

A hormonoterapia objetiva induzir o aparecimento de caracteres sexuais secundários, compatíveis com a identidade de gênero, reduzindo os níveis hormonais endógenos e, consequentemente, os seus efeitos sobre o corpo.

Critérios para hormonoterapia

A Resolução 2.265/2019 do Conselho Federal de Medicina dispõe sobre os critérios para hormonização de pessoas trans com desejo manifesto e estabelece quatro critérios:

- Descrever e avaliar a persistência da incongruência de gênero.
- Ter a capacidade de fornecer consentimento livre e esclarecido.
- No Brasil, ter mais de 16 anos.
- Não possuir contraindicações físicas ou mentais ao uso dos hormônios (Tabela 46.1).

Obs.: o Processo Transexualizador do SUS exige 18 anos para o início de tratamento hormonal.

Tabela 46.1
Contraindicações absolutas e relativas à hormonoterapia

Hormonoterapia feminilizante		Hormonoterapia masculinizadora	
Absolutas	Relativas	Absolutas	Relativas
Doença tromboembólica recente, infarto agudo do miocárdio, câncer estrógeno-dependente, doenças hepáticas graves e condições psiquiátricas graves (transtornos psicóticos graves, transtornos de personalidade graves, transtornos globais do desenvolvimento graves)	Doença cardiovascular isquêmica estável, doença cerebrovascular, antecedente pessoal de trombose venosa profunda, coagulopatia, hipertrigliceridemia, HAS descompensada, DM descompensado, tabagismo, síndrome metabólica, migrânea grave (refratária ou focal), distúrbios convulsivos, hipertensão intracraniana, disfunção hepática, hipertrolactinemia, história familiar de câncer de mama	Gravidez, amamentação, doença coronariana instável, câncer sensível à testosterona, policitemia com hematócrito maior ou igual a 55% e condições psiquiátricas graves (transtornos psicóticos graves, transtornos de personalidade graves, transtornos globais do desenvolvimento graves)	Doença cardiovascular isquêmica estável, HAS descompensada, DM descompensado, dislipidemia descompensada, disfunção hepática, policitemia com hematócrito menor que 55%, histórico de trombose venosa profunda, coagulopatias, doença respiratória crônica que possa ser agravada por eritrocitose ou policitemia, apneia do sono grave, epilepsia sensível a andrógenos, enxaqueca, tabagismo e distúrbios menstruais.

Fonte: Autoria própria.

Preparação para hormonoterapia

Algumas visitas serão necessárias antes do início da hormonoterapia. Esse período permitirá ao médico criar um vínculo com o paciente, prover educação em saúde, esclarecer efeitos e riscos, além de fornecer os suportes paralelos necessários. São tarefas da fase de preparação:

- Rever histórico clínico e medicações em uso, avaliando contraindicações.
- Orientar o processo, explicar as recomendações e esclarecer o seguimento.
- Explorar identidade de gênero, confirmando a existência da disforia e/ou incongruência.
- Discutir metas terapêuticas, alinhando expectativas e explorando efeitos reversíveis e irreversíveis da hormonoterapia.
- Explorar o suporte social e planos para educação e empregabilidade.
- Revisar estilo de vida e saúde mental.
- Fazer exame físico focado e exames complementares de base, oportunizando rastreios adequados à idade e condições.
- Discutir fertilidade, contracepção, saúde sexual e infecções sexualmente transmissíveis.
- Obter consentimento livre e esclarecido.
- Discutir opções terapêuticas e custos relacionados.
    Exames complementares iniciais focados:
- Hormonoterapia feminilizante: hemograma completo, glicemia, lipidograma, ureia, creatinina, potássio, TGO, TGP, testosterona total e livre, estradiol, prolactina.
- Hormonoterapia masculinizadora: hemograma completo, glicemia, hemoglobina glicada, lipidograma, TGO/TGP, testosterona total e β-HCG.

Cirurgias e tratamentos adjuvantes

Os procedimentos cirúrgicos podem, ou não, ser parte da terapêutica de afirmação de gênero e são regulados pela Resolução 2.265/2019 do Conselho Federal de Medicina. É necessário que o paciente tenha mais de 18 anos e esteja em acompanhamento multidisciplinar há pelo menos um ano para que seja submetido a procedimentos cirúrgicos de qualquer espécie. Nesse ponto, há diferença em relação aos critérios estabelecidos pelo Processo Transexualizador do SUS, que permite os procedimentos em maiores de 21 anos acompanhados a pelo menos 2 anos.

Cirurgia genital e pélvica

A cirurgia voltada à mulher trans objetiva formar a neovulvovagina. As técnicas mais antigas tinham uma preocupação puramente estética. Hoje, no entanto, a funcionalidade e capacidade orgástica são consideradas como parâmetro de sucesso cirúrgico. O procedimento combina criação de cavidade neovaginal, por meio da dissecação entre bexiga e reto, dissecção da uretra, ressecção do tecido erétil da haste peniana, orquiectomia bilateral e construção de vulva e vagina a partir do tecido cutâneo do pênis e bolsa escrotal. A glande pode ser utilizada para construção do clitóris ou colocada ao fundo da neovagina para manutenção de capacidade orgástica.

O homem trans, por sua vez, pode ser submetido a dois tipos de cirurgia de redesignação genital. A primeira delas é a metoidioplastia, que usa a hipertrofia clitoriana mediada pela testosterona. O clitóris hipertrofiado é avançado, a uretra alongada e o novo órgão genital é formado. O escroto é construído a partir dos lábios vaginais, com a colocação de implantes de silicone. A cirurgia acontece associada a histerectomia. A segunda opção cirúrgica é a neofaloplastia, que pode, inclusive, ser um segundo tempo cirúrgico para pacientes insatisfeitos com a metoidioplastia. O neofalo é construído a partir de retalhos livres, normalmente obtidos do antebraço, que são conectados ao períneo, formando o neofalo. O clitóris é preservado, objetivando manutenção erógena. A uretra é alongada com enxertos de mucosa e o neoescroto também é construído a partir dos lábios vaginais. Não há ereção na primeira fase, o que torna-se possível em um segundo momento por meio de próteses penianas. A histerectomia também ocorre nessa técnica, associada a colpectomia.

Na homem trans, ainda que não exista a abordagem genital, existe a possibilidade de proceder a histerectomia e salpingo-ooforectomia. Há uma série de motivos que podem levar o homem trans a decidir pela cirurgia, dentre eles, condições clínicas, preventivas, por considerar os órgãos incongruentes com a sua identidade, para obter maior masculinização corporal, para evitar consultas ginecológicas e/ou cessar sangramentos e cólicas menstruais. Não existe indicação para o procedimento apenas pelo fato de a pessoa estar sob hormonização com testosterona.

Cirurgia craniofacial e procedimentos minimamente invasivos da face

São cirurgias que alteram as formas ósseas, por meio de fraturas controladas e reposicionamento ósseo, com placas e outros materiais de síntese. O objetivo é aproximar a estrutura óssea facial à do gênero do paciente. Hoje, há a possibilidade do uso de harmonização facial para obter esses resultados, por meio da infiltração de ácido hialurônico.

Na mulher trans, a remoção de pelos da face pode ser um desejo. A técnica que permite resultados mais duradouros é a laserterapia, sendo seu uso limitado especialmente pelo custo. O procedimento deve ser realizado considerando cor dos pelos e da pele do paciente, já que técnicas diferentes são necessárias a depender do fator coloração. No homem trans, a testosterona pode ou não induzir o surgimento de barba, o que está ligado a fatores genéticos. É possível tentar induzir o crescimento de barba por meio de tônicos, mas, as expectativas do paciente devem ser alinhadas às suas possibilidades.

Cirurgia de cabeça e pescoço

A cirurgia de redução de cartilagem tireoide, o pomo-de-adão, é por vezes desejada por pessoas trans femininas e tem bons resultados estéticos. Há a possibilidade de combiná-lo à sutura entre a cartilagem tireoide e a cartilagem cricoide, que aumenta a tensão sobre as cordas vocais, agudizando o timbre vocal e, consequentemente, aproximando-o de tons mais femininos.

Mamoplastia

Na mulher trans, a mamoplastia visa ao aumento do volume mamário por meio da colocação de próteses de silicone. O modelo e a forma dos implantes são decididos com base na estrutura da mama existente e no volume da mama desejado pela paciente. Atenção especial deve ser dada caso exista silicone industrial injetado previamente, o que não impede o procedimento, mas exige utilização de planos retromusculares para que a prótese não entre em contato com o produto.

No homem trans, a mamoplastia masculinizadora é a opção cirúrgica. Costuma ser uma cirurgia muito desejada, já que ficar sem camisa é um grande marcador social de masculinidade e a passabilidade aumenta sem as mamas femininas e uso de tiras. O momento para a cirurgia não é consenso, mas é razoável que o procedimento ocorra após a redistribuição da gordura promovida pela testosterona, caso o paciente esteja em hormonoterapia. O grau de disforia, caso exista, também deve influenciar na decisão.

Contorno corporal

Os hormônios também são capazes de promover redistribuição da gordura e modificar o contorno corporal, mas, as mudanças podem ser consideradas insuficientes pelos pacientes. A colocação de próteses de silicone em regiões de interesse é possível e responde à esse anseio, tanto em homens, quando em mulheres trans. Deve-se atentar ao frequente uso de silicone industrial com esse objetivo nessa população.

Fluxos assistenciais

Monitoramento da terapia de hormonização voltada à mulher trans

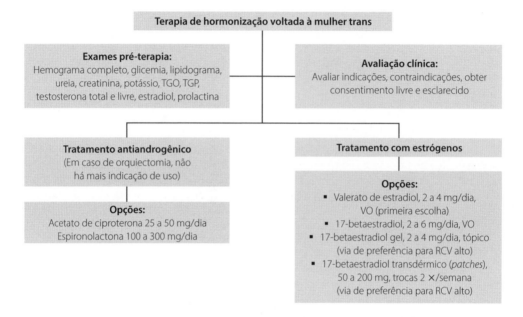

Exames de monitoramento:
- Testosterona total: usar como referência os níveis adequados ao sexo feminino.
- E2: usar como referência níveis < 200 pg/mL.
- Triglicerídeos.
- Prolactina.
- Potássio: apenas para pacientes em uso de espironolactona.
- Densitometria: a cada 2 anos se risco para osteoporose ou histórico de fratura óssea.
- Mamografia: de acordo com o INCA/MS, após 5 anos de hormonização, deve ser realizado rastreio para CA de mama entre 50 e 69 anos, bianualmente.

Atenção: níveis hormonais suprafisiológicos não aceleram os resultados e expõem o paciente ao aumento dos efeitos colaterais e riscos associados à terapia.

Fonte: Autoria própria.

Monitoramento da terapia de hormonização voltada ao homem trans

Terapia de hormonização voltada ao homem trans

Exames pré-terapia:
Hemograma completo, glicemia, hemoglobina glicada, lipidograma, TGO/TGP, testosterona total e β-HCG

Avaliação clínica:
Avaliar indicações, contraindicações, obter consentimento livre e esclarecido

Tratamento androgênico
Opções
- Deposteron 1.000 mg/mL (IM ou SC). 1 mL a cada 21 dias (4 ×). Em seguida, 2 mL a cada 21 dias.
- Nebido 250 mg/mL (IM). 3 mL no D1, D30 E D120. A partir daí, 3 mL a cada 90 dias.
- Androgel 10 mg/g (Tópico). 1 sachê por dia (via de preferência para RCV alto)
Obs.: a receita para prescrição de testosterona é do tipo C1 e precisa conter o CPF do médico prescritor.

As consultas de seguimento devem ser trimestrais, no primeiro ano de tratamento ou na mudança do regime de tratamento. Após o primeiro ano, recomendam-se consultas semestrais.

Exames de monitoramento:
- Testosterona: usar como referência 400 a 800 ng/dL e evitar picos acima de 1.000 ng/dL. Se deposteron, dosar na metade do tempo interdose. Se nebido, dosar imediatamente antes da nova dose. Se androgel, dosar, no mínimo, 1 semana após o início e 2 horas após a dose diária.
- Hematócrito: exame mais importante do seguimento. Se maior que 50%, diminuir dose pela metade. Se maior que 54%, suspender por 3 meses e reintroduzir em dose menor.
- Triglicerídeos e colesterol total e frações.
- Controle de pressão arterial e peso.
- Densitometria: a cada 2 anos se risco para osteoporose ou histórico de fratura óssea.
- Mamografia: desnecessária após mastectomia. Sem mastectomia, segue o protocolo normal.
- Colpocitologia oncótica: desnecessária após histerectomia total. Sem histerectomia, segue o protocolo normal.

Atenção: níveis hormonais suprafisiológicos não aceleram os resultados e expõem o paciente ao aumento dos efeitos colaterais e riscos associados à terapia.

Fonte: Autoria própria.

SELO P4

- Deve-se utilizar o nome social em todos as oportunidades de cuidado, sendo ressaltada sua reprodução em documentos e registros.
- Não se deve manter qualquer terapia antiandrogênica após orquiectomia em mulheres trans.
- Não se deve solicitar colpocitologia oncótica em homens trans após histerectomia.
- Não se deve solicitar mamografia em homens trans após mamoplastia masculinizadora.

Fontes: Choosing Wisely https://www.choosingwisely.org/, Too Much Medicine https://www.bmj.com/too-much-medicine

Bibliografia

- Bourns A. Guidelines for gender-affirming primary care with trans and nonbinary patients, 4a edição. Toronto, Sherbourne Health,2019
- Brasil. Estado de São Paulo. Secretaria Estadual de Saúde. Portaria CRT a-1, de 27.01.2010. Diário Oficial do Estado de São Paulo, 28 jan 2010, seção 1, p. 33.
- Brasil. Ministério da Saúde. Glossário: Projeto de Terminologia em Saúde. Brasília: Ministério da Saúde, 2004. 144 p. Disponível em: http://dtr2001.saude.gov.br/editora/produtos/livros/pdf/04_0644_M.pdf
- Brasil. Ministério da Saúde. Portaria no 1.707, de 18.08.2008. Diário Oficial da União. Brasília, 20 ago. 2008. Disponível em: http://bvms.saude.gov.br/bvs/saudelegis/gm/2008/prt1707_18_08_2008.html
- Ciasca S. Saúde LGBTQIA+: Práticas de Cuidado Transdisciplinar, 1 edição. Santana de Parnaíba, Editora Manole, 2021.
- Conselho Federal de Medicina (Brasil). Resolução CFM no 1652/2002. Dispõe sobre a cirurgia de transgenitalismo e revoga a Resolução CFM no 1.482/97. Disponível em: http://www.portalmedico.org.br/resolucoes/cfm/2003/1664_2003.html
- Feldman J. Primary care of transgender individuals, UpToDate, nov 2016.
- Gomes RS. Protocolo do Ambulatório Multiprofissional para o Atendimento de Travestis e Transexuais. Hospital Universitário Maria Aparecida Pedrossian. Universidade Federal do Mato Grosso do Sul. (1a ed.) 2018.
- Kulick D. Travesti: prostituição, sexo, gênero e cultura no Brasil. Tradução Cesar Gordon. Rio de Janeiro: Fiocruz, 2008.
- Reis T. Manual de Comunicação LGBTI+. Curitiba: Aliança Nacional LGBTI / GayLatino, 2018.
- Tangpricha V. Transgender men: Evaluation and management, UpToDate, set 2016.
- Tangpricha V. Transgender women: Evaluation and management, UpToDate, out 2016.

47 | Resfriado e Influenza

Diângeli Soares Camargo
Vandréa Nunes Cordeiro Garcia Rodrigues

As infecções respiratórias das vias aéreas superiores (IVAS) são afecções extremamente comuns em todas as faixas etárias, estando dentre os principais motivadores de consulta na atenção primária à saúde (APS). Estima-se que as crianças tenham, em média, seis a oito IVAS por ano e os adultos de duas a quatro. Adultos que têm contato com crianças costumam ter mais episódios que os demais.

O resfriado comum consiste na inflamação da mucosa nasofaríngea, sendo a principal causa de IVAS. Seu principal agente causal é o rinovírus, responsável por cerca de 50% dos casos. Já a gripe se trata de uma faringoamigdalite, ou seja, uma IVAS, mas, que pode, também, causar inflamação das vias aéreas inferiores. Seu agente causal, a influenza, têm comportamento sazonal, sendo mais prevalente nos meses frios (de maio a setembro, no hemisfério sul).

Existem três tipos de vírus da influenza: A, B e C. O vírus C não está associado a epidemias e geralmente provoca doença leve. O vírus B está associado a surtos mais esporádicos, a cada 4 anos, e provoca doença mais leve que o vírus A. O vírus A é o responsável pelos surtos anuais frequentes e grandes epidemias. Os vírus A pode ser subdividido em subtipos, relacionados aos antígenos H e N presentes no vírus. Existem três tipos antigênicos do antígeno H (H1, H2 e H3) e dois tipos antigênicos do antígeno N (N1 e N2). Daí decorrem os subtipos nomeados por meio dessas letras, como o H1N1.

Avaliação clínica

Tabela 47.1 Principais sinais e sintomas	
Resfriado comum	*Gripe*
• Coriza/congestão nasal	• Febre de início súbito
• Espirros	• Dor de garganta
• Dor de garganta (garganta "arranhando" ou "raspando")	• Tosse
• Tosse	• Mialgia
• Cefaleia	• Cefaleia
• Mal-estar generalizado	• Dor articular
• Febre (rara em adultos, comum em crianças)	

Fonte: Adaptada de BMJ Best Practice, Ben ÂJ.

CAPÍTULO 47

A diferenciação entre as duas entidades poder ser desafiadora, em virtude da grande quantidade de sintomas compartilhados. Os fatores descritos na Tabela 47.2 favorecem o diagnóstico de gripe.

Tabela 47.2
Fatores que sugerem gripe
• Estação do ano: inverno
• Surto atual documentado na comunidade
• Ausência de vacina
Sintomas orofaríngeos

Fonte: Adaptada de BMJ Best Practice, Ben ÂJ.

O Ministério da Saúde, por meio de sua Coordenação Geral de Doenças Transmissíveis, monitora semanalmente, os dados epidemiológicos da influenza, elaborando boletins epidemiológicos de acesso público. Os dados estão disponíveis no site: http://www.saude.gov.br/saude-de-a-z/gripe.

Manejo

Não existem tratamentos medicamentosos específicos para o resfriado comum e adultos que se apresentam com sintomas leves tampouco demandam manejo sintomático obrigatório, uma vez que a tosse e a febre podem ser consideradas fatores protetores. A tosse atua na remoção das secreções das vias aéreas e a replicação viral do rinovírus é favorecida pelas temperaturas mais baixas (entre 33 ºC e 37 ºC), em virtude da diminuição da resposta imunológica. Assim, uma abordagem centrada na pessoa, pautada no compartilhamento dessas informações é essencial.

Quadros moderados a graves podem demandar tratamento sintomático. As principais opções são: analgésico, anti-histamínicos e solução salina nasal. É importante destacar que não há diferenças significativas entre o uso de paracetamol e anti-inflamatórios não esteroidais (AINEs) no alívio do desconforto causado pelo resfriado. Não há evidência de benefícios no uso de expectorantes e antitussígenos em adultos e crianças.

No caso específico da gripe, cabem as mesmas considerações sobre o manejo sintomático do resfriado. Entretanto, o Ministério da Saúde recomenda o uso de oseltamivir em pacientes com síndrome gripal (Tabela 47.3) e que pertencem a determinados grupos de risco (Tabela 47.4), como modo de prevenir complicações graves.

Tabela 47.3	
Definição de caso de síndrome gripal	
Em adultos e crianças > 2 anos	*Em crianças < 2 anos*
Febre de início súbito (mesmo que referida) + Tosse e/ou dor de garganta + Cefaleia ou mialgia ou artralgia + Ausência de outro diagnóstico específico	Febre de início súbito (mesmo que referida) + Sintomas respiratórios (tosse, coriza e obstrução nasal) + Ausência de outro diagnóstico específico

Fonte: Adaptada de Ministério da Saúde, 2017.

Tabela 47.4
Grupos de risco para complicação da influenza
População indígena aldeada ou com dificuldade de acesso
Gestantes
Puérperas até 2 semanas após o parto
Crianças ≤ 5 anos (especialmente as < 2 anos)
Adultos ≥ 60 anos
Pessoas com pneumopatias
Pessoas com doenças cardiovasculares (exceto hipertensão arterial sistêmica);
Doenças hematológicas (ex.: anemia falciforme)
Pessoas com distúrbios metabólicos (ex.: diabetes)
Pessoas com transtornos neurológicos e do desenvolvimento que possam comprometer a função respiratória ou aumentar o risco de aspiração (disfunção congênita, lesões medulares, epilepsia, paralisia cerebral, síndrome de Down, AVC ou doenças neuromusculares)
Pessoas com imunossupressão* (medicamentos, neoplasias, HIV/Aids)
Pessoas com nefropatias e hepatopatias
Obesidade (especialmente, se IMC > 40)

*Por exemplo, pessoas que utilizem prednisona na dose de 20 mg ou mais, por pelo menos 2 semanas, quimioterápicos, inibidores de TNF-α.
Fonte: Adaptada de Ministério da Saúde, 2017.

A síndrome gripal pode apresentar-se de maneira complicada, como síndrome respiratória aguda grave (SRAG). Os critérios definidores de SRAG seguem descritos na Tabela 47.5.

Tabela 47.5
Definição de caso de síndrome respiratória aguda grave (SRAG)
Em indivíduos de qualquer idade*
Síndrome gripal + Dispneia **ou** SO_2 < 95% em ar ambiente **ou** sinais de desconforto respiratório **ou** taquipneia **ou** piora das condições clínicas das doenças de base **ou** hipotensão em relação à pressão arterial habitual do paciente. **ou** Indivíduo de qualquer idade com insuficiência respiratória aguda no período sazonal.

*Em crianças: além dos itens anteriores, observar os batimentos de asa de nariz, cianose, tiragem intercostal, desidratação e inapetência.
Fonte: Adaptada de Ministério da Saúde, 2017.

CAPÍTULO 47

Fluxos assistenciais

Indivíduo de qualquer idade com sintomas respiratórios agudos

↓

Critérios para síndrome gripal
- Febre de início súbito +
- Tosse e/ou dor de garganta +
- Cefaleia ou artralgia ou mialgia +
- Ausência de outro diagnóstico específico (< 2ª febre de início súbito + sintomas respiratórios + ausência de outro diagnóstico específico)

Sim ←→ **Não**

Critérios para SRAG
Síndrome gripal + 1 dos critérios
- Dispneia
- SO_2 < 95% em ar ambiente
- Sinais de desconforto respiratório
- Taquipneia
- Piora das condições clínicas das doenças de base
- Hipotensão em relação à pressão arterial habitual do paciente

Critérios para resfriado comum
- Coriza/congestão nasal
- Espirros
- Dor de garganta
- Tosse
- Cefaleia
- Mal-estar
- Febre

Sim → **Não** | **Sim** → **Não**

Referenciar para serviço de emergência

Fatores de risco ou piora do quadro — **Não** → **Manejo sintomático** *Health literacy** | **Investigar outras doenças**

- População indígena
- Gestantes
- Puérperas
- Crianças ≤ 5 anos
- Adultos ≥ 60 anos
- Pneumopatias
- Doenças cardiovasculares
- Doenças hematológicas
- Distúrbios metabólicos
- Transtornos neurológicos e do desenvolvimento
- Imunossupressão
- Nefropatias e hepatopatias
- Obesidade

Sim

Oseltamivir
Sintomáticos
Hidratação
Reavaliação em 48 h
Considerar mediante critério clínico RX e/ou referenciar para serviço de emergência

Droga/apresentação	*Faixa etária/peso*		*Posologia*
Fosfato de oseltamivir – Tamiflu® Cápsulas de 30 mg, 45 mg e 75 mg	Adultos e crianças > 40 kg		75 mg, 12/12 h, 5 dias
	Crianças com mais de 1 ano*	< 15 kg	30 mg, 12/12 h, 5 dias
		15 a 23 kg	45 mg, 12/12 h, 5 dias
		23 a 40 kg	60 mg, 12/12 h, 5 dias
	Crianças com menos de menos de 1 ano**	0 a 8 meses	3 mg/kg, 12/12 h, 5 dias
		8 a 11 meses	3,5 mg/kg, 12/12 h, 5 dias

Crianças que não conseguem engolir cápsulas, diluir o seu conteúdo em 2 mL de água e adicionar uma pequena quantidade de líquido adocicado (máximo 1 colher chá) se necessário.

**Para menores de 1 ano, preparar suspensão de 15 mg/mL ,a partir da cápsula de 75 mg, diluindo-a em 5 mL de água. Health Literacy, ou Literacia em Saúde, consiste na capacidade de um indivíduo obter, comunicar, processar e compreender sua situação de saúde para que seja possível tomar decisões adequadas. Os profissionais de saúde podem promover a literacia em saúde, compartilhando com sua população de referência, conteúdo relevante por meio de panfletos, vídeos e orientações, que podem ser realizadas presencialmente pela equipe multiprofissional ou a distância com recursos de telemedicina.

Fonte: MS adaptada (2019).

Vacinação

A vacinação contra influenza é capaz de promover proteção durante o período de maior circulação do vírus e tem como objetivo de reduzir o agravamento da doença. A vacinação deve ser realizada anualmente, mesmo que o indivíduo tenha sido vacinado na temporada anterior, pois se observa queda progressiva na quantidade de anticorpos. A Tabela 47.6 identifica os grupos populacionais prioritários para vacinação. Nas campanhas costuma-se estender a vacinação para a população em geral.

A composição da vacina é estabelecida anualmente pela Organização Mundial da Saúde (OMS), com base nas informações recebidas sobre a prevalência das cepas circulantes no país e publicada pela Agência Nacional de Vigilância Sanitária (ANVISA) a cada temporada.

Tabela 47.6
Grupos populacionais prioritários para vacinação contra o influenza
• Pessoas com 60 anos ou mais
• Crianças de 6 meses a menores de 5 anos de idade (4 anos, 11 meses e 29 dias), gestantes
• Puérperas (até 45 dias após o parto)
• Trabalhadores da saúde
• Povos indígenas
• Adolescentes e jovens de 12 a 21 anos de idade sob medidas socioeducativas
• População privada de liberdade
• Funcionários do sistema prisional
• Professores das escolas públicas e privadas.
• Grupos portadores de doenças crônicas não transmissíveis e outras condições clínicas especiais (conforme listagem definida pelo Ministério da Saúde com sociedades científicas)

Fonte: Adaptada de Ministério da Saúde, 2017.

Quimioprofilaxia

Tabela 47.7	
Indicação de quimioprofilaxia com medicamentos antivirais	
Quando iniciar	*Nas primeiras 48 horas após a exposição**
Por quanto tempo manter	7 dias
Quem deve receber quimioprofilaxia	• Pessoas com risco elevado de complicações (Tabela 47.3) não vacinadas ou vacinadas há menos de 15 dias, após exposição a caso suspeito ou confirmado de influenza. • Crianças menores de 9 anos**, primovacinadas, com condições ou fatores de risco e que foram expostas a caso suspeito ou confirmado no intervalo entre a primeira e a segunda dose ou com menos de 2 semanas após a segunda dose. • Pessoas com graves deficiências imunológicas*** ou outros fatores que possam interferir na resposta à vacinação contra a influenza

Continua...

Continuação

Tabela 47.7
Indicação de quimioprofilaxia com medicamentos antivirais
Quando iniciar	*Nas primeiras 48 horas após a exposição**
Quem deve receber quimioprofilaxia	• Profissionais de laboratório, não vacinados ou vacinados a menos de 15 dias, que tenham manipulado amostras clínicas de origem respiratória que contenham o vírus influenza sem uso adequado de EPI. • Trabalhadores de saúde, não vacinados ou vacinados a menos de 15 dias, e que estiveram envolvidos na realização de procedimentos invasivos geradores de aerossóis ou na manipulação de secreções de caso suspeito ou confirmado de influenza sem o uso adequado de EPI. • Residentes de alto risco em instituições fechadas e hospitais de longa permanência, durante surtos na instituição deverão receber quimioprofilaxia, se tiverem comorbidades.

*Considera-se exposição pessoa que teve contato com caso suspeito ou confirmado de influenza nas últimas 48 horas. Não deve ser realizada quimioprofilaxia após as 48 horas de contato.

**Crianças menores de 9 anos só são consideradas vacinadas após a segunda dose.

***Por exemplo, pessoas que usam medicamentos imunossupressores e pessoas com SIDA com imunodepressão avançada. Fonte: Adaptada de Ministério da Saúde, 2017.

SELO P4

• Não prescreva antibióticos em infecção de vias aéreas superiores a menos que se tenha evidência clara de infecção bacteriana.
• Não realize pesquisa de patógenos respiratórios, a menos que o resultado afete de maneira efetiva o manejo do paciente.

Fontes: Choosing Wisely https://www.choosingwisely.org/, Too Much Medicine https://www.bmj.com/too-much-medicine

Bibliografia

■ Ben ÂJ, Daudt CVG. Infecções de vias aéreas superiores, resfriado comum e gripe. In: Gusso G, Lopes JMC (eds) Tratado de Medicina de Família e Comunidade – 2.ed: Princípios, Formação e Prática. Artes Médicas, 2018, pp. 1288-1304.

■ BMJ Best Practice [homepage na internet]. Gripe (infecção por influenza) – Symptoms, diagnosis and treatment. [acesso em 05 nov 2019]. Disponível em: https://bestpractice.bmj.com/topics/pt-br/6.

■ BMJ Best Practice [homepage na internet]. Resfriado comum – Symptoms, diagnosis and treatment. [acesso em 05 nov 2019]. Disponível em: https://bestpractice.bmj.com/topics/pt-br/252.

■ Centers for disease control and prevention[homepage na internet]. Health Literacy. [acesso em 19 nov 2019]. Disponível em: https://www.cdc.gov/healthliteracy/learn/index.html

■ Foxman EF, Storer JA, Fitzgerald ME, Wasike BR, Houf L, Zhaof H, Turnere PE, Pylec AM, Iwasakia A.Temperature-dependent innate defense against the common cold virus limits viral replication at warm temperature in mouse airway cells. PNAS. 2015;112(3):827–32.

■ Ministério da Saúde. Protocolo de tratamento de influenza. Brasília, DF: O ministério; 2017.

■ St Sauver JL, Warner DO, Yawn BP, et al. Why patients visit their doctors: assessing the most prevalent conditions in a defined American population. Mayo Clin Proc 2013; 88: 56-67.

48 | Rinite

Raquel Ansejo Berti
José Benedito Ramos Valladão Júnior

É uma doença inflamatória das mucosas nasais, caracterizada por: prurido nasal, rinorreia anterior ou posterior, congestão nasal e espirros. Pode estar acompanhada de sintomas oculares, otológicos e de orofaringe. É mediada por uma resposta associada à imunoglobulina E (IgE) a alérgenos.

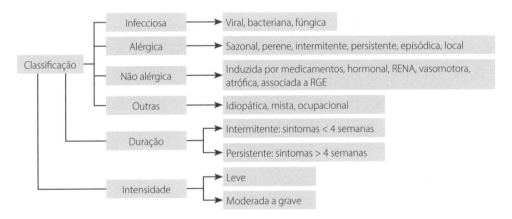

Entrevista clínica: explorar a experiência da doença e qualidade de vida (aspectos pessoais, profissionais, familiares). Padrão de apresentação, fatores desencadeantes, sazonalidade, cronicidade, presença ou ausência de sintomas relacionados e sinais de alerta vermelho. Avaliar se asma: já teve um ou mais ataques de sibilância? Tem tosse irritativa, principalmente à noite? Tosse ou sibila depois de exercícios? Tem sensação de aperto no peito? Investigar sobre o ambiente domiciliar, extradomiciliar e exposição ocupacional.

Exame físico: examinar nariz (pólipos, corneto, mucosa), ouvidos (otite) e orofaringe. Ausculta pulmonar (asma). Palpar seios da face (sinusite). Examinar pele (dermatite atópica).

Exames complementares: apenas em casos específicos, em que não se consiga realizar diagnóstico clínico, na presença de refratariedade ou na suspeita de doença subjacente. Conforme a suspeita podem ser utilizados: teste cutâneo por punctura, IgE sérica específica, provocação nasal, citologia nasal, IgE total, bacterioscopia, rinomanometria, endoscopia nasossinusal, exames radiológicos, biópsia, teste de função pulmonar, endoscopia, esofagomanometria e pHmetria de 24 horas.

CAPÍTULO 48

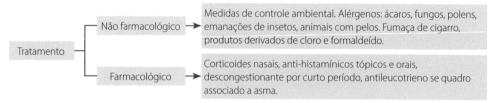

Fonte: Autoria própria.

> **Importante!**
> Investigar exposição ao tabaco, alergias, asma, *status* imunológico, cirurgias prévias, especialmente otorrinolaringológicas.

Fluxos assistenciais

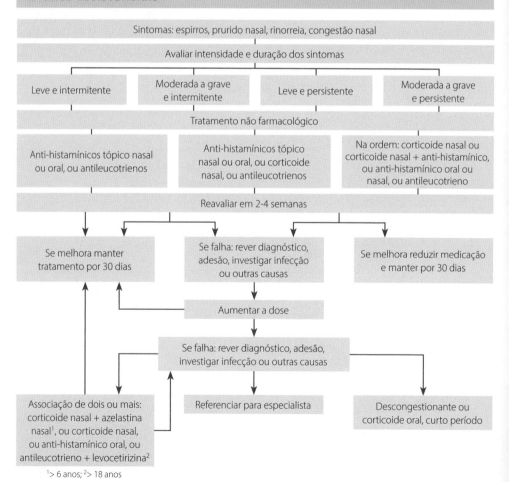

[1] > 6 anos; [2] > 18 anos

Fonte: IV Brazilian Consensus on Rhinitis: 2017 update.

Imunoterapia alergênica → casos com anticorpos IgE específicos contra alérgenos clinicamente relevantes. A indicação depende do grau de resposta terapêutica.

Encaminhar: celulite orbital; dor e obstrução nasal frequentemente unilateral; rinorreia sanguinolenta; perfuração de septo; não respondem ao tratamento; candidatos à imunoterapia alergênica; medicamentos em doses não habituais; criança com rinite + asma + alergia alimentar; suspeita de asma ou rinite ocupacional; rinite alérgica sazonal sem resposta ao tratamento ou intolerantes ao tratamento convencional; anafilaxia com envolvimento cardíaco ou respiratório.

SELO P4

- Não solicite rotineiramente exame de imagem nasal, de crânio ou seios da face em pacientes com sintomas limitados ao diagnóstico primário de rinite alérgica isolada.
- Não solicite rotineiramente qualquer exame complementar, para o diagnóstico e tratamento inicial de rinite.

Fontes: Choosing Wisely https://www.choosingwisely.org/, Too Much Medicine https://www.bmj.com/too-much-medicine

Bibliografia

- Sakano E, Sarinho ES, Cruz AA, Patorino AC, Tamashiro E, Kuschnir F, et al. IV Brazilian Consensus on Rhinitis: 2017 update. Braz J Otorhinolaryngol.2017; pii:S1880-8694(17):301187-8.
- Valladão Júnior JBR, Gusso G, Olmos RD. Manual do Médico-Residente | Medicina de Família e Comunidade. Atheneu, 2017.
- Wise SK, Lin SY, Toskala E, et al. International Consensus Statement on Allergy and Rhinology: Allergic Rhinitis. Int Forum Allergy Rhinol. 2018;8(2):108-352. doi:10.1002/alr.22073.

49 | Rinossinusite

Raquel Ansejo Berti
José Benedito Ramos Valladão Júnior

É um processo inflamatório da mucosa dos seios paranasais e do nariz, causada por infecção viral ou bacteriana.

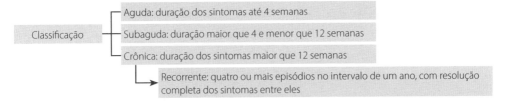

Fatores desencadeantes: substâncias irritantes (fumo, poluição do ar, agentes químicos); alergia (rinite alérgica e asma); estreitamento da nasofaringe (traumas faciais e pólipo nasal); fibrose cística; disfunção do transporte mucociliar, DRGE, e baixa imunidade.

Entrevista clínica: explorar a experiência da doença e qualidade de vida. Padrão de apresentação, fatores desencadeantes, sazonalidade, cronicidade, presença ou ausência de sintomas relacionados e sinais de alerta vermelho. Avaliar intensidade e duração dos sintomas. Suspeitar de infecção bacteriana se permanência dos sintomas mais de 10 dias ou piora após 5 dias.

Sinais e sintomas: obstrução nasal, congestão, rinorreia anterior ou posterior, dor ou pressão facial, cefaleia em peso (piora com inclinação para frente), hiposmia ou anosmia, irritação faríngea, laríngea e traqueal, odinofagia, rouquidão, tosse, outros: halitose, plenitude auricular, febre, tontura, mal-estar e cansaço.

Exame físico: edema periorbital, halitose, dor à palpação facial em região dos seios paranasais. À rinoscopia anterior: presença de edema e hiperemia de conchas nasais e orofaringe; drenagem de secreções; pólipos nasais; alterações anatômicas, como desvio de septo; evidência de cirurgia prévia.

Exames de imagem: em geral, não devem ser solicitados. Radiografia simples e tomografia computadorizada de seios da face podem ser utilizados em situações de exceção: planejamento cirúrgico, exclusão de neoplasia ou para avaliação de complicações (redução da acuidade visual, diplopia, edema periorbital, dor intensa ou alteração do estado mental).

Fonte: Autoria própria.

CAPÍTULO 49

Fluxos assistenciais

Rinossinusite aguda

Lavagem nasal: solução salina isotônica (0,9%) e solução salina hipertônicas (3%)

Sintomáticos: analgésicos comuns, antitérmicos, anti-inflamatórios, conforme necessidade

Antibioticoterapia → a maioria dos pacientes (crianças ou adultos) com sinusite aguda não requer tratamento com antibióticos, porque, aproximadamente, 98% dos casos de sinusite aguda, são causados por infecção viral e regridem em 10-14 dias sem tratamento.
Quando indicar antibiótico na sinusite? sintomas prolongados (≥ 10 dias), quadros graves, piora da sintomatologia após melhora inicial, pacientes imunossuprimidos.

Rinossinusite crônica

Corticosteroides tópicos: mometasona, fluticasona, budesonida, triancinolona e beclometasona. Primeira linha de tratamento. Por mínimo 8-12 semanas. Corticoterapia sistêmica em casos graves por curto período.
Antibioticoterapia: dor intensa, episódios recorrentes, secreção purulenta. Tratamento por 3 a 6 semanas.

Antibioticoterapia adultos:
amoxacilina, amoxacilina + clavulanato, clindamicina, cefalosporinas de 2ª geração, macrolídeos, sulfametoxazol-trimetoprima, doxiciclina, ceftriaxona, levofloxacino, moxifloxacino.

Antibioticoterapia crianças: amoxacilina, amoxacilina + clavulanato, clindamicina, cefalosporinas de 2ª geração, macrolídeos, sulfametoxazol-trimetoprima.

Antileucotrieno: indicados na rinite grave, presença de pólipos nasais, intolerância a salicilatos, pacientes corticodependentes.

Terapia coadjuvantes: anti-histamínicos em pacientes alérgicos; descongestionantes tópicos, por 3 a 5 dias, na sinusite recorrente; mucolítico se discinesia ciliar; lisados bacterianos como profilaxia na sinusite recorrente e crônica; inibidores de bomba de prótons, se doença do refluxo gastresofágico.

Quando encaminhar? Não houver resposta ao manejo inicial após 4 semanas de medidas terapêuticas; qualquer sinal de alarme ou complicações; avaliação inicial indicando necessidade de intervenções cirúrgicas.

Fonte: Autoria própria.

SELO P4

- Não prescreva rotineiramente antibióticos para sinusite aguda leve a moderada, a menos que os sintomas durem 10 dias ou mais, ou os sintomas piorem após uma melhora clínica inicial.
- Não solicite radiografia ou tomografia computadorizada de seios da face para rinossinusites agudas não complicadas.

Fontes: Choosing Wisely https://www.choosingwisely.org/, Too Much Medicine https://www.bmj.com/too-much-medicine

Bibliografia

- Chong LY, Head K, Hopkins C, Philpott C, Glew S, Scadding G, Burton MJ, Schilder AG. Saline irrigation for chronic rhinosinusitis. Cochrane Database Syst Rev. 2016 Apr 26;4:CD011995. doi: 0.1002/14651858. CD011995.pub2. Review. PubMed PMID: 27115216. Disponível em: https://www.ncbi.nlm.nih.gov/pubmed/27115216

Rinossinusite 243

- Deutsch PG et al. The management of chronic rhinosinusitis in primary care: an evidence-based guide. Br J Gen Pract, 2019; 69(678): 44-45.
- Diretrizes Brasileiras de Rinossinusites. Rev. Bras. Otorrinolaringol; 2008; 74 (suppl 2). São Paulo. Disponível em: http://www.scielo.br/scielo.php?script=sci_arttext&pid=S0034-72992008000700002
- Harvey R, Hannan SA, Badia L, Scadding G. Nasal saline irrigations for the symptoms of chronic rhinosinusitis. Cochrane Database Syst Rev. 2007 Jul 18;(3):CD006394. Review. [acesso em 28 out 2019]. Disponível em: http://www.ncbi.nlm.nih.gov/pubmed/17636843
- Ministério da Saúde. Secretaria de Atenção à Saúde. Departamento de Atenção Básica. Doenças respiratórias crônicas. Brasília: Ministério da Saúde, 2010. Disponível em: http://bvsms.saude.gov.br/bvs/publicacoes/doencas_respiratorias_cronicas.pdf.
- Valladão Júnior JBR, Gusso G, Olmos RD. Manual do Médico-Residente | Medicina de Família e Comunidade. Atheneu, 2017.

50 | Risco Cardiovascular

Deoclecio Avigo
José Benedito Ramos Valladão Júnior

O risco cardiovascular de um indivíduo é influenciado por uma conjunção de fatores de risco, dentre os quais destacam-se: idade, sexo, etnia, hipertensão, diabetes, dislipidemia, obesidade, tabagismo, história prévia de doença cardiovascular.

Para interpretar o quanto esses fatores, isoladamente ou conjuntamente, podem contribuir para um menor ou maior risco cardiovascular, utilizamos de ferramentas clínicas que realizam estimativas do risco cardiovascular global, sendo um dos mais indicados, atualmente, o escore QRISK3. Outros escores também utilizados são o Framingham Risk Score (FRS) e o ASCVD (AHA/ACC).

Após avaliação do risco cardiovascular deve-se analisar calmamente quais recomendações necessárias ao paciente para diminuição do risco.

Medidas não farmacológicas (como dieta, perda de peso, atividade física, cessação do tabagismo) possuem evidência científica e segurança já bem estabelecidos. No entanto, devemos analisar com muita calma a indicação de alguma medida farmacológica para diminuir o risco cardiovascular de um paciente, pois sempre existirá um risco considerável ao uso prolongado de medicamentos sem existir garantia que a doença cardiovascular não ocorrerá mesmo ao uso da medicação.

Atualmente, as duas medicações que têm mostrado, em estudos científicos, algum potencial em benefícios na diminuição do risco cardiovascular, em comparação a possíveis danos do uso prolongado, são o AAS e as estatinas. Porém, a superioridade do benefício de tais fármacos depende da população a que elas se aplicam, existindo diferenças importantes para serem indicadas:

- O benefício associado ao uso de AAS, em pacientes sem antecedente de doença cardiovascular, independentemente do risco cardiovascular, **não** se mostrou superior aos riscos do uso da medicação. Desse modo, o uso de AAS, na dose de 100 mg/dia, apenas está indicado como prevenção secundária, ou seja, para os indivíduos com antecedente de doença cardiovascular.
- Da mesma maneira, as principais evidências disponíveis, atualmente, mostram que **não** há dados consistentes que sustentem o uso de estatinas como profilaxia primária. Entretanto, existe alguma evidência que os indivíduos **sem** antecedentes cardiovasculares que possuem alto risco cardiovascular (≥ 20% em 10 anos), possam ter um benefício que supere os riscos do uso da medicação. Assim, consideramos o uso de

estatinas nas seguintes situações, independentemente dos níveis de colesterol: prevenção secundária e, possivelmente, prevenção primária de indivíduos com alto risco cardiovascular.

É importante reforçar que não existe evidência que sustente o uso de estatina, meramente, para melhorar índices laboratoriais de pessoas que possuam colesterol elevado sem apresentarem risco cardiovascular. A primeira coisa ao se deparar com alterações aos exames laboratoriais de colesterol é avaliar o risco cardiovascular do indivíduo para verificar se existirá validade da indicação de uso de estatinas.

Fluxos assistenciais

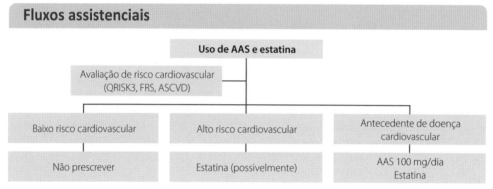

Fonte: Autoria própria.

SELO P4

- Não realize imagens cardíacas de estresse ou propedêutica não invasiva avançada na avaliação inicial de pacientes sem sintomas cardíacos, a não ser que marcadores de alto risco estejam presentes.
- Não solicite eletrocardiogramas (ECG) anuais ou qualquer outro rastreamento cardíaco para pacientes de baixo risco, sem sintomas.

Fontes: Choosing Wisely https://www.choosingwisely.org/, Too Much Medicine https://www.bmj.com/too-much-medicine

Bibliografia

- Antithrombotic Trialists' (ATT) Collaboration. Aspirin in the primary and secondary prevention of vascular disease: collaborative meta-analysis of individual participant data from randomised trials. The Lancet, Volume 373, Issue 9678, 1849-1860.
- Berger JS, et al. Aspirin for the prevention of cardiovascular events in patients without clinical cardiovascular disease: A meta-analysis of randomized trials. Am Heart J. 2011; 162(1):115-124.
- Framingham Heart Study [homepage na Internet]. National Heart, Lung and Blood Institute. https://www.framinghamheartstudy.org/risk-functions/cardiovascular-disease/10-year-risk.php
- QRisk [homepage na Internet]. University of Nottingham and EMIS. http://www.qrisk.org/
- Ray et al. Statins and All-Cause Mortality in High-Risk Primary Prevention: A Meta-analysis of 11 Randomized Controlled Trials Involving 65 229 Participants. Arch Intern Med, 2010; 170(12):1024-1031.
- Rose, Geoffrey. Estratégias da medicina preventiva. Porto Alegre: Artmed, 2010.
- Taylor F, Huffman MD, Macedo AF, et al. Statins for the primary prevention of cardiovascular disease. Cochrane Database Syst Rev. 2013 Jan 31;1:CD004816.
- Valladão Júnior JBR, Gusso G, Olmos RD. Manual do Médico-Residente | Medicina de Família e Comunidade. Atheneu, 2017.

51 | Sangramento Uterino Anormal

Aline de Souza Oliveira
José Benedito Ramos Valladão Júnior

Sangramento uterino anormal (SUA) é a denominação utilizada, atualmente, para nomear as alterações da menstruação, em decorrência de aumento no volume, na duração ou na frequência. Outros termos populares como menorragia ou metrorragia foram abandonados. Tem grande importância pela sua frequência e por afetar negativamente aspectos físicos, emocionais, sexuais e profissionais, piorando a qualidade de vida das mulheres.

Classificação

Atualmente, as publicações têm seguido a classificação da FIGO (PALM-COEIN). As etiologias são divididas em estruturais (PALM) e não estruturais (COIEN): pólipo uterino (P); adenomiose (A); leiomiomia (L); lesões precursoras e malignas do corpo uterino (M); coagulopatias (C); distúrbios da ovulação (O); disfunção endometrial (E); iatrogênicas (I); e não classificadas nos itens anteriores (N).

Avaliação

As recomendações, que abordaremos neste capítulo, partem da premissa de sangramentos uterinos, devendo-se excluir causas de outras fontes de sangramento, como vagina ou trato urinário. As recomendações se estendem as mulheres na menacme, não grávidas, devendo-se excluir os sangramentos gestacionais e da pós-menopausa.

Diagnóstico

A história menstrual é fundamental para o diagnóstico, devendo nortear o raciocínio clínico para: sangramento uterino aumentado (ciclos ovulatórios), sangramento irregular (ciclos anovulatórios) e sangramento intermenstrual.

Padrão de sangramento menstrual normal: frequência a cada 24 a 38 dias; ocorre em intervalos regulares, com variação menor que 7 a 9 dias, entre os ciclos; volume de sangue ≥ 5 a ≤ 80 mL (clinicamente, o sangramento excessivo é caracterizado como um volume que interfere física, emocional ou socialmente, com a qualidade de vida das mulheres); duração de 4,5 a 8 dias.

Sangramento menstrual aumentado: sangramento regular que é aumentado ou prolongado. Se refere, apenas, a menstruações cíclicas (ovulatórias).

Tabela 51.1
Sangramento uterino aumentado por etiologias mais frequentes

Etiologia	Característica clínica
Leiomiomas uterinos	Geralmente, miomas submucosos, volume uterino aumentado a palpação (atenção à anemia). Diagnóstico com ultrassonografia.
Adenomiose	Frequentemente acompanhada de dismenorreia e dor pélvica crônica, suspeitado pelo padrão de sangramento e pelo volume uterino aumentado na palpação. Diagnóstico suspeitado pela ultrassonografia, porém, apenas confirmado no anatomopatológico.
Coagulopatia	Suspeitar em mulheres com sangramento uterino aumentado desde a adolescência, com história familiar de coagulopatias ou com história de hemorragia pós-parto ou sangramentos frequentes (epistaxe, equimoses, sangramento gengival etc.). Testes iniciais: hemograma, plaquetas, TP e TTPa.
DIU de cobre	Mais intenso nos primeiros 3 meses após a inserção, acompanhado de dismenorreia.
Distúrbio da hemostasia endometrial local	Alterações das prostaglandinas podem resultar em sangramento aumentado.

Fonte: Autoria própria.

Tabela 51.2
Sangramento intermenstrual – Relacionado a uma variedade de etiologias

Etiologia	Característica clínica
Uso de método contraceptivo hormonal	Sangramento no padrão escape (*spotting*), caracterizado por pequenos sangramentos sem relação com o ciclo menstrual. É mais frequente nos primeiros 3 meses de uso e quando utilizados anticoncepcionais orais com doses mais baixas de estrogênio.
Endometrite ou DIP (doença inflamatória pélvica)	Geralmente, mas nem sempre, está associada à dor pélvica, febre e/ou sangramento pós-coito, intermenstrual ou do padrão de sangramento uterino aumentado ovulatório. Ao exame, o colo uterino frequentemente está friável, com secreção sugestiva de cervicite e dor à mobilização do colo.
Anormalidades endometriais relacionadas a trauma	Antecedente de cirurgia uterina, defeito na cicatriz uterina pós-cesárea.
Pólipos endometriais, hiperplasia endometrial ou carcinoma	Mais comum sangramento pós-menopausa. Geralmente, o padrão de sangramento é *spotting*, mas pode se manifestar como sangramento pós-coito. O diagnóstico, muitas vezes, é feito pela ultrassonografia, mas, geralmente, a mulher deve ser encaminhada para histeroscopia diagnóstica.
Condições do colo uterino, como: câncer de colo, pólipos cervicais, cervicite ou ectrópio	Geralmente, o padrão de sangramento é pós-coito. O câncer de colo uterino, em alguns casos, também pode se manifestar como sangramento de escape. A inspeção do colo uterino a olho nu durante o exame especular geralmente é suficiente para identificar patologias cervicais que resultam em sangramento.

Fonte: Autoria própria.

Sangramento irregular (disfunção ovulatória)

O sangramento uterino irregular é comumente associado a disfunção ovulatória (SUA-O). As mulheres podem ter anovulação ou oligo-ovulação. Esse padrão é caracterizado por fases sem sangramento, que podem durar por 2 ou mais meses e outras fases, com sangramento de escape ou episódios de sangramento aumentado. O SUA-O deve ser suspeitado em mulheres com sangramento irregular, principalmente, nos extremos da idade reprodutiva, síndrome dos ovários policísticos e outros problemas endócrinos (doença tireoidiana, hiperprolactinemia) podem causar SUA-O (Tabela 51.3).

Tabela 51.3
Sangramento uterino irregular – principais etiologias

Etiologia	Característica clínica
Extremos da idade reprodutiva	Primeiros anos após menarca, sendo comum até 3 anos. Atentar para contracepção. Padrão pode corresponder aos anos (variável) que antecedem a menopausa. Atentar para sintomas associados.
Síndrome dos ovários policísticos (SOP)	Suspeitar na presença de ciclos menstruais irregulares, associados ou não a sobrepeso/obesidade, com sinais de hiperandrogenismo (acne, hirsutismo, alopecia androgenética). No ultrassom transvaginal, podem-se identificar microcistos no ovário.
Hipotireoidismo	Pesquisar outros sintomas de hipotireoidismo. TSH aumentado e T4 livre diminuído.
Hiperprolactinemia	Suspeitar se história de amenorreia ou de ciclos menstruais irregulares. Associado ou não à galactorreia. Considerar aumentada, se > 40 ng/mL. Considerar fármacos que podem aumentar a prolactina (p. ex.: fenotiazínicos, antidepressivos, metoclopramida). Se confirmada hiperprolactinemia, excluídas causas iatrogênicas, encaminhar para endócrino.

Fonte: Autoria própria.

Exames laboratoriais relevantes

- Teste de gravidez: gestação deve ser excluída antes da instituição de qualquer tratamento ou investigação.
- Hemograma e ferritina para o acompanhamento de mulheres com sangramento menstrual aumentado. Os quadros de anemia são comuns nesses casos e comumente negligenciados.

Outros testes deverão compor a pesquisa de acordo com o padrão de sangramento e as etiologias suspeitadas, inclusive a ultrassonografia transvaginal (USG-TV).

Manejo clínico

O manejo do sangramento uterino apresenta especificidades voltadas ao controle do sangramento agudo e crônico (Tabelas 51.4 e 51.5).

Tabela 51.4
Manejo do sangramento uterino agudo intenso

Agente	Posologia	Contraindicações
Estradiol ou estrogênio conjugado	• Estradiol, 1 mg, 4 a 8 comprimidos por dia, podem ser tomados em dosagem única diária ou fracionados. • Estrogênio conjugado 0,625 mg, 4 a 8 cápsulas por dia, podendo tomar em dosagem única diária ou fracionados.	Doença ativa ou histórico de doença tromboembólica arterial ou tromboembolismo venoso, disfunção ou doença hepática ativa ou crônica, distúrbios trombofílicos conhecidos.
Anticoncepcional oral combinado (30 a 50 µg de etinilestradiol)	• 1 comprimido, de 6/6 h, até cessar o sangramento. A partir de então, 1 por dia.	História de trombose arterial ou venosa, migrânea com aura, diabetes *mellitus* com alterações vasculares, doença hepática grave.

Continua...

CAPÍTULO 51

Continuação

Tabela 51.4
Manejo do sangramento uterino agudo intenso

Agente	Posologia	Contraindicações
Anti-inflamatórios não esteroidais (AINEs)	▪ 600 mg de ibuprofeno ou 50 mg de diclofenaco, de 8/8 h, por 4 dias, a partir do primeiro dia da menstruação.	História de úlcera péptica ativa, uso concomitante de anticoagulantes, distúrbios da coagulação, doença renal.
Ácido tranexâmico	▪ 500 mg, de 8/8 h, até cessar o sangramento. Máximo de 7 dias.	Coagulação intravascular ativa, vasculopatia oclusiva aguda e em pacientes com hipersensibilidade aos componentes da fórmula.

Fonte: Adaptada de Protocolos da Atenção Básica: Saúde das Mulheres/Ministério da Saúde, Instituto Sírio-Libanês de Ensino e Pesquisa, 2016.

Tabela 51.5
Manejo do sangramento uterino aumentado crônico

Agente	Posologia	Redução esperada no sangramento	Contraindicações
Anti-inflamatórios não esteroidais (AINEs)	▪ 600 mg de ibuprofeno ou 50 mg de diclofenaco, de 8/8 h, por 4 dias, a partir do primeiro dia da menstruação	49%	História de úlcera péptica ativa, uso concomitante de anticoagulantes, distúrbios da coagulação, doença renal
Ácido tranexâmico	▪ 250 mg a 1 g, de 6/6 a 12/12 h, por 4 dias, a partir do primeiro dia da menstruação	58%	Coagulação intravascular ativa, vasculopatia oclusiva aguda e em pacientes com hipersensibilidade aos componentes da fórmula
Anticoncepcional oral combinado (30 a 50 µg de etinilestradiol)	▪ 1 cápsula ao dia, por 21 dias	43%	História de trombose arterial ou venosa, migrânea com aura, diabetes *mellitus* com alterações vasculares, doença hepática grave
Acetato de medroxiprogesterona oral	▪ 10 mg/dia, do 5º ao 26º dia	83%	Presença ou histórico de tromboflebite, distúrbios tromboembólicos e cerebrovasculares. Insuficiência hepática grave. Presença ou suspeita de neoplasia mamária ou de órgãos genitais
Acetato de medroxiprogesterona injetável de depósito	▪ 150 mg, a cada 3 meses	Amenorreia	Idem ao anterior
DIU com liberação de levonorgestrel	▪ Intrauterino	95%	Distorção grave da cavidade uterina; infecção pélvica ativa; câncer de mama (atual)

Fonte: Adaptada de Protocolos da Atenção Básica: Saúde das Mulheres/Ministério da Saúde, Instituto Sírio-Libanês de Ensino e Pesquisa, 2016.

Critérios para encaminhamento

Necessidade de biópsia de endométrio, instabilidade hemodinâmica, anemia grave, persistência de sangramento a pesar do tratamento clínico, suspeição de malignidade, necessidade de intervenção cirúrgica. Em algumas localidades, o dispositivo com liberação de levonorgestrel não está disponível na rede primária, sendo, também, essa uma indicação para referência ao serviço secundário.

Fluxos assistenciais

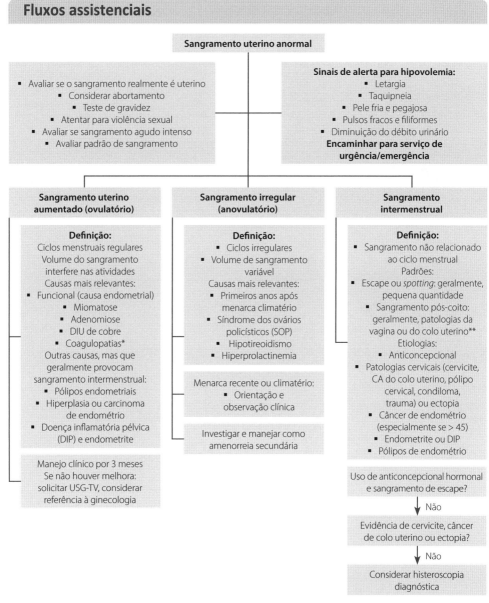

*Sangramento uterino aumentado desde a menarca **ou** história familiar de coagulopatia **ou** múltiplas manifestações hemorrágicas.
**Patologias da vagina incluem trauma, vaginose, vaginite atrófica e carcinoma.
Fonte: Autoria própria.

CAPÍTULO 51

SELO P4

- Não solicite perfil tireoidiano caso não haja sintomas de distúrbios tireoidianos.
- Não solicite coagulograma de rotina para mulheres com sangramento aumentado novo e sem história familiar de coagulopatia.
- Não solicite ultrassonografia transvaginal de maneira rotineira para todas as mulheres com sangramento uterino anormal sem que exista indicações específicas, muitas situações serão transitórias ou resolvidas ao manejo clínico inicial.

Fontes: Choosing Wisely https://www.choosingwisely.org/, Too Much Medicine https://www.bmj.com/too-much-medicine

Bibliografia

- Brasil. Ministério da Saúde. Protocolos da Atenção Básica: Saúde das Mulheres/Ministério da Saúde, Instituto Sírio-Libanês de Ensino e Pesquisa – Brasília: Ministério da Saúde, 2016. 230 p: il. ISBN 978-85-334-2360-2.
- Munro MG, Critchley HO, Fraser IS; FIGO Menstrual Disorders Working Group. The FIGO classification of causes of abnormal uterine bleeding in the reproductive years. Fertil Steril. 2011; 95(7):2204-8.
- Sangramento uterino anormal. São Paulo: Federação Brasileira das Associações de Ginecologia e Obstetrícia (FEBRASGO), 2017.

52 | Síndrome do Intestino Irritável

Aline de Souza Oliveira
José Benedito Ramos Valladão Júnior

Epidemiologia

A síndrome do intestino irritável (SII) é a doença gastrintestinal mais comumente diagnosticada. A prevalência na América do Sul é de 21%, superior à de regiões como América do Norte (12%) e do Sudeste Asiático (7%). Pode acompanhar condições como fibromialgia, doença do refluxo gastresofágico, dispepsia funcional, dor torácica não cardíaca, depressão maior, ansiedade e somatização.

A SII tem um impacto negativo na qualidade de vida relacionada à saúde e à produtividade no trabalho.

Quadro clínico

Dor abdominal crônica: caracterizada como cólica, com intensidade e frequência variada. Pode melhorar com a evacuação. Alguns pacientes também referem sensação de inchaço e gases. Sintomas pode piorar durante episódios de estresse.

Alteração do hábito intestinal: sintomas incluem diarreia, constipação, diarreia que se alterna com constipação, hábito intestinal normal que se alterna com diarreia e/ou constipação.

Diarreia: fezes amolecidas de pequena a moderada quantidade. Os movimentos intestinais costumam ocorrer pela manhã ou após as refeições. Podem estar associados a dor em cólica, urgência, sensação de evacuação incompleta e muco.

Constipação: fezes endurecidas, em cíbalos. Pode haver tenesmo, mesmo na ausência de fezes na ampola retal.

> **Importante!**
> Diarreia de grande volume, sangramento nas fezes, diarreia noturna e esteatorreia, não são sintomas da SII.

Sinais de alarme: início dos sintomas > 50 anos; mudança recente do hábito intestinal; sangramento retal ou melena (excluindo fissura anal e hemorroidas); diarreia ou dor noturna; dor abdominal progressiva; perda de peso não intencional; anormalidades laboratoriais; presença de massa ou linfadenopatia à palpação; antecedente familiar de doença inflamatória intestinal ou câncer colorretal.

Diagnóstico

A síndrome do intestino irritável (SII) é um diagnóstico que não tem teste confirmatório nem cura. O médico deve ser capaz de fazer um diagnóstico positivo de SII, sem solicitar uma bateria de exames.

Critério Roma IV

Dor abdominal recorrente, em média, pelo menos 1 vez por semana, nos últimos 3 meses, associado com 2 ou mais dos critérios a seguir:
- Dor relacionada com a evacuação.
- Alteração da frequência das evacuações.
- Alteração da forma (aparência) das fezes.

Classificação

A Síndrome do Intestino Irritável (SII) pode ser classificada conforme seus sintomas e a consistência das fezes (Tabela 52.1).

SII com constipação predominante: paciente refere que as evacuações anormais são, usualmente, constipação (tipos 1 e 2 da escala de Bristol).

SII com diarreia predominante: paciente refere que as evacuações anormais são, usualmente, diarreia (tipos 6 e 7 da escala de Bristol).

SII com hábito intestinal misto: paciente refere que as evacuações anormais são, usualmente, constipação e diarreia (mais que um quarto de todas os movimentos intestinais anormais eram constipação e mais de um quarto eram diarreia).

SII não classificada: pacientes que cumprem critérios diagnósticos, mas não são categorizados pelos subtipos acima.

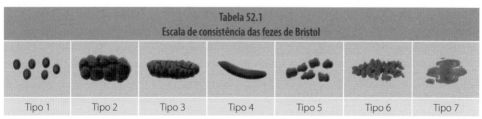

Tabela 52.1
Escala de consistência das fezes de Bristol

| Tipo 1 | Tipo 2 | Tipo 3 | Tipo 4 | Tipo 5 | Tipo 6 | Tipo 7 |

Adaptado de: Lewis SJ, Heaton KW (1997). Stool form scale as a useful guide to intestinal transit time. Scand. J. Gastroenterol. 32(9):920-4.

Tratamento não medicamentoso

É importante citar que a síndrome do intestino irritável corresponde a uma das causas mais comuns de diarreia crônica e o manejo integral e contextual pelo médico de família terá grande benefício. Ele poderá agregar o auxílio de equipe multiprofissional para suporte com medidas de readequação alimentar com nutricionista e psicoterapia com psicólogo.

Reforço da relação médico-paciente: é importante estabelecer na relação médico--pessoa a validação dos sintomas dos pacientes. Buscar o envolvimento das pessoas nas decisões de tratamento.

Excluir alimentos produtores de gases: aconselhar os pacientes com SII a excluir, p. ex., feijão, cebola, passas, banana, damasco, álcool e cafeína.

Evitar lactose: sugerir teste empírico de suspensão do consumo de leite e derivados na dieta em paciente, com persistência de distensão abdominal, apesar da redução do consumo de alimentos produtores de gases.

Dieta pobre em *FODMAP*: esse é a sigla para oligo-, di-, e monossacarídeos e polióis fermentáveis. A redução do consumo desses carboidratos de cadeia curta em pacientes com SII e distensão abdominal ou dor, apesar da exclusão de alimentos produtores de gases, pode reduzir sintomas. Esses carboidratos são pouco absorvidos e são osmotica-mente ativos no lúmen intestinal, onde eles são rapidamente fermentados resultando nos sintomas de distensão abdominal e dor. A proposta da dieta é suspender esses alimentos e reintroduzir individualmente para avaliar sintomas.

Atividade física: deve ser aconselhada aos pacientes com SII pelo potencial benefí-cio de reduzir sintomas e pelos benefícios para a saúde em geral.

Diário alimentar: manter um diário alimentar ajuda a reconhecer os alimentos que estão associados a sintomas.

Psicoterapia: melhora saúde mental, controle de estresse, ansiedade e depressão, fatores associados com a SII.

Exemplos de alimentos ricos em carboidratos de cadeia curta fermentáveis (FODMAP)
Oligossacarídeos: frutanos, galato-oligossacarídeos – trigo, cevada, centeio, cebola, alho-poró, parte branca da cebola, alho, cebolinha, alcachofra, beterraba, erva-doce, ervilha, chicória, pistache, castanha de caju, lentilhas e grão-de-bico
Dissacarídeos: lactose – leite, creme, sorvete e iogurte
Monossacarídeos: frutose – maçãs, peras, mangas, cerejas, melancia, aspargos, ervilhas, mel, xarope de milho com alto teor de frutose
Polióis: sorbitol, xylitol, maltitol e manitol – maçãs, peras, damascos, cerejas, nectarinas, pêssegos, ameixas, melancia, cogumelos, couve-flor, goma de mascar e produtos de confeitaria adoçados artificialmente

Adaptada de: American Journal ot Gastroenterotogy. snepnerd SJ, Lomer MC, Gibson PR. snort-cnain carbohydrates and tunctionat gastrointestinal disorders. Am J Gastroenterol 2013; 108:707.

Tratamento medicamentoso

Constipação: a primeira opção são as fibras solúveis (psyllium). A dose recomendada é de 10 g/dia, em 1 ou 2 doses diárias.

Diarreia: em pacientes com diarreia, como sintoma principal, é possível usar medi-cações antidiarreicos, p. ex., loperamida. A dose inicial é de 4 mg, seguida de 2 mg após a evacuação (dose máxima de 16 mg/dia).

Dor abdominal e distensão: o uso de antiespasmódicos e analgésicos podem ser orientados conforme necessidade.

> **Importante!**
> O uso de antidepressivos tem se mostrado efetivo, podendo ser acrescidos da terapia nos casos sem melhora com as medicações iniciais ou com quadro suspeito de ansiedade ou depressão associados. Os tricíclicos têm sido os mais estudados para o controle da SII e orienta-se iniciar em dose baixa (10-25 mg) à noite.

Fluxos assistenciais

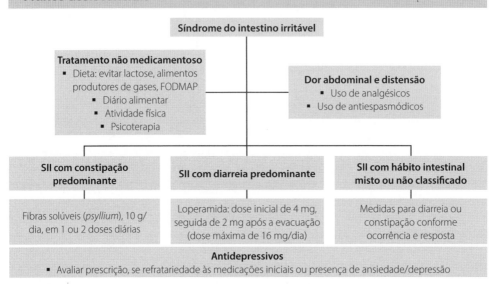

Fonte: Autoria própria.

SELO P4

- Não realize tomografia computadorizada de pacientes com dor abdominal funcional (como descrita pelos critérios ROMA IV), a menos que haja mudança importante dos achados clínicos ou sinais de alarme.
- Não submeta pacientes com síndrome do intestino irritável a exames complementares ou de seguimento, a menos que haja mudança importante dos achados clínicos ou sinais de alarme.

Fontes: Choosing Wisely https://www.choosingwisely.org/, Too Much Medicine https://www.bmj.com/too-much-medicine

Bibliografia

- Alexander C. Ford, M.D., Brian E. Lacy, M.D., Nicholas J. Talley, M.D., Ph.D. Irritable Bowel Syndrome New Engl J Med 2017;376:2566-78.
- Lovell RM, Ford AC. Global prevalence of and risk factors for irritable bowel syndrome: a meta-analysis. Clin Gastroenterol Hepatol. 2012;10 (7):712-721.e4.
- Olafur SP et al. Development and Validation of the Rome IV Diagnostic Questionnaire for Adults. Gastroenterology 2016;150:1393-1407.
- Shepherd SJ, Lomer MC, Gibson PR. Short-chain carbohydrates and functional gastrontestinal disorders. Am J Gastroenterol 2013; 108:707.
- Spiegel BM. The burden of IBS: looking at metrics. Curr Gastroenterol Rep. 2009;11(4):265-269.
- World Gastroenterology Organisation Global. Síndrome do intestino irritável: uma perspectiva mundial; 2014. Disponível em:<http://www.worldgastroenterology.org/assets/ downloads/pt/pdf/guidelines/20_ irritable_bowel_syndrome_ pt.pdf >

53 | Sintomas Comuns na Gestação

José Benedito Ramos Valladão Júnior
Aline de Souza Oliveira

Acne e cuidados com a pele

Além de ser comum o aumento da ocorrência de acne, destacam-se como alterações cutâneas durante a gestação: linea nigra, cloasma gravídico e possível surgimento de estrias abdominais.

Manejo: orientar a possível regressão das lesões após a gestação e o uso de filtro de proteção solar UVA e UVB fator 30, com reaplicação a cada 2 horas, sempre que sair em ambiente aberto. Para o tratamento específico da acne, pode ser considerada a aplicação de ácido azeláico 150 mg/g nas áreas com acne, 2 vezes ao dia (outros tipos de terapia estão contraindicados ou não possuem evidência clara de segurança). Para alívio de prurido ou alergia, o uso de loratadina ou dexclorfeniramina é seguro.

Alterações mamárias

Durante a gestação ocorre aumento natural das mamas, sendo comuns sintomas de dor ou ardência. Além disso, pode haver alguma saída de leite a partir de 16 semanas.

Manejo: tranquilizar e orientar uso de sutiãs leves com pouca tensão.

Cãibras

São sintomas comuns na gestação (especialmente no 3º trimestre) e piores à noite.

Manejo: orientar elevar membros inferiores quando sentir cãibra e, ao dormir, elevar os pés da cama em cerca de 20 cm pode evitar desconfortos durante o sono.

Cefaleia

Costuma ser do tipo tensional associada a alteração do sono, cansaço, fome, estresse emocional. Nos casos de mulheres portadoras de enxaqueca, a ocorrência das crises é variável, podendo melhorar ou piorar durante a gestação.

Manejo: orientar dieta balanceada, com boa ingesta hídrica; repouso, relaxamento, compressas mornas ou massagem para diminuir tensão e evitar locais barulhentos. Prescrever analgésicos comuns, conforme dor, podendo ser associados à codeína, se necessário.

Constipação

Existe uma tendência durante a gestação do hábito intestinal tornar-se constipado.

Manejo: orientar dieta balanceada, rica em fibras e com boa ingesta hídrica; recomendar evitar repouso excessivo, mantendo-se ativa e realizando exercício físico. Agentes laxativos (como lactulose, bisacodil, picossulfato de sódio) são seguros e podem ser usados com parcimônia.

Corrimentos vaginais

É comum ocorrer aumento da secreção vaginal durante a gravidez, de maneira fisiológica, sendo importante avaliar a presença de odor, prurido, dor ou associação com disuria.

Manejo: comprovando-se vulvovaginite, o tratamento deve ser direcionado à causa:
- Candidíase: miconazol ou clotrimazol ou nistatina, creme vaginal, 12/12 h, por 7 dias.
- Vaginose bacteriana: metronidazol 250 mg, 8/8 h, por 7 dias.
  Alternativamente no 1º trimestre: clindamicina 300 mg VO, 12/12 h, por 7 dias.
- Tricomoníase: metronidazol 250 mg, 8/8 h, por 7 dias, ou 400 mg, 12/12 h, por 7 dias. Nesse caso, o tratamento do parceiro deve ser feito e oferecidas sorologias para DST a ambos.

Dor lombar

Estima-se que ocorra em cerca de 60% das gestantes, associando-se às mudanças osteoarticulares que o organismo materno passa para se preparar para o parto. Ocorrem mais frequentemente a partir do 2º trimestre e no final do dia.

Manejo: orientar calor local, manter-se ativa, dormir bem, alongamento e postura, evitar ganho de peso além do esperado, não usar saltos altos, prescrever analgésicos comuns conforme dor.

Edema

Cerca de 80% das gestantes terão algum grau de edema durante a gestação devido à retenção de líquido, ocorrendo mais comumente em membros. É mais comum ao final do dia, em dias quentes ou depois de longos períodos em pé.

Manejo: tranquilizar e orientar elevação de membros para melhora. Na presença de sinais de edema grave, generalizado ou súbito é importante realizar aferição de pressão arterial e exame rápido de fita urinária para se descartar pré-eclâmpsia.

Fadiga

Todas as mulheres experimentarão algum grau de fadiga geral durante a gravidez, especialmente entre 12 e 15 semanas e ao final da gestação.

Manejo: tranquilizar e orientar repouso, melhora de sono e ajustes no estilo de vida. É importante descartar sinais de anemia, que necessitam de investigação.

Hemorroidas

Muitas vezes assintomáticas, porém, podem gerar dor, prurido e sangramento. São principalmente causadas por esforço intenso para evacuar, em decorrência de constipação.

Manejo: orientar aumento da ingesta hídrica e de fibras, diminuição do esforço para evacuar, uso de água ou lenços úmidos para higiene. Podem ser prescritos anestésicos tópicos para uso local.

Náuseas e vômitos

Náuseas acometem mais de 80% das mulheres, a partir de 4-6 semanas de gestação e estima-se que até 50% delas terão algum episódio de vômito. Esses sintomas melhoram a partir de 14-16 semanas, raramente persistindo por maior tempo.

Manejo: orientar a realização de refeições fracionadas (maior número de refeições, porém, em menor quantidade) e boa ingesta hídrica, evitar ingesta de alimentos gordurosos e condimentados, usar chá ou balas de gengibre como aliviadores, prescrever antieméticos seguros (dimenidrinato, metoclopramida, meclizina, ondansetrona) para uso conforme necessidade. Encaminhar para pronto-socorro se houver sinais de gravidade (hiperêmese gravídica) como vômitos incoercíveis, desidratação, perda de peso, alteração neurológica, icterícia.

Síndrome do túnel do carpo

Estima-se que pode acometer até 28% das mulheres durante a gestação e, geralmente, tem resolução completa após o parto.

Manejo: tranquilizar e orientar a melhora após o parto. Medidas de alívio podem incluir: alongamentos, analgésicos conforme dor e, em quadros mais intensos, devem ser considerados o uso de órteses noturnas e infiltração de corticosteroide.

Sintomas dispépticos

São sintomas comuns na gestação e ocorrem especialmente no 3º trimestre, estimando-se a presença de algum episódio dispéptico em cerca de 70% das gestantes.

Manejo: orientar a realização de refeições fracionadas e boa ingesta hídrica, evitando ingesta de bebidas gasosas, cafeína, chocolate, alimentos ácidos, gordurosos e condimentados. Antiácidos e ranitidina podem ser utilizados com segurança.

Varizes

Durante a gestação, o aumento uterino acarreta aumento da pressão nas veias da cintura para baixo, favorecendo o aparecimento de varizes nas pernas, vulva e ânus (hemorroidas). Muitas vezes, são assintomáticas, mas podem surgir sintomas: dor, edema, prurido, fadiga nas pernas.

Manejo: orientar uso de meias elásticas de média compressão, elevação de membros para melhora ao longo do dia e ao dormir, evitar ganho de peso além do esperado, evitar

CAPÍTULO 53

permanecer longos períodos em pé (especialmente em ambientes quentes). Espera-se melhora das varizes após o parto e com a volta ao peso anterior. **Não** se recomenda a realização de cirurgia de varizes durante a gestação, sendo orientada avaliação cirúrgica somente após 6 meses do parto.

Fluxos assistenciais

Sintomas comuns na gestação

Acne e cuidados com a pele
- Orientar possível regressão de lesões após gestação.
- Filtro de proteção solar UVA e UVB fator 30.
- Ácido azeláico 150 mg/g, nas áreas com acne, 2 vezes ao dia.
- Prurido ou alergia: loratadina ou dexclorfeniramina.

Alterações mamárias
- Orientar aumento natural das mamas e, com isso, pode ocorrer dor/ardência.
- Alguma saída de leite pode ocorrer a partir de 16 semanas.
- Tranquilizar e orientar uso de sutiãs leves com pouca tensão.

Cãibras
- Comuns na gestação (especialmente no terceiro trimestre) e piores à noite.
- Orientar elevar membros inferiores quando sentir cãibra.
- Ao dormir, elevar os pés da cama em cerca 20 cm pode evitar desconfortos durante o sono.

Cefaleia
- Orientar dieta balanceada com boa ingesta hídrica.
- Repouso, relaxamento, compressas mornas ou massagem para diminuir tensão e evitar locais barulhentos.
- Prescrever analgésicos comuns conforme dor, podendo ser associados à codeína, se necessário.

Constipação
- Dieta balanceada, rica em fibras e com boa ingesta hídrica.
- Manter-se ativa e realizar exercício físico.
- Agentes laxativos (como lactulose, bisacodil, picossulfato de sódio) são seguros e podem ser usados com parcimônia.

Corrimentos vaginais
- Candidíase: miconazol ou nistatina, creme vaginal, 12/12 h, por 7 dias.
- Vaginose bacteriana: metronidazol 250 mg VO, 8/8 h, por 7 dias.
- Tricomoníase: metronidazol 250 mgVO, 8/8 h, por 7 dias. Tratar parceiro e oferecer sorologias DST a ambos.

Dor lombar
- Orientar calor local, manter-se ativa, dormir bem, alongamento e postura, evitar ganho de peso além do esperado, não usar saltos altos.
- Prescrever analgésicos comuns conforme dor.

Edema
- Tranquilizar e orientar elevação de membros para melhora.
- Edema grave, generalizado ou súbito: realizar aferição de pressão arterial e fita urinária para se descartar pré-eclâmpsia.

Fadiga
- Tranquilizar e orientar repouso, melhora de sono e ajustes no estilo de vida.
- É importante descartar sinais de anemia.

Hemorroidas
- Orientar aumento da ingesta hídrica e de fibras, diminuição do esforço para evacuar, uso de água ou lenços úmidos para higiene.
- Podem ser prescritos anestésicos tópicos para uso local.

Náuseas e vômitos
- Refeições fracionadas e boa ingesta hídrica, evitar alimentos gordurosos e condimentados.
- Usar chá ou balas de gengibre como aliviadores.
- Antieméticos: dimenidrinato, meclizina, metoclopramida.
- Hiperêmese gravídica: encaminhar para PS.

Varizes
- Meias elásticas de média compressão.
- Elevação de membros ao longo do dia e ao dormir.
- Evitar ganho de peso além do esperado.
- Evitar permanecer longos períodos em pé.
- Não se recomenda qualquer procedimento ou cirurgia durante a gestação.

Síndrome do túnel do carpo
- Tranquilizar e orientar a melhora após o parto.
- Alongamentos, analgésicos comuns conforme dor.
- Quadros graves: uso de órteses noturnas e infiltração de corticosteroide.

Sintomas dispépticos
- Refeições fracionadas e boa ingesta hídrica.
- Evitar ingesta de bebidas gasosas, cafeína, chocolate, alimentos ácidos, gordurosos e condimentados.
- Antiácidos e ranitidina podem ser utilizados com segurança.

Fonte: Autoria própria.

SELO P4

- Não recomende restrição de atividades ou repouso na cama durante a gestação por qualquer indicação.

- Sintomas comuns, que surgem naturalmente durante a gestação, não devem ser alvo de exames complementares ou tratamentos invasivos, salvo situações específicas de gravidade.

Fontes: Choosing Wisely https://www.choosingwisely.org/, Too Much Medicine https://www.bmj.com/too-much-medicine

Bibliografia

- Alonso-Coello P, Guyatt G, Heels-Ansdell D, et al. Laxatives for the treatment of hemorrhoids. Cochrane Database of Systematic Reviews 2005.
- Bradley CS, Kennedy CM, Turcea AM, et al. Constipation in pregnancy: prevalence, symptoms, and risk factors. Obstet Gynecol 2007; 110: 1351.
- George JW, Skaggs CD, Thompson PA, Nelson DM, Gavard JA, Gross GA. Randomized controlled trial comparing a multimodal intervention and standard obstetrics care for low back and pelvic pain in pregnancy. American Journal of Obstet Gynecol. 2013 Apr; 208(4): 295.
- Leachman SA, Reed BR. The use of dermatologic drugs in pregnancy and lactation. Dermatologic Clinics. 2006; 24(2): 167.
- MacGregor EA. Headache in pregnancy. Neurologics Clinics, 2012; 30:835.
- Matthews A, Haas DM, O'Mathúna DP, et al. Interventions for nausea and vomiting in early pregnancy. Cochrane Database of Systematic Reviews 2014; 3:CD007575.
- Mondelli M, Rossi S, Monti E, et al. Prospective study of positive factors for improvement of carpal tunnel syndrome in pregnant women. Muscle Nerve 2007; 36:778.
- Rey E, Rodriguez-Artalejo F, Herraiz MA, et al. Gastroesophageal reflux symptoms during and after pregnancy: a longitudinal study. Am J Gastroenterol 2007; 102: 2395.
- Smyth RM, Aflaifel N, Bamigboye AA. Interventions for varicose veins and leg oedema in pregnancy. Cochrane Database of Systematic Reviews, 2015 Oct.
- Thaler E, Huch R, Huch A, Zimmermann R. Compression stockings prophylaxis of emergent varicose veins in pregnancy: a prospective randomised controlled study. Swiss Medical Weekly 2001; 131:659.
- Workowski KA, Bolan GA. Sexually transmitted diseases treatment guidelines. Centers for Disease Control and Prevention, 2015.
- Young GL, Jewell D. Topical treatment for vaginal candidiasis (thrush) in pregnancy. Cochrane Database of Systematic Reviews, 2001.

54 Situações Específicas na Gestação

José Benedito Ramos Valladão Júnior
Betina Brandão Basílio

Por existirem particularidades quanto a riscos, complicações, terapias e manejo clínico, algumas condições específicas devem ser avaliadas com atenção durante a gestação.

Aloimunização RH

A quase totalidade dos casos de doença hemolítica perinatal são causados por incompatibilidade ABO ou Rh, sendo a aloimunização Rh a responsável pelas manifestações mais graves e a única que possui medida de prevenção disponível.
- **Rastreamento:** é indicada tipagem sanguínea e fator Rh na avaliação pré-natal inicial.
Manejo: as gestantes Rh negativo deverão realizar cuidados específicos.
Realizar teste de Coombs Indireto no 1º trimestre e repetir mensalmente após 28 semanas.
Administrar Imunoglobulina anti-D(Rh) 300 mcg, IM, com 28 semanas, repetindo a cada 12 semanas, ou se sangramento, procedimento invasivo e no pós-parto se recém-nascido for Rh positivo.
Em caso de Coombs indireto positivo, a gestante deve ser encaminhada para seguimento obstétrico.

Fluxos assistenciais

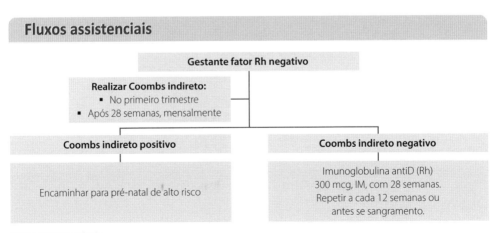

Fonte: Autoria própria.

Anemia

Na gestação, ocorre uma diminuição fisiológica da hemoglobina (Hb), devido à hemodiluição, que ocorre por aumento do volume plasmático. Dessa maneira, em gestantes, a anemia é definida como níveis de Hb abaixo de 11 mg/dL (ao exame inicial) ou 10,5 mg/dL (ao exame a partir de 28 semanas).
- **Rastreamento:** é indicado hemograma na avaliação inicial e com 28 semanas.
  Manejo: o uso profilático de sulfato ferroso em todas as gestantes **não** é indicado.
  Na presença de anemia, recomenda-se iniciar sulfato ferroso 200 mg, 3 ×/dia, durante 2-4 semanas e repetição de hemograma após. Nos casos de anemia grave (Hb < 8), utiliza-se doses mais elevadas, com reposição de 240 mg/dia de ferro elementar.
  O sulfato ferroso possui 20% de ferro elementar (200 mg de sulfato ferroso equivale a 40 mg de ferro elementar).
  Na inexistência de resposta à reposição de ferro, orienta-se investigar outras causas de anemia: perfil de ferro, vitamina B12, ácido fólico, TSH e T4 livre, eletroforese de hemoglobina.

Fluxos assistenciais

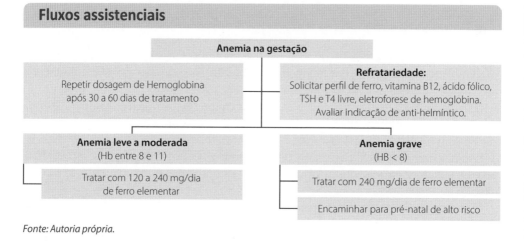

Fonte: Autoria própria.

Asma

A apresentação da asma durante a gestação é variável. Em geral, observa-se uma melhora da condição, em especial no 3º trimestre. Recomenda-se que a mulher planeje a gravidez no momento de melhor controle da asma, devendo-se ressaltar a aderência às medicações para manutenção do bom controle. Além disso, deve-se recomendar:
- Evitar exposição aos desencadeantes da asma (poeira, mofo, cães, gatos, pólen, plantas, poluição, fumaça de cigarro, exposição ao frio).
- Realizar vacinação contra gripe.

Manejo: exames e terapias específicas para asma poderão ser necessários durante o pré-natal conforme os mesmos critérios de manejo habitual da asma no adulto. Os possíveis riscos da hipóxia pela asma superam a possibilidade de algum evento adverso pela medicação. Apenas devem ser evitados os antagonistas de leucotrienos, pois não existem dados consistentes sobre sua segurança.

Fluxos assistenciais

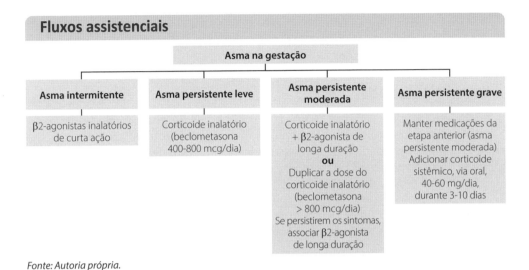

Fonte: Autoria própria.

Depressão

Por ser uma condição psiquiátrica prevalente com uso de fármacos com potenciais efeitos adversos, deve-se ter especial atenção para o seu reconhecimento e manejo durante a gestação.

Manejo: recomenda-se que os casos de depressão leve sejam conduzidos por meio de psicoterapia e estratégias de suporte. Em casos moderados, devem ser avaliados os prós e contras do acréscimo de um antidepressivo conjuntamente à gestante. Os casos de depressão grave devem ser medicados e acompanhados em conjunto com psiquiatra.

Fluxos assistenciais

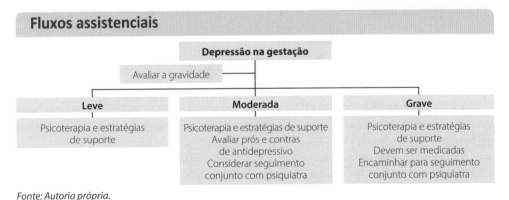

Fonte: Autoria própria.

Doenças tireoidianas

Em geral, ocorre diminuição na gravidade do hipertireoidismo durante a gestação. Com relação ao hipotireoidismo, há um aumento nas necessidades de T4 na gestação e, muitas vezes, necessidade de aumento da levotiroxina. Além disso, em gestantes é indicado o tratamento do hipotireoidismo subclínico.

Manejo: realizar tratamento do hipotireoidismo com levotiroxina, seguir TSH e T4 livre trimestralmente. As gestantes com hipertireoidismo devem realizar acompanhamento conjunto com endocrinologista.

Fluxos assistenciais

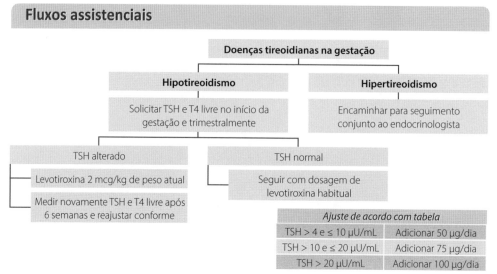

Fonte: Autoria própria.

Infecção do trato urinário na gestação

A infecção do trato urinário (ITU) é uma patologia comum em mulheres jovens; pelo menos 40% delas terão um episódio em suas vidas. É a complicação clínica mais frequente na gestação, ocorrendo em 17% a 20% das mulheres nesse período. O principal microrganismo envolvido é a *Escherichia coli* e, ocasionalmente, outros Gram negativos.

A importância de sua identificação e tratamento durante a gravidez se deve a sua associação com: rotura prematura de membranas, aborto, trabalho de parto prematuro, corioamnionite, baixo peso ao nascer, infecção neonatal, restrição do crescimento intrauterino.

Por tais riscos, há vigilância especial frente a possibilidade de ITU na gestante, sendo indicados a realização de exames de urina de rastreamento e o tratamento inclusive da bacteriúria assintomática.

A bacteriúria assintomática é definida pela presença de urocultura positiva, com mais de 100 mil colônias por mL, na ausência de sintomas e deve ser tratada na gestante com antibiótico seguro e selecionado de acordo com o perfil de sensibilidade do antibiograma.
- **Rastreamento:** é indicada solicitação de urina tipo 1 e urocultura no 1º e 3º trimestres.
- **Diagnóstico:** é indicada urocultura para todas as gestantes com suspeita de ITU.

Caso ocorram sintomas que possibilitem o diagnóstico de ITU, a antibioticoterapia deve ser estabelecida prontamente de maneira empírica e, depois, pode ser modificada conforme o resultado da urocultura com antibiograma (Tabela 54.1).

A partir do diagnóstico de cistite é importante, além de prontamente instituir a antibioticoterapia, orientar sobre aumento da hidratação e sintomas de alarme para pielonefrite (presença de sintomas sistêmicos como febre, taquicardia, calafrios, náuseas, vômitos e dor lombar). Existindo suspeita de pielonefrite, é importante a procura por sinais de gravidade sistêmicos e manifestação de sinal de Giordano ao exame.

Após o tratamento, orienta-se realizar cultura de urina para controle de cura de 1 a 2 semanas após o término do tratamento; se o resultado for negativo e não houver sintomas urinários, sugere-se que a urocultura seja repetida mensalmente até o parto.

Em caso de pielonefrite, a gestante deve ser encaminhada para serviço de emergência para realização de tratamento hospitalar. Após o tratamento de pielonefrite, indica-se a terapia profilática com nitrofurantoína (100 mg/dia) até a 37ª ou 38ª semana de gravidez.

Tabela 54.1
Antibióticos de escolha para tratamento de bacteriúria assintomática e cistite na gravidez

Cefalexina	500 mg, de 6/6 h, por 7 dias
Nitrofurantoína	100 mg, de 6/6 h, por 7 dias
Amoxicilina	500 mg, de 8/8 h, por 7 dias
Ampicilina	500 mg, de 6/6 h, por 7 dias
Fosfomicina trometamol	3 g em jejum, dose única, pó diluído em água

Fonte: Autoria própria.

Fluxos assistenciais

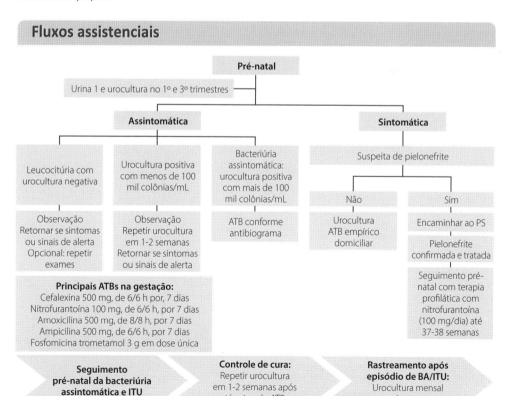

Fonte: Autoria própria.

Toxoplasmose

A toxoplasmose é uma das infecções congênitas mais comuns e é passível de prevenção e tratamento.
- **Rastreamento:** é indicada solicitação de sorologia de toxoplasmose no 1º trimestre.

Em casos de IgG e IgM reagentes, deve-se realizar o teste de avidez de IgG, pois existe chance de infecção materna recente.

Manejo: as gestantes susceptíveis devem realizar sorologia trimestral e serem orientadas a evitar ingesta de carne crua ou vegetais mal lavados e evitar contato com solo ou fezes de gatos. Os casos confirmados de toxoplasmose devem ser medicados com espiramicina 1 g, 8/8 h, até o final da gestação e encaminhados para seguimento obstétrico.

Fluxos assistenciais

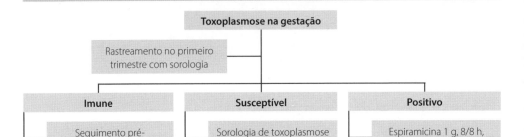

Fonte: Autoria própria.

SELO P4

- O uso profilático de sulfato ferroso ou polivitamínico de maneira rotineira em todas as gestantes não é indicado.
- Não realize rastreamento para hipotireoidismo em mulheres grávidas.
- Não realize antibioticoterapia para bacteriúria assintomática em gestantes com menos de 100 mil colônias/mL.
- Não realize testes adicionais para toxoplasmose em mulheres com resultado de sorologia indicando imunidade.

Fontes: Choosing Wisely https://www.choosingwisely.org/, Too Much Medicine https://www.bmj.com/too-much-medicine

Bibliografia

- Namazy JA, Schatz M. Pregnancy and asthma: recent developments. Current Opinion in Pulmonary Medicine. 2005; 11(1):56.
- National Institute for Heath and Care Excellence. Antenatal and postnatal mental health: clinical management and service guidance. NICE guideline. Published: December 2014.
- National Institute for Heath and Care Excellence. Routine antenatal anti-D prophylaxis for women who are rhesus D negative. NICE guideline. Published: August 2008.

- Remington JS, McLeod R, Thulliez P, Desmonts G. Toxoplasmosis. Infectious Disease of the Fetus and Newborn Infant, 6th ed, 2006.
- Schnarr J, Smaill F. Asymptomatic bacteriuria and symptomatic urinary tract infections in pregnancy. European Journal of Clinical Investigation, 2008; 38 Suppl 2:50.
- Stagnaro-Green A, Abalovich M, Alexander E, et al. Guidelines of the American Thyroid Association for the diagnosis and management of thyroid disease during pregnancy and postpartum. Thyroid 2011; 21:1081.
- U.S. Preventive Services Task Force Recommendation Statement. Screening for Iron Deficiency Anemia and Iron Supplementation in Pregnant Women to Improve Maternal Health and Birth Outcomes. Ann Intern Med. 2015 Oct 6; 163(7):529-36.

55 | Tabagismo

José Benedito Ramos Valladão Júnior
Izaura Eusébio Coelho

Aconselhar os fumantes a abandonar o hábito de fumar funciona.

Intervenções para o abandono do tabagismo funcionam melhor se também for oferecido acompanhamento aos pacientes.

Vareniclina, bupropiona e terapia de reposição de nicotina (TRN) ajudam os fumantes a abandonar o hábito de fumar.

A terapia de reposição de nicotina (como adesivos) funciona, independentemente, do suporte comportamental adicional ser ou não fornecido.

Ao abandonar o hábito de fumar, a recaída precoce leva ao insucesso e 50% das recaídas ocorrem em até 48 horas, após a data de abandono do hábito; portanto, é importante o fornecimento de um suporte de acompanhamento logo no início.

Aconselhamento breve

A maneira mais fácil de ajudar seus pacientes a abandonar o tabaco é dar aconselhamento simples e breve aos fumantes que você atende no consultório, sempre que possível. Com essa simples intervenção, aproximadamente 1 em 40 fumantes aconselhados abandona o hábito de fumar.

Consiste em:
- Dizer que o tabagismo é prejudicial à saúde e que apenas com o abandono do hábito de fumar os riscos podem ser reduzidos.
- Perguntar se quer parar de fumar.
- Colocar-se a disposição para ajudá-lo quando ele achar oportuno.

Suporte comportamental intensivo

O suporte comportamental intensivo de profissionais da saúde treinados é a intervenção não farmacológica mais efetiva para os fumantes. Estima-se que 1 em 13 fumantes, que sejam motivados, o suficiente para participar de sessões de aconselhamento individuais ou em grupo abandonará o hábito de fumar.

> **Envolve:**
> - Encontros específicos para se abordar o hábito de fumar.
> - Obter a história do tabagismo.
> - Determinar a motivação do fumante para abandonar o hábito de fumar.
> - Conscientizar o fumante sobre seu comportamento no tabagismo.
> - Identificar as situações em que há probabilidade de recaída.
> - Atuar especificamente a partir do estágio motivacional de cada pessoa.

Terapia medicamentosa

Além de fornecer suporte comportamental para todos os fumantes motivados, o NICE recomenda oferecer a todos os fumantes, que estabeleceram uma data para abandonar o hábito de fumar, a opção de terapia de reposição de nicotina, bupropiona, vareniclina ou nortriptilina, como terapia de primeira linha para ajudar na sua tentativa.

Tratamentos medicamentosos diferentes não devem ser combinados.

O NICE recomenda que a escolha do paciente oriente a seleção do medicamento e o modo de uso (no caso de escolha pela TRN).

Terapia de reposição de nicotina (TRN)

A TRN substitui a nicotina do cigarro por uma nicotina medicinal, que não tem os demais componentes prejudiciais da fumaça do tabaco.

Melhora os sintomas de abstinência de nicotina, ajuda o paciente a permanecer abstinente e evitar o tabagismo.

Formas de TRN: adesivos transdérmicos, goma de mascar, *spray* nasal, inaladores, comprimidos e pastilhas.

Gomas (2 mg, 4 mg)

- Mascar de 2/2 h ou 3/3 h
- Máximo de 16 gomas ao dia
- Mascar por alguns minutos para liberar a nicotina e manter entre a gengiva e a mucosa da boca por alguns minutos e mascar novamente, repetindo o procedimento por 30 minutos
- Duração: 2 meses:
  - Iniciar com gomas de 4 mg, nas seguintes situações: dependência elevada à nicotina e ausência de resposta ao uso de gomas de 2 mg
  - Cada cigarro possui em média 1-3 mg de nicotina

Adesivos transdérmicos

- Até 10 cigarros ao dia:
  - *Patch* 14 mg, por 6 semanas
  - *Patch* 7 mg, por 2 semanas
- > 10 cigarros ao dia:
  - *Patch* 21 mg, por 4 semanas
  - *Patch* 14 mg, por 2 semanas
  - *Patch* 7 mg, por 2 semanas

Fonte: Autoria própria.

Orientações

- Interromper tabagismo 3 a 5 dias após início da TRN.
- Ciclos de 8 semanas são tão eficazes quanto outros mais longos.
- Interrupção abrupta da terapia **não** é menos eficaz que redução gradual.
- Adesivos: colar adesivo em regiões sem pelos e sem exposição direta ao sol, fazer rodízio do local a cada 24 horas, retirada dos adesivos à noite é tão efetiva quanto seu uso constante.
- Doses maiores de 21 mg/dia podem beneficiar apenas tabagistas pesados de > 30 cigarros ao dia.

Efeitos adversos

- A nicotina é um vasoconstritor, mas a preocupação de usar a TRN em fumantes com doença cardiovascular se comprovou infundada.
- A TRN parece muito segura e seus efeitos adversos principais são em decorrência da irritação local ocasionada pela nicotina (p. ex., erupção cutânea no local do adesivo, sabor desagradável das pastilhas).
- Outros efeitos adversos incluem: cefaleia, náusea, diarreia.

Vareniclina

A vareniclina é um agonista parcial do receptor nicotínico colinérgico, ligando-se mais fortemente aos receptores que a nicotina, os fumantes em abstinência que usam a vareniclina desenvolvem receptores que são "bloqueados" com o medicamento. Depois disso, o tabagismo causa menos prazer e é mais fácil resistir a ele, porque a nicotina não pode se ligar aos receptores e não causa a liberação da dopamina. Em comparação ao placebo, ela mais que dobra a chance de um fumante abandonar o hábito de fumar (aumento de cerca de 230%).

Vareniclina

■ Iniciar 1 semana **antes** da data de abandono do hábito de fumar:
  – 0,5 mg, 1 ×/dia, durante os primeiros 3 dias
  – 0,5 mg, 2 ×/dia, nos 4 dias seguintes
  – 1 mg, 2 ×/dia, a partir de então por 11 semanas
    • Se sucesso, manutenção por 12 semanas, na dose de 1 mg, 2 ×/dia
    • Se insucesso, há possibilidade de avaliar junto ao paciente a realização de uma nova tentativa

■ Efeitos adversos
  – Náuseas (30% dos pacientes)
  – Insônia
  – Sonhos anormais
  – Cefaleia
  – Flatulência
    • Em pacientes que não tolerem os efeitos colaterais, o aumento inicial das doses pode ser mais lento e pode ser tentada redução temporária da dose

Fonte: Autoria própria.

Bupropiona

Apresenta tanto ações dopaminérgicas quanto adrenérgicas, além de antagonizar o receptor nicotínico acetilcolinérgico. Uma metanálise de 49 ensaios clínicos mostrou que, em qualquer tentativa de abandonar o hábito de fumar, a bupropiona aumenta a chance de sucesso do fumante em aproximadamente 1,7 vez (aproximadamente 170%).

Bupropiona

• Iniciar 1 semana **antes** da data de abandono do hábito de fumar:
   – 150 mg, 1 ×/dia, durante os primeiros 3-7 dias
   – 150 mg, 2 ×/dia, a partir de então por 6 a 11 semanas

• Efeitos adversos:
   – Insônia (30%-40% dos pacientes)
   – Boca seca (10%)
   – Náusea
    • Pequeno risco de convulsões no primeiro uso (1 em cada 6.000-7.000), sendo contraindicada em pacientes com epilepsia
    • Recomenda-se o uso da segunda dose do dia, antes das 18 horas, devido ao risco de insônia

Fonte: Autoria própria.

Nortriptilina

Mostrou-se eficaz no abandono do hábito de fumar em uma série de ensaios clínicos pequenos e, recentemente, em um ensaio clínico maior.

Usando as evidências dos ensaios clínicos atuais, a nortriptilina parece quase dobrar a chance do fumante conseguir abandonar o hábito de fumar.

Comparações diretas sugerem que ela é tão eficaz quanto a bupropiona.

Nortriptilina

• Iniciar 1 semana **antes** da data de abandono do hábito de fumar:
   – 25 mg, 1 ×/dia, durante os primeiros 3 dias
   – 50 mg, 1 ×/dia, nos 4 dias seguintes
   – 75 mg, 1 ×/dia, a partir de então por 6 semanas
    • Cessar terapia com diminuição progressiva por 1 semana

• Efeitos adversos:
   – Sonolência
   – Boca seca
   – Constipação

Fonte: Autoria própria.

Fluxos assistenciais

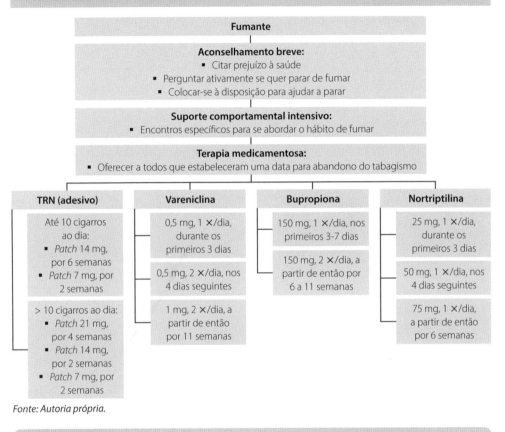

Fonte: Autoria própria.

SELO P4

- Não solicite qualquer exame para início ou manutenção da terapia de cessação do tabagismo.
- Não solicite tomografia para rastreamento de câncer de pulmão em indivíduos tabagistas de baixo risco.

Fontes: Choosing Wisely https://www.choosingwisely.org/, Too Much Medicine https://www.bmj.com/too-much-medicine

Bibliografia

- Aveyard P, et al. Nortriptyline plus nicotine replacement versus placebo plus nicotine replacement for smoking cessation: pragmatic randomised controlled trial. BMJ 2008;336:1223-7.
- Fiore MC, Hatsukami DK, Baker TB. Effective tobacco dependence treatment. JAMA2002;288:1768-71.
- Hughes JR, Stead LF, Lancaster T, Hughes JR, Stead LF, Lancaster T. Antidepressants for smoking cessation. Cochrane Database of Systematic Reviews 2014; Jan 8;1:CD000031.
- Stead LF, Perera R, Bullen C, Mant D, Lancaster T, Stead LF, et al. Nicotine replacement therapy for smoking cessation. Cochrane Database of Systematic Reviews 2012 Nov 14;11:CD000146. doi: 10.1002/14651858. CD000146.pub4.
- The Clinical Practice Guideline Treating Tobacco Use and Dependence 2008 Update Panel, Liaisons and Staff. A Clinical Practice Guideline for Treating Tobacco Use and Dependence: 2008 Update A U.S. Public Health Service Report.
- Valladão Júnior JBR, Gusso G, Olmos RD. Manual do Médico-Residente | Medicina de Família e Comunidade. Atheneu, 2017.

56 | Tontura

Aline de Souza Oliveira
José Benedito Ramos Valladão Júnior

Trata-se de sintoma bastante comum e um dos mais inespecíficos a serem motivo de consultas na atenção primária. Pode ser causada por múltiplos fatores, frequentemente não patológicos, o médico necessita realizar uma abordagem integral do paciente por meio da busca por dados clínicos e contextuais. Mesmo assim, muitas vezes, a causa não conseguirá ser bem elucidada, sendo o mais importante descartar patologias e gravidade.

Causas

- Fatores ambientais (insolação, locais fechados, exposição a altas temperaturas).
- Cinetose (ocorre em meios de transporte como automóvel, trem, barco, avião).
- Fraqueza muscular (por hipotrofia, falta de condicionamento físico, neuropatia degenerativa).
- Problemas psicológicos (insônia, fobias, depressão, estresse, ansiedade).
- Problemas circulatórios (anemia, insuficiência vertebrobasilar, hipotensão arterial).
- Disfunção cardíaca (insuficiência cardíaca, arritmias cardíacas).
- Reflexo vasovagal (ocorre em situações específicas de dor intensa, aplicação de injeção, visualização de sangue, dentre outros).
- Problemas neurológicos (enxaqueca, acidente vascular cerebral, tumores do sistema nervoso central, esclerose múltipla).
- Distúrbios visuais e problemas do ouvido e labirinto.
- Distúrbios metabólicos (hipoglicemia, hiperglicemia, desidratação, distúrbios ácido-base, doenças tireoidianas, uremia).
- Efeito adverso de medicações (anti-hipertensivos, anticonvulsivantes, psicotrópicos): responde a até 25% dos casos de tontura em idosos.
- Uso de álcool e outras drogas.

Clínica

A queixa de tontura por parte do paciente pode se manifestar de diferentes maneiras:
- Sensação rotatória ou oscilatória (vertigem).
- Escurecimento visual, com sensação de quase desmaiar (lipotimia ou pré-síncope).
- Desequilíbrio, sensação de instabilidade.

- Mal-estar inespecífico.

Como sintomas associados podem estar presentes:
- Náusea, vômito, fraqueza, mal-estar geral, sensação de queda, taquicardia reflexa.

Avaliação clínica

A avaliação inicial do paciente deve ter como prioridade avaliar possíveis causas e descartar gravidade, sendo importante para essa análise a realização de uma anamnese detalhada associada aos seguintes exames:
- Glicemia capilar.
- Medida de frequência cardíaca.
- Aferição pressão arterial (deitado e em pé).
- Exame clínico cardíaco.
- Exame clínico neurológico.

Na quase totalidade dos casos, se não houver suspeita de doença específica ou sinal de alarme, não há necessidade de exames complementares para o manejo de queixas de tontura.

Exames complementares

No contexto de atenção primária, não há indicação para realização de exame complementar (laboratorial ou de imagem) na avaliação inicial de rotina da queixa de tontura.

Na presença de suspeita de condições específicas, o profissional pode avaliar, de modo individualizado, a validade de indicar algum exame laboratorial (como hemograma, eletrólitos, glicose, TSH) ou de imagem (especificamente, na suspeita de doença neurológica).

Na existência de síncope, é importante a realização de eletrocardiograma de 12-derivações e avaliação adicional em pronto-socorro.

Manejo

A maioria dos quadros de tontura irá cursar com resolução espontânea na primeira semana, os cuidados, assim, baseiam-se no suporte clínico:
- Hidratação.
- Sintomáticos:
  - Antieméticos: dimenidrinato 25-50 mg, de 8/8 h, ondansetrona 4-8 mg, de 8/8 h.
  - Agentes vasoativos: betaistina 16 mg, de 8/8 h, gingko biloba (Egb 761) 40-80 mg, de 12/12 h, pentoxifilina 400 mg, de 8/8 h.
  - Bloqueadores de canais de cálcio: cinarizina 12,5-25 mg, de 8/8 h, flunarizina 5-10 mg à noite.
- Orientações de cuidado gerais:
  - Dieta adequada, evitar jejum prolongado, movimentar a cabeça e pescoço lentamente ao se levantar da cama, controlar a tensão e ansiedade, melhorar o sono, evitar ficar tempo prolongado em pé, embaixo de sol ou em lugares fechados, evitar dirigir para prevenir acidentes, prevenir quedas (procurar local para repouso quando tiver crise de tontura, usar sapatos antiderrapantes, utilizar iluminação à noite).

Fluxos assistenciais

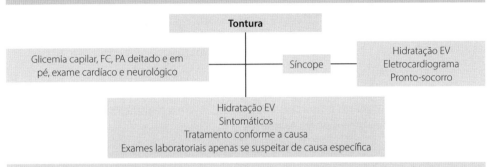

Tratamentos específicos envolvem:
- Hipotensão: hidratação, decúbito horizontal.
- Hipoglicemia: ingesta de alimento, glicose a 50% em bólus.
- Hiperglicemia: hidratação, insulina.
- Transtornos psiquiátricos: psicoterapia, prescrição de antidepressivos e ansiolíticos.
- Cinetose: uso de sintomático (dimenidrinato) 30 minutos antes de utilizar o meio de transporte que ocasiona os sintomas.

Fonte: Autoria própria.

SELO P4

- Diferencie tontura, vertigem e síncope.
- Não esqueça de medir a glicemia capilar em pacientes com queixa de tontura.
- Não solicite eletrocardiograma de rotina a menos que haja síncope ou suspeita de condição cardíaca.

Fontes: Choosing Wisely https://www.choosingwisely.org/, Too Much Medicine https://www.bmj.com/too-much-medicine

Bibliografia
- Gusso G, Lopes JMC. Tratado de Medicina de Família e Comunidade: princípios, formação e prática. Porto Alegre: Artmed; 2019.
- Kroenke K, Lucas CA, Rosenberg ML, et al. Causes of persistent dizziness. A prospective study of 100 patients in ambulatory care. Ann Intern Med 1992; 117:898.
- Maarsingh OR, Dros J, Schellevis FG, van Weert HC, van der Windt DA, ter Riet G, van der Horst HE. Causes of persistent dizziness in elderly patients in primary care. Ann Fam Med. 2010;8(3):196.
- Simon, Everitt, van Dorp. Manual de Clínica Geral de Oxford. 3. ed. 2013.
- Valladão Júnior JBR, Gusso G, Olmos RD. Manual do Médico-Residente | Medicina de Família e Comunidade. Atheneu, 2017.

57 | Tosse Crônica

Pedro Mendonça de Oliveira
Vanessa Costa Santana

Tosse crônica é definida pela duração superior a 8 semanas.

Dentre os pacientes não tabagistas, que não estejam em uso de IECA e que apresentem exame radiológico de tórax normal, em mais de **90% dos casos** ela é em decorrência de um ou mais dos componentes da tríade: **asma, gotejamento pós-nasal (por rinite ou rinossinusite) e doença do refluxo gastresofágico (DRGE)**.

As principais doenças e condições que provocam tosse crônica estão listadas no quadro a seguir.

▪ **Asma**
▪ **Rinite/rinossinusite**
▪ **Doença do refluxo gastresofágico**
▪ Hiperreatividade pós-infecção respiratória
▪ DPOC
▪ Tuberculose
▪ Bronquiectasia
▪ Uso de inibidores da enzima conversora da angiotensina
▪ Insuficiência cardíaca
▪ Neoplasia (pulmão, laringe, esôfago)

Fonte: Autoria própria.

Conceitualmente, tosses com duração inferior a 8 semanas são chamadas de:

- **Tosse aguda (até 3 semanas)**, cujas principais causas são infecções virais e bacterianas, exacerbações da DPOC, e rinites, e devem ser combatidas conforme a suspeita diagnóstica.
- **Tosse subaguda ou persistente (entre 3 e 8 semanas)**, cuja causa mais comum é a tosse pós-infecciosa, geralmente autolimitada, sem necessidade de tratamento específico, ou considerar corticoide via oral por 5 a 7 dias.

Estima-se que a tosse crônica afeta de 8% a 10% da população adulta, de maneira que, na prática ambulatorial, esse índice chega a 38% quando se analisa os motivos de atendimento por causa respiratória.

Anamnese (história clínica)

A maioria dos pacientes não demora 8 semanas para procurar o médico na vigência de um quadro de tosse, portanto, a anamnese deve ser dirigida para elucidar diferenciação entre causas de tosse persistente e crônica. Os itens a serem pesquisados seguem no quadro a seguir.

- Início dos sintomas
- Hábito tabágico (irritação pela fumaça do cigarro ou DPOC)
- Relação com infecções (pós-infecciosa ou exacerbação DPOC)
- Produção de escarro (pode indicar causa pulmonar)
- Piora com exercício físico ou contato com ar frio (asma)
- Obstrução nasal ou rinorreia (rinite)
- Variação durante o dia (asma, ICC, DRGE)
- Relação com alimentação, pirose, regurgitação: (DRGE)
- Relação com fonação: (DRGE)
- Uso de medicações (principalmente IECA e β-bloqueadores)
- História ocupacional, esportes e criação de animais

Fonte: Autoria própria.

ALERTA!
Emagrecimento involuntário e/ou hemoptise: suspeitar de tuberculose ou neoplasias pulmonares

Exame físico

O exame clínico deve, a partir de dados obtidos na anamnese, ser direcionado para as causas e pode contemplar as seguintes avaliações:
- Estado geral, sinais de emagrecimento (peso prévio e atual).
- Orofaringe (hiperemia, secreção posterior).
- Visualização dos cornetos nasais.
- Tórax: inspeção, ausculta pulmonar.
- Exame abdominal.
- Edema de membros inferiores.

Exames complementares

Caso após anamnese e exame físico não esteja clara a causa da tosse, a ponto de se conseguir sugerir um tratamento direcionado, podem ser solicitados exames complementares em nível de atenção primária à saúde:
- Radiografia de tórax (PA + perfil).
- Pesquisa BAAR no escarro.
- Prova de função pulmonar com teste de broncoprovocação.

Manejo

Para as três principais causas de tosse crônica, após anamnese e exame físico é possível fazer tratamento sem lançar mão de exames complementares.

- **DRGE:** inibidor de bomba de prótons em dose plena por 8 semanas e recomendações não farmacológicas. Se a tosse persistir, considerar EDA ou rever hipótese diagnóstica.
- **Rinite:** anti-histamínicos e/ou corticoide nasal, a depender da gravidade dos sintomas + medidas ambientais (ver Capítulo 48).
- **Asma:** β2-agonista de curta duração e corticoide inalatório a depender do estadiamento da doença + medidas ambientais. Pedir espirometria para confirmação diagnóstica se falha terapêutica ou dúvida diagnóstica (ver Capítulo 9).

Lembretes:
- Sempre considerar encaminhamento a pneumologista se houver sinais de gravidade, dúvida diagnóstica após tratamento e exames iniciais.
- A tosse é o principal mecanismo fisiológico de defesa e remoção de secreções e corpos estranhos das vias respiratórias. No entanto, os quadros de tosse crônica constituem uma das principais causas de procura por assistência médica no mundo, o que ressalta o significado da correta identificação e tratamento dos fatores desencadeantes e/ou perpetuadores, ainda que sem sinais de gravidade, pois impacta negativamente na qualidade de vida das pessoas.

Fluxos assistenciais

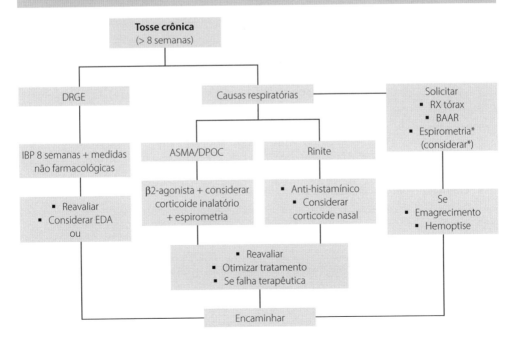

Fonte: Autoria própria.

SELO P4

- Medicamentos sintomáticos para tosse não devem ser prescritos para quadros respiratórios em crianças pequenas (< 2 anos de idade).
- Não trate tosse com antibióticos. mesmo se tiver mais de 1 semana de sintoma, a menos que você tenha suspeita clara de infecção bacteriana.

Fontes: Choosing Wisely https://www.choosingwisely.org/, Too Much Medicine https://www.bmj.com/too-much-medicine

Bibliografia

- Barbosa TA. Tosse aguda e crônica. Em G Gusso, Lopes JMC, Dias LC:Tratado de Medicina de Família e Comunidade. 2 ed. Artmed, Porto Alegre, 2018. p 1240-1245.
- Brasil, Ministério da Saúde. Cadernos de Atenção Básica – Doenças Respiratórias Crônicas. Brasília, 2010.
- Lätti AM, Pekkanen J, Koskela HO. Defining the risk factors for acute, subacute and chronic cough: a cross-sectional study in a Finnish adult employee population. BMJ Open. 2018;8(7):e022950. Published 2018 Jul 16. doi:10.1136/bmjopen-2018-022950.
- Rosa TSM, Anschau JL, Moraes AB, Trevisan ME. O Perfil Clínico e a Qualidade de Vida de Homens e Mulheres com Tosse Crônica; J Health Sci 2017;19(4):245-50.
- Song WJ, Chang YS, Faruqi S, Kim JY, Kang MG, Kim S, et al. The global epidemiology of chronic cough in adults: a systematic review and meta-analysis. Eur Respir J 2015;45(5):1479-81. doi: 10.1183/09031936.00218714.
- Valladão Júnior JBR, Gusso G, Olmos RD. Manual do Médico-Residente | Medicina de Família e Comunidade. Atheneu, 2017.

58 | Varizes

Deoclecio Avigo
José Benedito Ramos Valladão Júnior

Veias varicosas são veias dilatadas, alongadas, tortuosas com pelo menos 3 mm de diâmetro e estão presente em até 30% da população, com incidências maiores conforme mais velho o indivíduo.

Ocorrem pela dificuldade das veias trazerem o sangue de volta das pernas para o coração, aumentando a pressão em todas as veias da cintura para baixo e gerando o inchaço e tortuosidade das veias nas pernas.

Em geral, existe uma tendência familiar que favorece o surgimento de varizes. Além disso, outras situações também contribuem: excesso de peso, gravidez, permanecer tempo prolongado em pé ou sentado de pernas para baixo, sedentarismo, tabagismo, condições climáticas quentes e lugares quentes.

Sintomatologia

A maior parte das veias varicosas não acarretará nenhum sintoma adicional, além da aparência de veias inchadas. No entanto, algumas pessoas, poderão experimentar: dor ou sensação de cansaço ou pesado na perna, inchaço nas pernas ou tornozelos, mudanças de cor da pele (a pele pode ficar vermelha ou marrom-avermelhada).

Complicações

Em alguns casos, podem ocorrer complicações associadas às veias varicosas: hemorragia, eczema varicoso, lipodermatoesclerose, tromboflebite, úlcera venosa.

Investigação

Para avaliação e detecção das varizes, bastará o exame clínico pelo médico. Em algumas situações, em que se detecte alguma alteração ou risco (sintomas graves, complicações, suspeita de trombose venosa profunda) será indicada realização de exames adicionais, como ultrassonografia.

Manejo

Não existem medicações que impeçam as varizes de aparecerem ou que façam desaparecer as que já existam. A terapia medicamentosa para o controle das varizes não é bem estabelecida, deve-se evitar flebotônicos (como diosmina, hidrosmina e outros), por não existir evidência de benefícios com essas medicações e, além disso, podem ainda causar efeitos colaterais e interações com outros fármacos.

Os cuidados devem ser centrados na diminuição de sintomas e prevenção de complicações por meio das seguintes recomendações:

- Evitar ganho excessivo de peso.
- Evitar os períodos prolongados em pé, especialmente em lugares quentes.
- Quando sentado, manter as pernas elevadas em um assento ou exercite as pontas dos pés por 2-3 minutos, várias vezes, para favorecer a circulação do sangue das pernas.
- Ao deitar, elevar um pouco as pernas com o auxílio de um travesseiro sob os pés ou colocando um tijolo ou similar no pé da cama.
- Evitar suspender grandes pesos.
- Não fumar.
- Praticar exercícios de baixo impacto (caminhada, natação, hidroginástica).
- Não usar roupas apertadas (cintos justos, cintas ligas, sapatos apertados).
- Não fazer depilação com cera quente.
- Terminar o banho por uma ducha fria nas pernas.
- Usar meias elásticas de média compressão.

Tromboflebite: realizar bandagem para compressão da veia, analgesia, AAS 100 mg ao dia, orientar elevação da perna e uso de gelo local. Não há indicação de antibiótico.

Fluxos assistenciais

Tratamento cirúrgico
A cirurgia para remoção das varizes **não** é recomendada rotineiramente, sendo realizada em casos de exceção (sintomatologia grave, complicações).

Fonte: Autoria própria.

SELO P4

- Não realize ultrassonografia de maneira rotineira na avaliação de varizes de membros inferiores, a menos que exista suspeita de complicação.
- Evite terapia farmacológica voltada a varizes, pois carecem de evidência científica.

Fontes: Choosing Wisely https://www.choosingwisely.org/, Too Much Medicine https://www.bmj.com/too-much-medicine

Bibliografia

- Bradbury A, Evans C, Allan P, Lee A, Ruckley CV, Fowkes FG. What are the symptoms of varicose veins? Edinburgh vein study cross sectional population survey. Bmj. 1999;318(7180):353-6.
- Brittenden J, Cotton SC, Elders A, et al. A randomized trial comparing treatments for varicose veins. N Engl J Med 2014; 371:1218.
- Hamdan A. Management of varicose veins and venous insufficiency. Jama. 2012;308(24):2612-21.
- Marsden G, Perry M, Kelley K, Davies AH. Diagnosis and management of varicose veins in the legs: summary of NICE guidance. Bmj. 2013;347:f4279.
- Martinez MJ, Bonfill X, Moreno RM, Vargas E, Capella D. Phlebotonics for venous insufficiency. Cochrane Database Syst Rev. 2005(3):Cd003229.
- Michaels JA, Campbell WB, Brazier JE, Macintyre JB, Palfreyman SJ, Ratcliffe J, et al. Randomised clinical trial, observational study and assessment of cost-effectiveness of the treatment of varicose veins (REACTIV trial). Health Technol Assess. 2006;10(13):1-196, iii-iv.
- Shingler S, Robertson L, Boghossian S, Stewart M. Compression stockings for the initial treatment of varicose veins in patients without venous ulceration. Cochrane Database Syst Rev. 2011(11):Cd008819.
- Valladão Júnior JBR, Gusso G, Olmos RD. Manual do Médico-Residente | Medicina de Família e Comunidade. Atheneu, 2017.

59 | Vertigem

Aline de Souza Oliveira
José Benedito Ramos Valladão Júnior

Cerca de metade dos sintomas relatados pelas pessoas como tontura, correspondem na verdade, ao sintoma médico conhecido como vertigem.

A vertigem ocorre devido a disfunções do sistema vestibular e é um sintoma que pode se manifestar como sensação rotatória (percepção de que o mundo ao seu redor gira ou que se sentir girando em relação às coisas) ou oscilatória (percepção de estar "pisando em falso").

Dentre os sintomas associados podem estar presentes: náusea, vômito, fraqueza, mal-estar geral, sensação de queda.

Como a tontura, representa um sintoma bastante inespecífico, desde a maneira de relato trazida pelo paciente, até às possibilidades etiológicas e de manejo.

Assim, a primeira tarefa importante é distinguir a queixa do paciente entre tontura e vertigem.

A partir daí, identificando-se tratar-se de uma situação real de vertigem, o campo de causas para a vertigem se delimitará especificamente para dois grupos:

- **Vertigem periférica (cerca de 80% dos casos):** vertigem posicional paroxística benigna (mais comum), neuronite vestibular, labirintites infecciosas, síndrome de Ménière, síndrome de Ramsay-Hunt, otosclerose, vertigem pós-trauma.
- **Vertigem central (cerca de 20% dos casos):** enxaqueca, acidente vascular cerebral, tumores do SNC, esclerose múltipla.

Avaliação clínica

Adicionalmente, aos dados de anamnese, é desejável que o exame clínico da queixa de vertigem também incorpore:
- Exame otoscópico.
- Exame neurológico:
    - Avaliação de função cerebelar (diadococinesia, índex-índex, índex-nariz).
    - Teste de pares cranianos.
    - Avaliação de equilíbrio estático (Romberg) e dinâmico (5 passos para frente e para trás, primeiro com olhos abertos e depois com olhos fechados).

- Avaliação da presença de nistagmo: causas periféricas podem apresentar manifestação de nistagmo horizontal que regride conforme fixação do olhar; nas vertigens centrais, pode ser detectado nistagmo vertical e o nistagmo horizontal, quando presente, não se modifica conforme fixação do olhar.
- Teste de impulso da cabeça.
- Manobra de Dix-Hallpike.

Exames complementares

No contexto de atenção primária, não há indicação para realização de exame complementar (laboratorial ou de imagem), na avaliação inicial de rotina da queixa de vertigem.

Exames de imagem (como tomografia ou ressonância magnética), devem ser solicitados com a suspeita de vertigem de origem central, quando existem alterações ao exame neurológico.

Tratamento

O manejo da vertigem deve envolver o tratamento da causa específica, quando identificada.

O alívio dos sintomas pode ser obtido pelo uso de sedativos do labirinto (sintomáticos):
- Antieméticos: dimenidrinato 25-50 mg, de 8/8 h, ondansetrona 4-8 mg, de 8/8 h.
- Agentes vasoativos: betaistina 16 mg, de 8/8 h, gingko biloba (Egb 761) 40-80 mg, de 12/12 h, pentoxifilina 400 mg, de 8/8 h.
- Bloqueadores de canais de cálcio: cinarizina 12,5-25 mg, de 8/8 h, flunarizina 5-10 mg à noite.

Tratamentos específicos

- **Vertigens periféricas:**
  - **VPPB:** realização de manobra de Epley, reabilitação vestibular, uso de sintomáticos (sedativos do labirinto).
  - **Neuronite vestibular:** reabilitação vestibular, uso de sintomáticos.
  - **Labirintite:** uso de sedativos do labirinto, encaminhar para otorrinolaringologista se persistir por mais de 6 semanas, orientar o paciente a evitar consumo de chá, café, álcool e fumo.
  - **Síndrome de Ménière:** orientar dieta hipossódica e controle de estresse, encaminhar para seguimento conjunto com otorrinolaringologista; além de sintomáticos, o uso de tiazídicos pode ter benefício.
  - **Síndrome de Ramsay-Hunt:** prednisona 20 mg/dia + aciclovir 800 mg, 4/4 h, por 7-10 dias.
  - **Otosclerose:** uso de sedativos do labirinto, encaminhar para otorrinolaringologista.
- **Vertigens centrais:**
  - **Enxaqueca:** hidratação, analgésicos comuns, anti-inflamatórios, opioides, antieméticos, sedativos do labirinto, repouso em ambiente silencioso com baixa luminosidade, evitar fatores desencadeadores (alimentares, ambientais, emocionais).

- **Acidente vascular cerebral:** encaminhar para pronto-socorro.
- **Neoplasia:** encaminhar para neurocirurgião.
- **Esclerose múltipla:** encaminhar para neurologista.

Fluxos assistenciais

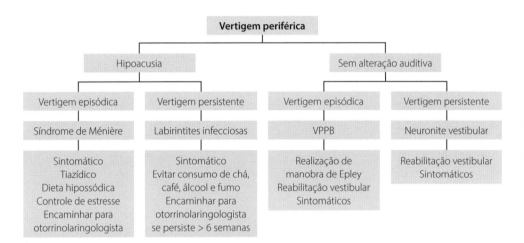

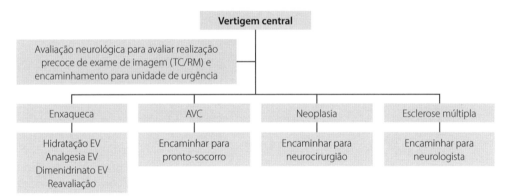

Fonte: Autoria própria.

SELO P4

- Exame otoscópico, neurológico e manobra de Dix-Hallpike não devem ser esquecidos na avaliação de pacientes com queixa de vertigem.
- Não solicitar exames laboratoriais de rotina na avaliação inicial de vertigem.
- Não solicitar neuroimagem (tomografia ou ressonância) de maneira rotineira, a menos que exista suspeita de vertigem de origem de central ou alteração ao exame neurológico.

Fontes: Choosing Wisely https://www.choosingwisely.org/, Too Much Medicine https://www.bmj.com/too-much-medicine

Bibliografia

- Froehling DA, Silverstein MD, Mohr DN, Beatty CW. "Does this dizzy patient have a serious form of vertigo?" In Simel DL, Rennie D, Keitz SA, eds. The Rational Clinical Examination: Evidence-Based Clinical Diagnosis. NY: McGraw-Hill; 2008:709-714.
- Simel DL, Froehling DA, Bedlack R. "Update: vertigo." In Simel DL, Rennie D, Keitz SA, eds. The Rational Clinical Examination: Evidence-Based Clinical Diagnosis. NY: McGraw-Hill; 2008:715-718.
- Simel DL, Froehling DA, Bedlack R. "Vertigo—make the diagnosis." In Simel DL, Rennie D, Keitz SA, eds. The Rational Clinical Examination: Evidence-Based Clinical Diagnosis. NY: McGraw-Hill; 2008:717.
- Simel DL. "Evidence to support the update: vertigo." In Simel DL, Rennie D, Keitz SA, eds. The Rational Clinical Examination: Evidence-Based Clinical Diagnosis. NY: McGraw-Hill; 2008. http://www.jamaevidence.com/content/3489336.
- Simon, Everitt, van Dorp. Manual de Clínica Geral de Oxford. 3º edição, 2013.
- Valladão Júnior JBR, Gusso G, Olmos RD. Manual do Médico-Residente | Medicina de Família e Comunidade. Atheneu, 2017.

60 | Zumbido

Natália Fernandes Coelho Francato Boaventura
Deoclecio Avigo

Segundo a Organização Mundial da Saúde (OMS), aproximadamente 15% da população mundial tem zumbido. Essa prevalência aumenta com o envelhecimento. Na grande maioria dos casos, não leva o indivíduo a procurar auxílio médico, pois é de grau leve e aparecimento intermitente, mas em alguns casos, gera grandes transtornos emocionais. A abordagem de um caso de zumbido deve transitar entre critérios subjetivos (desconforto e objetivos – diagnóstico causal). Estima-se que em 40% dos pacientes não seja possível encontrar uma causa primária para tal queixa. Existem dois grupos principais de zumbido:

- **Gerado pelo sistema auditivo:** (80% dos casos) etiologias otológicas, cardiovascular, metabólica, neurológica, farmacológica.
- **Gerado por estruturas para-auditivas** (20% dos casos). Etiologias vasculares, neoplasias, malformações, mioclonias e disfunção de articulação temporomandibular (ATM).

Seja como consequência do zumbido, ou como agente de piora na percepção do mesmo, ansiedade e depressão estão frequentemente associados. Devem ser pesquisados e tratados.

Anamnese

Importante detalhar as características do zumbido (persistente, intermitente, pulsátil, bilateral ou unilateral), sintomas associados (vertigem rotatória, náuseas, perda auditiva, otalgia), fatores de melhora e piora, doenças associadas (tireoidopatia, diabetes, dislipidemia, hipertensão arterial), tempo de duração do zumbido (quando presente há menos de 1 mês, pesquisar exposições recentes a intenso ruído, trauma de cabeça e pescoço, otite média).

Exame físico

Pressão arterial, otoscopia, oroscopia, rinoscopia, palpação de ATM, teste do sussurro.

Exames complementares

- Avaliação cardiovascular e metabólica: TSH, glicemia e colesterol.
- Audiometria tonal e vocal.

Diagnósticos diferenciais de zumbido

- Presbiacusia.
- PAIR (perda auditiva induzida por ruído).
- Otosclerose: zumbido persistente; ausência de problemas otológicos anteriores; membrana timpânica íntegra; perda auditiva progressiva, geralmente bilateral aparecendo entre 20 e 30 anos de idade. Antecedentes familiares semelhantes.
- Doenças metabólicas e cardiovasculares descompensadas: HAS, hipo/hipetireoidismo, diabetes e dislipidemia.
- Doença de Ménière: se a duração do zumbido for superior a 1 mês, pesquise vertigem intermitente associada à perda auditiva, sintomas que, quando associados ao zumbido, levantam a suspeita de doença de Ménière.
- Vascular: zumbido pulsátil (rítmico) e condizente com pulso cardíaco.
- Mioclonias: mioclonia dos músculos da orelha média e a mioclonia palatal.

Tratamento

A maioria dos pacientes apresenta zumbido intermitente e com poucas repercussões na vida diária. Muitos desses melhoram apenas com medidas gerais, que podem ser dadas a todos os portadores de zumbidos.

Etapas importantes da abordagem frente à queixa de zumbido:

- Se cerume: lavagem de ouvido
- Investigar e corrigir distúrbios metabólicos (glicemia, tireoide, colesterol) e HAS
- Identificar e tratar otites aguda ou crônica.
- Identificar e substituir, se possível, drogas ototóxicas (AAS, AINEs, aminoglicosídeos) e mesmo outras substâncias, iniciadas pouco antes do início do zumbido.
- Se claramente unilateral e/ou pulsátil, encaminhar ao otorrino para pesquisa de causas menos comuns, mas, possivelmente tratáveis como causas vasculares, neurinoma de acústico, mioclonias.
- Pesquisar e tratar ansiedade e depressão associados.
- Apenas após avaliar os tópicos anteriores, solicitar audiometria tonal e vocal, principalmente se há perda auditiva associada.

O MFC também tem papel fundamental quando o paciente retorna da investigação com o otorrino, muitas vezes, com diagnóstico estabelecido, mas, com uma perspectiva inadequadamente desanimadora, muitas vezes, com a ideia de que nada pode ser feito. O tratamento pode ser dividido em duas categorias: os que visam a redução da intensidade do zumbido e aqueles com o objetivo de aliviar o desconforto associado com o zumbido.

Tratamento não farmacológico

A maioria dos pacientes apresenta zumbido intermitente e com poucas repercussões na vida diária. Muitos desses melhoram apenas com medidas gerais, que podem ser dadas a todos os portadores de zumbidos. Uma série de orientações deve ser dada ao paciente:

- A probabilidade do zumbido ser causado por um tumor é muito pequena.

- Apenas 25% dos indivíduos não obtêm melhora alguma, com qualquer opção de tratamento e, portanto, o paciente deve ficar esperançoso em relação à sua chance de melhora.
- Evitar substâncias estimulantes do SNC, como a cafeína, álcool e o tabaco, os quais aumentam a percepção do zumbido.
- Toda e qualquer medicação que o paciente vinha usando antes de ter zumbido (ou antes de piorar) deve ser evitada.
- A exposição a ambientes ruidosos deve ser extremamente controlada, a fim de evitar maior lesão de células ciliadas e posterior piora do zumbido. Evitar também ambientes muito silenciosos.
- Todos pacientes podem ser orientados a respeito do mascaramento caseiro, sobretudo aqueles que relatam dificuldade para conciliar o sono por causa do zumbido. Consiste em substituir o ruído do zumbido por outra fonte externa (TV, música, por exemplo).
- Tampões auriculares podem aumentar a sensibilidade auditiva e, portanto, devem ser evitados, pois podem reforçar a associação entre os sons e a angústia.

Tratamentos psicológicos, com base no comportamento cognitivo, são eficazes para melhorar a qualidade de vida. Exemplos: terapia de retreinamento (TRT), a estimulação elétrica, o gerador de som, o mascaramento, mindfulness, acupuntura.

Tratamento farmacológico

A eficácia de medicamentos sobre o zumbido é, de fato, limitada. O tempo de tratamento deve ser individualizado e normalmente dura 2 a 3 meses.

- Preferência por monoterapia.
- Uso inicial da medicação por 30 a 60 dias.
- Se falha terapêutica, troca de medicação. Em caso de melhora, prolongar por mais 30 dias com diminuição da dose. Se possível, retirar ou manter a menor dose possível, mas se piora, retornar à dose inicial.
- **Extrato de gingko biloba 761:** 80 a 120 mg, 2 ×/dia, por 2 meses. Se não melhora, trocar por outra monoterapia.
- **Anticonvulsivantes:** gabapentina 300 mg, 3 ×/dia.
- **Zinco:** manipular cápsulas entéricas de ácido pangâmico (B15) 100 mg, piridoxina (B6) 300 mg e sulfato de zinco (quelado) 80 mg, de 12/12 h, por 30 dias.
- **Vitamina A:** dose de 50.000 UI, 2 ×/dia às refeições, geralmente associada à nicopaverina-ácido nicotínico (B1) + papaverina (vasodilatador).
- **Benzodiazepínicos:** usados se zumbido associado à insônia e ansiedade, mas, por curto período ou eventualmente.

Fluxos assistenciais

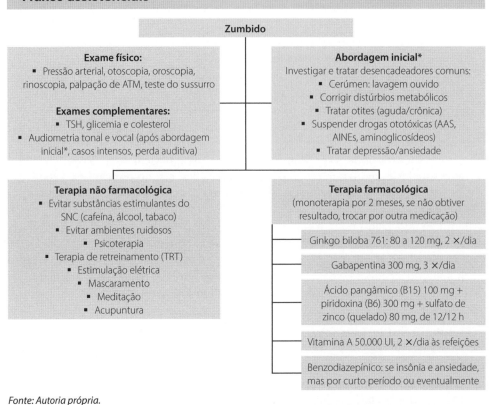

Fonte: Autoria própria.

SELO P4

- Não se deve encaminhar casos leves e autolimitados para atenção secundária/terciária ou audiometria.
- Não se deve solicitar exame de imagem de rotina.
- Não se deve prescrever benzodiazepínicos de rotina.
- Não se deve esquecer ou postergar otoscopia e lavagem de ouvido.

Fontes: Choosing Wisely https://www.choosingwisely.org/, Too Much Medicine https://www.bmj.com/too-much-medicine

Bibliografia

- Fukuda, Y. Zumbido Neurossensorial. Rev. Neurociências 8(1): 6-10, 2000.
- Gusso G, Lopes JMC, Dias LC. Tratado de medicina de família e comunidade: princípios, formação e prática – 2.ed. Porto Alegre: Artmed, 2019;185:4776-4795.
- Onishi ET, Coelho CCB, Oiticica J, Figueiredo RR, Guimarães RCC, Sanchez TG, et al. Zumbido e intolerância a sons: evidência e experiência de um grupo Brasileiro. Braz. j. otorhinolaryngol. vol.84 no.2 São Paulo Mar./Apr. 2018.
- Rosa MRD, Almeida AAF, Pimenta F, Silva CG, Lima MAR, Diniz MFFM. Zumbido e Ansiedade: Uma Revisão da Literatura. Rev. CEFAC, São Paulo.
- Vinagre LM, Guariento ME. Tratamento clínico de zumbido primário em adultos e idosos: revisão sistemática. Rev Soc Bras Clin Med. 2018 out-dez;16(4):249-54.

Índice Remissivo

A

Abrasão corneana, 173
Abscesso anal, 211
Acidente vascular cerebral, 291
Acne, 1, 257
Adenomiose, 248
Adesivo, 30
Agênero, 221
Agentes osmóticos, 55
Alérgenos ambientais, 37
Aloimunização RH, 263
Alopurinol, 103
Alteração(ões)
    do hábito intestinal, 253
    funcionais benignas da mama, 5
    mamárias, 257
Amenorreia, 9
    lactacional, 29
    primária, 9
    secundária, 9
Análogo do GLP-1, 78
Anel vaginal, 30
Anemia, 13
    ferropriva, 15
    hipocrômica microcítica, 14
    macrocítica, 14
    na gestação, 264

normocítica normocrômica, 14
por deficiência
    de folato, 16
    de vitamina B12, 15
Ansiedade, 19
Antagonistas de canais de cálcio, 118
Anti-hipertensivos
    de primeira linha, 118
    de segunda linha, 118
Antibióticos, 3
Anticoagulação, 23
    com varfarina na APS, 25
Anticoagulantes, 23, 24
Anticolinérgicos, 126
Anticoncepção, 27
Antidepressivos
    e seus principais efeitos colaterais, 67
    voltados ao tratamento do transtorno
    de ansiedade, 21
Antimicrobianos, 3
Apneia obstrutiva do sono, 33
Asma, 37
    durante a gestação, 264
Assexual, 222
Atividade
    física, 38, 168
    da queixa de cefaleia, 43
    do risco de fratura, 180

B

Biguanidas, 76
Bissexual, 222
Bloqueadores do receptor de
angiotensina, 118
α-bloqueadores, 118
β-bloqueadores, 118
Bremelonatida, 83
Bupropiona, 67, 274

C

Cãibras, 257
Cefaleia, 43, 257
  tensional, 44
Ceratites infecciosas, 173
Cessação do tabagismo, 38
Cirurgia
  bariátrica, 169
  craniofacial, 226
  de cabeça e pescoço, 227
  genital e pélvica, 226
Cisgênero, 221
Cistite
  de repetição, 129
  não complicada, 129
Climatério, 149
Coagulopatia, 248
Colecistectomia, 50
Colelitíase, 49
Colesterol, 109
Colite esquerda e pancolite, 93
Conjuntivite
  alérgica, 172
  bacteriana, 172
  gonocócica, 173
  por clamídia, 173
  viral, 172
Constipação, 53, 253, 258
  causas de, 54

Contorno corporal, 227
Contracepção, 27
  de emergência, 31
Contraceptivo
  injetável, 30
  via oral, 29
Corpo estranho, 173
Corrimentos vaginais, 258
Creatinina, 138

D

Deficiência
  de produção de hemácias, 13
  de α1-antitripsina, 97
Demência, 57
  por corpúsculos de Lewy, 57
  vascular, 57
Densitometria óssea, 179
Depressão, 65
  na gestação, 265
Dermatite atópica, 71, 72
Desidroepiandrosterona (DHEA) vaginal, 83
Desprescrição, 201
Diabetes, 75
  tipo 1, 75
  tipo 2, 75
Diafragma, 29
Diarreia, 253
Diidropiridínicos, 118
Disforia de gênero, 223
Disfunção
  erétil, 86
  ovulatória, 248
  sexual
    feminina, 81, 82
      devida a uma condição clínica
      geral, 82
      induzida por substância, 82
    masculina, 85

organogênica, 85

psicogênica, 85

Displasia mamária, 5

Dispositivo intrauterino

de cobre, 248

hormonal, 30

não hormonal, 30

Distúrbio da hemostasia endometrial local, 248

Diuréticos tiazídicos, 118

Doença(s)

de Alzheimer, 57

de Crohn, 93

inflamatórias intestinais, 91

pulmonar obstrutiva crônica, 97

tireoidianas, 265

Donepezila, 60

Dor

abdominal crônica, 253

lombar, 258

mamária, 5

E

Ecocardiograma, 138

Edema, 258

Ejaculação precoce, 87, 88

Eletrocardiograma, 138

Enxaqueca, 44, 45, 290

Episclerite, 173

Esclerite, 173

Esclerose múltipla, 291

Esterilização, 29

Estimulantes laxativos, 55

Estrogênio tópico, 83

Estrógeno + progesterona, 29

Exame proctológico, 209

Excesso de destruição, 14

Expressão de gênero, 221

Extremos da idade reprodutiva, 249

F

Fadiga, 258

Fibroadenoma, 6

Fisioterapia pélvica, 83

Fissura anal, 210, 211

Formadores de bolo fecal, 55

G

Galantamina, 60

Gênero, 221

fluido, 221

Glaucoma agudo, 173

Gliptinas, 77

Glitazonas, 77

Gota, 101

aguda, 101

tofácea crônica, 101

H

Hemorragia subconjuntival, 173

Hemorroidas, 209, 259

Heterossexual, 222

Hipercolesterolemia, 109

Hiperplasia prostática benigna, 105

Hiperprolactinemia, 249

Hipertensão, 117

Hipertrigliceridemia, 113

Hipoglicemiantes orais, 76

Hipotireoidismo, 121, 249

central, 121

primário, 121

secundário, 121

terciário, 121

Homossexual, 222

Hormonoterapia, 224

I

Identidade de gênero, 221

binária, 221

não binária, 221
Implante subdérmico, 30
Incongruência de gênero, 223
Incontinência urinária, 125
de esforço, 125
de transbordamento, 125
de urgência, 125
mista, 125
Índice de Pearl, 28
Infecção do trato urinário, 129
na gestação, 266
Infertilidade, 133
feminina, 133
masculina, 133
Influenza, 231
Inibidor(es)
adrenérgicos de ação central, 118
da DPP 4, 77
da enzima conversora de angiotensina, 118
da receptação de serotonina e noradrenalina, 21, 67
da SGLT2, 77
da α-glicosidade, 77
seletivos da receptação de serotonina, 21, 67
Insuficiência cardíaca, 97, 137, 140
Insulina, 76
Insulinoterapia, 78
Intersexo, 221

L

Labirintite, 290
Laqueadura tubária, 29
Leiomiomas uterinos, 248
Litíase urinária, 143

M

Mamoplastia, 227
Medicações no manejo da asma, 38

Medicamentos antivirais, 235
Memantina, 60
Menopausa, 149
Metiglinidas, 77
Métodos contraceptivos, 28
Micoses cutâneas, 153
Mirtazapina, 67

N

Não diidropiridínicos, 118
Náusea, 157, 259
Neoplasia pulmonar, 97
Neuronite vestibular, 290
Nódulos
benignos mamários, 6
tireoidianos, 161
Nortriptilina, 274
Novas drogas para DSH pré-menopausa, 83

O

Obesidade, 167
Oftalmia neonatal, 173
Olho
seco, 173
vermelho, 171
Orientação afetivo-sexual, 222
Osteoartrose, 175
Osteoporose, 179
Otite(s), 185
externa, 186
média
aguda, 185
com efusão, 186
Otosclerose, 290

P

Pansexual, 222
Papiloma intraductal, 6

Paralisia
de Bell, 189
facial, 189
periférica, 189, 191
Peptídeo natriurético cerebral, 138
Percepção de fertilidade, 29
Perdas hemorrágicas, 14
Pielonefrite, 130
Pitiríase versicolor, 153, 154
Polifarmácia, 201
Potássio, 138
Pré-natal, 195
Preservativo peniano e vaginal, 29
Pressão arterial, 117
Probenecida, 103
Problemas anais e perianais, 209
Procedimentos minimamente invasivos da face, 226
Proctite ulcerativa, 93
Proctosigmoidite ulcerativa, 93
Progestágeno isolado, 29
Propionibacterium acnes, 1

Q

Queimadura ocular, 173
Questionário de dois itens Generalized Anxiety Disorder (GAD-2), 19

R

Radiografia de tórax, 138
Rastreamento, 215
Resfriado, 231
Retinoides tópicos, 3
Retocolite ulcerativa, 91, 92
Rinite, 237
Rinossinusite, 241
Risco
cardiovascular, 245
de fratura alto, 180
Rivastigmina, 60

S

Sangramento
intermenstrual, 248
irregular, 248
uterino anormal, 247
Sexo biológico, 221
Sexualidade, 222
Síndrome(s)
da apneia obstrutiva do sono, 33
de Ménière, 290
de Ramsay-Hunt, 290
demenciais, 57
do intestino irritável, 253, 254
com constipação predominante, 254
com diarreia predominante, 254
com hábito intestinal misto, 254
não classificada, 254
do túnel do carpo, 259
dos ovários policísticos, 249
gripal, 232
respiratória aguda grave, 233
Sintomas
comuns na gestação, 257
dispépticos, 259
Situações específicas na gestação, 263
Sódio, 138
Sulfonilureias, 76
Suplementação
de ferro, 15
de folato, 16
de vitamina B12, 15
Surfactantes/emolientes, 55

T

Tabagismo, 97, 271
Taxa de falha, 28
Tempo de intervalo terapêutico, 25
Terapia de reposição
de nicotina, 272

hormonal, 83, 150
Testosterona, 83
Tibolona, 83, 150
Tinea corporis, 153, 154
Tomografia computadorizada, 144
Tontura, 277
Tosse
  aguda, 281
  crônica, 281
  subaguda ou persistente, 281
Toxoplasmose, 268
Transgênero, 221
Transição de gênero, 221
Transtorno
  de ansiedade, 19
    generalizada, 20
  de dor gênito-pélvica/penetração, 82
  de interesse/excitação sexual, 82
  do orgasmo feminino, 82
Tricíclicos, 21, 68
Triglicerídeos, 113
Troca de anticoagulante oral, 25
Tromboflebite, 286
Tuberculose, 97
Tumor filoide, 6

U

Ultrassonografia de rins e vias urinárias, 144
Ureia, 138
Uveíte anterior, 173

V

Vacinação, 38
  contra influenza, 235
Vareniclina, 273
Varfarina, 24, 25
Varizes, 259, 285
Vasectomia, 29
Vasodilatadores diretos, 118
Vertigem, 289
  central, 289, 290
  periférica, 289, 290
Vômito, 157, 259

Z

Zumbido, 293
  gerado pelo sistema auditivo, 293
  gerado por estruturas para-auditivas, 293